自己変容をもたらすホールネスの実践

マインドフルネスと思いやりに満ちた統合療法

著
ロレーナ・モンダ

訳
ウィリングヘム広美
木村章鼓

星　和　書　店

Seiwa Shoten Publishers

2-5 Kamitakaido 1-Chome
Suginamiku Tokyo 168-0074, Japan

The Practice of Wholeness
~Spiritual Transformation in Everyday Life~

by

Lorena Monda

Translated from English

by

Hiromi Willingham

Akiko Kimura

序文

私は現実主義派です。この本は、私自身の癒し手としての半生、また、クライアント、指導者、生徒、母、娘、恋人、友達、懐疑主義者として、そして、進歩や向上を熱望する一人の人間としてのこれまでの体験と、私の関わってきた多くの方々の経験をもとに書かれたものです。

ここで紹介するアイデアはどれも明快です。ある友人は、この本のタイトルを「人が人らしくあるための手引書」とするように勧めてくれたほどです。世の中に大切なアイデアの詰まっている本はたくさんありますが、実際には、私たちの人生にあまり変化をもたらしてくれません。なぜなら、自己変容（トランスフォーメーション）の鍵は、日々の実践にこそあるからです。本書は、皆さんにまず、「こんなことはもう知っているよ」と思ってもらい、さらにそこから一歩踏み込んで、実際に日々の日常のなかで実践していけるように書かれています。

私が西洋の心理学と東洋医学の治療を行うなかで気づいたことがあります。それは自己の向上を求めて来られるクライアントのなかで、ほんのわずかな方々だけが、根本的に自分を変えることに成功し、それらの気づきを日常生活に取り入れているということです。大半の人々は、セラピー、自己向上のためのワークショップ、講義、読書、スピリチュアル・リトリート（精神向上を目的とした合宿）や癒しのセッションを受けた後、一時的に、覚醒と呼べるような気持ちの変化や、インスピレーションを経験しますが、数日あるいは数週間後には、その「ハイな興奮状態」を失ってしまいます。そこで私は、「人生そのものや自分自身を変容できた人々が実践していて、そうでない人々がしていないことは何なのだろう？」という疑問をもちはじめました。何百人というクライアントや生徒に接してきて、自己変容（トランスフォーメーション）のためには、内面の気づきだけでは十分ではないことが分かりました。内面の自己への気づきは、深いレベルで変わっていくための最初の一歩に過ぎず、自己変容（トランスフォーメーション）の本当の燃料は、暮らしのなかでの絶え間ない実践にあるのです。伝統的な東洋文化には、何事においても熟練するためには長年の実践と練習が不可欠であるというアプローチが必ずありますが、西洋文化や特に現代社会では人々は、一回か二回の週末ワークショップだけで何事も熟練（マスター）できるのでは、とつい期待しがちです。

自己変容（トランスフォーメーション）の過程を観察していて興味深いことは、私たちが自分のなかのありとあらゆる面に向き合い、それらを受け止めて、あるがままに寄り添い、変化には必然とされる不透明な時期を過ごした後に、深いレベルで人は変われるものだ、ということです。つまり、私たちが培いたいことは、身体、感情、考え、態度、信念、深いレベルからの欲求、切望など自分のなかの多種多様な面をあるがままに受け止めること。そして、今はまだ自分の知らないことや理解のできないことをも素直に受け止めていけるように努力することなのです。このような練習と実践は、私たちの人生が、あるがままに開花していくなかで時間をかけて行っていくべきもので、私たち自身が自分たちの人間性を丸ごと受け止められる状態になっていくことです。そして、このプロセスは私たちの内側に横たわるすべての面を統合し、より全体的な、大きなエネルギーへと私たちを導き、包容的かつ、スピリチュアリティーが一気に拡大拡張していくような豊かな体験なのです。

私たちは現在、エキサイティングであり、同時に大変な社会に生きています。多種多様な経験——時には美しいものであり、また恐ろしいもの——に日々さらされています。個々に焦点をあてた、自分の個性や物などに関するありとあらゆる探求がこれまでに果てしなく行われてきました。私たちは、セラピーを受けている時やスピリチュアルな探求をしている時にさえ、何かに圧倒され、自分には欠けているものがあるように感じています。そんな時、私たちに内在するすべての面で充足感を感じるには一体どうすればよいのでしょう？ 例えば、理性に対してのこころ、肉体に対する精神など、日常生活や人間関係のなかで、一見対局にあるかのようにみえることに対して、具体的にどのように向き合っていけばよいのでしょうか。

社会的、文化的、あるいは外面的には、例えば、性差，年齢、性的行為の好み（セクシュアルプレファレンス）、人種、階級、特定の趣味や興味などによって、私たちは「私たち」と「彼ら」に常に分け隔てられています。一体どうすればお互いの違いを尊重しながら平和的に共存していけるのでしょう？ また同時に、動植物や鉱石などから人間を分離してしまうことによって、「ヒトという種は今後も存在し続けられるか？」という根源的な疑問も湧いてきます。

このような問いへの答えは、私たちの内面にある〈分離〉をあるがままに受け止め、そして、個人、カップル、家族、地域コミュニティー、さらには文化、惑星、大宇宙としての私たちを繋げていくための日々の練習と実践法にしか見出すことができません。これを私は、〈暮らしのなかで培う統合的アプローチ（ホールネスの練習と実践）〉と呼んでいます。

ホールネスな存在とは、この世のありとあらゆる事象の全体像であり、私たちすべての存在の母体のようなものです。多くのスピリチュアルな教えは常にこのことを説いており、また、現代物理学者の多くもこのような姿こそが実は宇宙の仕組みだと表現しています。その奇跡的で、また神秘的な在り方は、二元的な分離の状態を統合し、私たちの可能性が最大に開かれるよう導いてくれます。スピリチュアルな道を選択しても、ただそこに佇んでいるだけでは十分でなく、私の言う統合性とは、「ここにある、今、この瞬間」を実感するために、自分自身が統合的な存在になるための練習と実践を必要とします。

統合性に語りかけ、気づくことを怠らず、それらの気づきを深め、〈あるがまま〉という状態を体現することは、日々の練習と実践を通してのみ可能です。必要なことはすべて、あなた自身とあなたをとりまく世界にすでに用意されています。深いレベルでの探究、そして、統合的な存在になるための練習と実践の旅へと出発しましょう。

本書の活用法——あなたのなかにすでに在る基本的なツール（方法論）

本書を、深いレベルでの変容と統合的な感性を高めるための練習と実践ガイドのようなワークブック（学習帳）として使ってください。あなた自身に備わっている以下の既存ツールを最大限に活用しましょう。

好奇心

本書は、人であるということについて、絶望感について、またトランスフォーメーションやホールネスな存在をめぐる私の好奇心から生まれました。ここで言う好奇心は、「どうして?」ということよりも、「どうすれば?」と、「何?」に焦点をあてています。例えば、人間性に共通する要素って何だろう? もしくは、物事が行き詰まった時には、自分は実際のところどう感じているのだろう? とか、絶望感っていったい何なの? であったり、トランスフォーメーションに必要な要素は何だろう? 自己統合感覚ってどんな風に感じるもの? どのような練習と実践方法が統合的な在り方に繋がるの? などといった純粋な好奇心です。

好奇心こそ、私たちを批判的なこころの状態から切り離し、私たちを自然で寛容な生来のこころの状態に戻してくれます。それは具体的には「どのように、批判的なこころって生まれるのだろう？」というアプローチで示されます。好奇心は、私たちの遊び心の表れであり、寛容的な要素であり、それらをさらに深い内面や周囲の世界により広く向けてみることによって、さらに大きな自覚や叡智を生み出していってくれるものです。

本書に登場するアイデアを自分自身や周囲の世界に活用する際には、この無邪気な好奇心を保つようにこころがけてください。

マインドフルネス

マインドフルネスとは、今というこの瞬間、一瞬一瞬に私たちの内面や周囲に起こりつつあることに意識を向ける姿勢のことです。マインドフルな時には、私たちは、本当の意味で、目覚めているものです。例えば、今この瞬間、私たちは自分が本を読んでいることは分かっています。でも、本を読みながらも、今というこの瞬間に同時に起こっている自分の呼吸、身体感覚〈ボディーセンセーション〉、思考、感情や切望などに対して、もう一段踏み込んでマインドフルな意識を開け放つこともできるのです。言い換えると、マインドフルネスとは、ニュートラルな目撃者として、自ずと意識の向いたすべてのものに対して意識的な状態であることを可能にしてくれる道具のひとつなのです。どのような瞬間も中立的な目撃者であり続けることで、物事をより深く見たり、聴いたりすることができます。それは、私たちの〈好奇心〉を無理なく引き出し、批判や恐れなどに囚われることなく、自身や周囲の世界について学ぶことを可能にしてくれます。マインドフルネスという状態によって、こころが穏やかになるばかりか、生来の自分自身の素晴らしさを私たちがのびのびと自由に感じる〈場〉を内面の世界に創り出すことができるのです。

練習し実践する意欲と決意

私たちにあらかじめ備わっていて、最も大切なことは、これから紹介するアイデアを、日々繰り返し練習し、実践しようとする本人の決意と意欲そのものです。それには行動が伴わなければなりません。アクションし続けることで、古い習慣を新しい習慣に変えることができるのです。そうすることで、精神性が深まり、本来の自分に立ち戻ることがより楽にできるようになります。ある信条や精神的に高い信念を持っていたとしても、それ以上に、本当の意味で私たちの精神性が試されるのは、日々の生活にある、私たちのまるごとの生き方なのです。

精神性を培う実践は、ある特定の形式で行われるものと思いがちですが、実際には、どんな条件であれ行うことができます。本書の各章には、私たちをホールネスな状態へと導くための課題練習を載せてあります。課題練習は様々な方法で使うことができ、あなたが各章の概念を実際に体験できるためにあります。ですから、どのようにそれを使うかはあなた次第です。惹かれる課題を選んでもいいし、書かれているものをそのまま使用したり、あなたの必要や状況に応じて課題練習を応用しながら使うことも可能です。練習のやり方に慣れたら、本書から概念的に学ぶことを、実際に体現し、自己統合感覚を養うために、あなただけのオリジナル課題を作ることもできます。繰り返しますが、一番大切なことは、一時のひらめきに頼るだけでなく、精神的な練習と実践を通して、あなた自身が自分の熱望と見合った反応、行動、習慣に結びついていくことです。一つ一つの課題を意識して取り組んでいくことで、私たち自身の様々な面に向き合うことが可能になり、私たちをホールネスな存在へといざなうトランスフォーメーションの諸要素にも触れさせてくれます。

大きめの画用紙、線の引かれていないノート、色鉛筆、クレヨンやマーカーなどを用意して取り組んでみましょう。

マインドフルな好奇心を育てる練習――チェックイン

さてここで、あなたの好奇心の育て方についてと、マインドフルネスを扱う際の練習方法をご紹介します。瞑想にも似たこのアプローチは、ホールネスな状態になることと、マインドフルネスを有効活用することに慣れてもらうために、私が生徒によく使うものです。誰かに質問をゆっくりと読んでもらってから取り組んでもいいですし、自分でゆっくりと読み上げたものをテープに吹き込み、それを聴きながら取り組むこともできます。その場合には、一つ一つの質問を理解し、それらに反応する時間がたっぷり持てるよう、間を十分に取りながら録音しましょう。または、課題文を一度につき二、三行ずつ読んでいき、課題に取り組める時間を十分に取ってから、次の数行へと少しずつ進んでいくやり方もお勧めです。

最初に、仰向けに横たわります。背中を軽く伸ばして座るなど、自分にとって心地のよい体勢をとります。椅子に座っている場合は、両手を楽に腿の上におき、両足の裏を床につけてください。外の世界で起きていることから自分を離して、意識を自分の内側にだけ向けます。この時、内面に意識を向けやすいように、目を閉じたり、または開けたままにして自分にとって一番よいように調整してみてください。数回、呼吸に対して意識的に寄り添ってみると役に立つ場合があります。呼吸は鼻から空気を吸って、吐いてください。あなたが外の世界から離れて、内面にのみ意識を向けられている、と実感するまで続けます。

この課題では、あなたの内側の様々な側面——あなたのホールネスな存在の諸要素——に意識を向けていきます。意識を向けているあなたは、ニュートラルな目撃者としてあなたに意識を向けてみましょう。好奇心をもってみつめてみましょう。自分のことを、まだ自分が出会ったばかりの人物のように。その人のことをもっと深く知りたいという思いで自分に向き合ってみてください。もし、ニュートラルな目撃者をしている自分を批判している自分を発見してしまったら、そのことにあるがままに気づきましょう。自分に対して、「これは批判をしている私の部分だ」と言うのです。不快に感じた時には、その不快感にただ気づいてあげてください。「この練習を通して、今、体験していることは、自分にとってとても大切だということをどうぞ私に教えてください」とあなたの精神性（スピリット）にもお願いしてみましょう。

十分に時間を取ってください。ゆっくりであればあるほど、より多くを経験することでしょう。

次にあなたの身体に意識を向けてください。その場合、特にどこに意識が向きますか？　特別なある身体の部分に向けられますか？　それは不快感に対してですか、それとも心地よさを感じている部分に向けてでしょうか？　今この瞬間気づいていることに対して、あなたは何もしなくてもいいし、それらを変える必要もないのです。ただ、気づいてあげてください。あなたは自分の身体をどう感じられていますか？　体中で起こっていることに気づくことはあなたにとって簡単なことですか？　それとも難しいでしょうか？

何も意識できない、抜け落ちたような感覚の部位はありますか？　もしあるなら、それはどこですか？　今この瞬間のあなたとあなたの身体との関係はどのようなものでしょう？　友好的ですか？　それとも対抗的でしょうか？　もしあなたの体が話せるとしたら、今この瞬間、あなたに何を語りかけていますか？　身体からのメッセージに耳を傾け、じっくりと聴いてあげてください。

次に、あなたの感情に意識を向けてください。どんな感情を今この瞬間に感じているのでしょうか？　感情に意識を向けるのは容易ですか？　それとも難しいでしょうか？　今この瞬間に起こっていることについての感情ですか？　それとも、過去や将来についてでしょうか？　湧き上がる感情に対して、あなたは何もしなくてもいいのです。ただ気づくだけでいいのです。体のどの部分に対してどのような感情がありますか？　あなた自身の、それぞれの感情に対する関係とはどのようなものですか？　今この瞬間に起こっている感情は、あなたに何を伝えたいのでしょう？

今度は、今この瞬間にあなたのこころのなかで起こっていることに意識を向けてみてください。考え、態度、イメージ、批判、記憶などに向けてです。自分は今どんなことを考えているでしょうか？　今この瞬間にどんな態度をしているのでしょうか？　ただ気づくだけでいいのです。こころのなかで起こっていることに気づいてあげることは容易でしょうか？　それとも困難でしょうか？　あなたと心の関係は今どのようなものでしょう？

最後に、あなたにとっての精神性（スピリット）――それがどんなものでもいいのです――に意識を向けてください。あなたのどこに精神性は存在していますか？　今この瞬間、その精神性についてあなたはどのように感じていますか？　本書を読み進むにあたって、あなたは今どのような希望や期待感を持っていますか？　希望や夢を感じられていますか？　あなたと、あなたの精神性との関係は今どのようなものですか？　あなたの精神性からのメッセージを聴いてみてください。何を伝えたいのでしょうか？

質問は以上です。おしまいに、このチェックイン練習によって、自分自身について今回学ばせてもらったことに深く感謝しましょう。そして、戻る準備ができたと感じられたら、自分のタイミングで、ゆっくりとこの部屋に戻って来てください。少し時間をとって、この課題練習を通して得た、あなたにとって大切なことをノートや頭のなかに忘れないように残してみましょう。

この練習をする時、人によって様々な反応があります。比較的馴染みのあるやり方だと感じる方もいるし、難しいと思う方もいます。いずれにせよ、この練習を通してあなたに起こったことを何一つ批判しないでください。内面に意識を向けて、あなたの精神性からのメッセージを受け取ることによって、自分自身を信頼する練習を繰り返しましょう。このようなことを、チェックイン（確かめる時間）と言い、私たちは好きな時に定期的に行うことができます。慣れたら、比較的速くできるものです。この本に登場するどのエクササイズも、このチェックインの手法を使って取り組むとうまくいきます。

パート3　ホールネスの実践

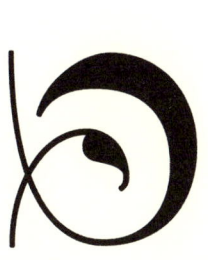

パート1
ホールネスとは

身体、感情、精神性（スピリット）の同時進行の経験で成り立っている私たち

第1章◉身体の叡智

生きているかぎり、私たちは、周囲の世界、自分の感情、思考、感覚のすべてを身体を通して経験していきます。現代社会では、身体は私たちの一番低い次元のものであり、こころや精神と呼ばれるものから切り離されていると捉えがちです。病気になった時も、まるで機械の一部であるかのように、疾患を私たちの全身から切り離して治そうとする傾向があります。耳鼻咽喉科、外科、内科、精神科など個別の専門家たちは、多くの場合、共有するクライアントについて話し合いをもちません。そのため、例えば、耳鳴りが、その方の背中の痛みや、慢性的な下痢、心配症に関連していることが認知、理解されないことがあります。

西洋医学では、精神面と身体とが関係し合って起こる症状を、「サイコソマティック（心身症）」とし、こころに起こっていることが原因の病気として扱います。最近になって、ようやく、こころと身体の関係についての研究が盛んになりはじめ、多くの最新研究は、こころの身体への影響や、身体のこころへの影響を研究対象としています。

一方、東洋医学などの、西洋医学よりはるか昔から行われてきた医療体系においては、こころと身体が隔離されたことはありませんでした。身体の疾患がこころに影響するように、こころのあり方が身体の疾患に影響すると理解されてきたのです。人の経験が、身体、感情、精神の同時進行で成り立っているように、すべての疾患には、身体、感情、こころといった精神的な諸要素がある、という基本認識のなかでは、人は常に統合的な存在と捉えられています。そこでは私たちの身体が私たちの人間性の基盤であり、感情や精神性の枠組みとして受け止められています。私たちの身体は、ダイナミックな動きや変化を伴う統合的な存在の表現であり、叡智や統合的な存在として生きていくために必要な情報の源なのです。

ボディー・イメージ

ボディー・イメージという言葉を聞くと、自己の体型や印象と連想されがちです。しかし、実はそれだけではなく、私たちの身体感覚、体格、身体の機能や、身体の必要としている事々との関係性をも意味します。つまり、私たちが、自分の身体をどのくらい統合的に見つめることができているのかということも含まれているのです。

自分自身の体との関係は、どれだけ自分が自分の身体に在ることに幸福感を持てるかどうかに大きく影響します。また、体を通して自分自身を深く感じる能力や、体感を通して大切な情報――健康でさらに統合的な存在になるための情報――を得る能力をも方向づけていきます。

そもそも、ボディー・イメージは、主に、文化、育った家庭や環境、個々の経験によって決定されるものです。特に文化は、身体の評価基準作りにとても大きく影響しています。自分はどんな体型でいるべきか、自分の中の身体的な美の定義、年の取り方、ふさわしい服装や、セクシーであるためにするべきこと、性差のなかでの好ましい在り方をはじめとし、身体に関するどの働きや疾患が社会的に容認され、逆にどれが恥じるべきものなのか、などといった、身体に関する様々なことが、大衆文化の作り上げたイメージに影響されています。ファッションモデル、ミス・アメリカ＆ミスター・アメリカなどのビューティーコンテスト。脂肪吸引や整形手術といった美容整形の宣伝、無理なダイエット法の数々、金持ちや有名人のライフスタイルなど、私たちが雑誌、映画、テレビなどから受ける無意識レベルのメッセージのすべてが、私たちの身体への向き合い方に影響を及ぼしています。とめどもないインターネットやメディアからの情報に日々洗脳されている私たちは、日々、偏ったボディー・イメージに対して疑問すら抱かずに過ごしているのです。

深層レベルでは、私たちのボディー・イメージは、育った家庭のライフスタイルや個人的な体験と密接に関係しています。家庭では、自分の身辺に気をつけたり、自己の労り方を学びます。育てる側である大人は、直接的に、あるいは間接的に自分自身が模範となり、身体の機能、体同士の触れ合い、セクシュアリティー、心地よさ、セルフケア、美容、食事法、身だしなみ、病との向き合い方、健康、成長、生殖行為や、老いについての情報を子どもたちに伝えていきます。身体の機能や、その必要とするもの、体の成長を、ごく自然なものとして捉える家庭もあれば、それらに対して羞恥心を抱かせる家庭や、まったく無視してしまう家庭もあります。子供時代に自分の世話をしてくれた人々が、自分の身体からの声をどう聞き入れ、対処してくれたのか、病気の時にはどう接してくれたか、あるいは、生命力や性感覚をどのように受け止めていたのかが、現在の自分と自分の身体との関係に大きく影響しています。

家庭外での個人的な経験も私たちの身体との関係にしばしば影響を与えます。校庭での体験、青春期、初期の性的関係も大人になった時の私たちのボディー・イメージに影響します。精神的虐待や性的虐待、レイプ、事件、事故、侵襲的な医療行為、慢性的な痛みや疾患などの身体的トラウマは、私たちに身体からの〈離別感〉を与えます。どういうことかというと、一見トラウマが過ぎ去ったかに思われた後も、感情、こころや精神が被った後遺症があまりに深く、自分自身を深く体感することに対して恐怖感をもたらしたりするのです。具体的には、トラウマの追体験を恐れ、自分の体への信頼感を失い、極度に無防備でコントロールできないように感じたりするといったものです。こういった場合には、見えないトラウマを根本的に癒さない限り、身体の外で自分自身が硬直しているように感じられ、生活のなかで味わう体感を素直に信頼していくことは難しいでしょう。

ボディー・メッセージ

身体的な経験には、感覚、エネルギーの流れ、構造、身体的な機能、動き、ジェスチャーや姿勢などが含まれています。私たちの身体は、肉体、心理、感情、精神性のすべての要素に関する豊富な情報を常に秘めています。自分の身体と向き合うことで、これらの諸要素の示すメッセージを受け取ることができます。

とかく私たちは、目下気になっている身体の部分ばかりに目を向けがちです。例えば、リハビリなどの治療や、何らかの目的を果たすために、または見かけをよくするためにトレーニングをしたりします。ですが、それだけでは、無意識のレベルでの信念、感情、精神の必要としているものといった、身体からの微細なメッセージに気づく力を磨いているとは言えません。

身体からのメッセージに気づける自分になった時に、ようやく人は、自分自身や他人を深く知るようになっていきます。そのメッセージの読み取り方を学ぶ人は誰しも、奥深くに隠しきれていると信じていた自分のプライベートな体験が、実は他人の視界に入るという事実を知ってショックを受けます。身体からのメッセージを読むことが上手な人は、日々私たちの行っている健康、態度、信念、感情、深いレベルでの欲求、周囲に対しての身体的な防御法や、その他、順応していくためのさまざまな戦略に気づくことができます。身体は嘘をつかないものです。私たちの経験は態度、ジェスチャー、エネルギーの質に表れます。例として、キムさんの身体的触れ合いへの欲求は、彼女が手を心臓の辺りに当てるという習慣的な動作に表れていました。ジェフさんの慢性的な怒りはあごの噛み合わせに現れていました。世捨て人のように後ろ向きなマーシャさんの生き方は、冷たい手足に表現されていました。一方で、ピーターさんの不誠実さは彼の眼つきから感じられることがあります。私たちのマインドというものは、無意識のうちに、自分に何が起こっているかを認知しないように現実から覆い隠すことができます。しかし、身体は何が本当に起こっているのかを知っていて、それを絶えず私たちに伝えようとしているのです。

私たちの身体は、快感や、今この瞬間存在しているという臨場感や、エネルギーの流れ、健康度、開放感など多種多様な動きや表現方法によって私たちに幸福感や充足感を体感させてくれます。身体が、なにか満ち足りなく感じられたり、バランスがくずれていると感知した場合には、緊張感や筋肉のこわばり、気の流れの鬱滞、意識の中から抜け落ちてしまったような身体感覚、活力の減退、免疫力低下や様々な疾患症状の現れなどによって、そのことを私たちに知らせます。

身体に現れる症状は、言葉を変えると、私たちのホールネスな存在からのメッセージなのです。私たちの身体は精妙にセンシティブであり、内面や外の世界に敏感に反応します。外面的には、気候、地理、周辺の環境に影響され、同様に、内面的には、感情、思考、信念、態度、切望や深いレベルでの欲求など、自己の内側に起こっていることにも相互作用を及ぼします。私たちには、病気を邪魔なものとして捉え、我慢できなくなるまで無視し続けてしまう傾向があります。しかし、病（やまい）とは、自分の内面で今起こっていることを私たちに教えてくれるメッセージなのです。このようなシグナルに注意を向けることを学ぶにつれ、健康で充実感あふれる生活や、ホールネスな存在になっていくために必要な情報を豊かに得ることができるようになるでしょう。

病気

病気とは、私たちの人生の一部です。東洋医学では、下記の要素が病気の原因とされています。

・外的な要素として、厳しく、また、長引く、季節外れの悪天候。それによる病原菌などの進入に対する自己免疫力の低下

・内面的な要素として、、長引く、抑圧された、あるいは激しい感情や気持ちの持ち方

・食事法、運動、セックス、仕事、休息などの生活習慣

・遺伝やトラウマなどの既存の諸要素

東洋医学では、身体は、調和とバランスを常に保とうとする機能が本来あるものと理解されています。バランスのわずかな崩れから、不具合の兆候に気づければ、健康を取り戻すことは困難ではないとされています。肌の色、声の質、強さ、脈の質、舌の色や状態、体臭、クライアントの言葉遣い、発病のタイミングとその部位、クライアントの見る夢などのすべてが、バランスの崩れを見分ける要素となります。したがって、治療も、特定な食べ物の摂取の勧め、もしくは制限。さらには運動、瞑想的な活動、呼吸法への助言、性的活動や仕事などにおける生活習慣の総合的な変化をも含んでいきます。

現代社会では、身体と向き合い、深い洞察と注意を向けることを学ぶチャンスはあまりありませ

ん。そのため、病気の初期の兆候を見過ごし、悪化するまで身体からのシグナルに気づけないことが多くなりがちです。ですので、私は、治療の際にクライアント自身が、自分やお子さんの疾患の初期症状を見分けることができるようになるために多くの時間を費やしています。私の娘リサは、幼かった頃、長引く咳に悩まされがちでした。時間をかけて彼女を観察してみると、このような咳の前には次のようないくつかの兆候のあることに気づきました。娘が普通以上にイライラしたり、目の下にくまができたり、抱っこをいつも以上にせがんでくるといったことです。このような症状は、彼女が精神的に圧倒されている時だったり、睡眠不足だったり、いわゆる〈パーティーフード〉と呼ばれる栄養価の低い食品を頻繁に口にした後に起こるのです。警告のサインにハッキリ気づいた後は、咳をこじらせないように予防できるようになり、リサ自身も自分の身体の声を受け取ることを学び、やがて病気になることはほとんどなくなりました。

他にも、アニータさんは当時十年間も隔週で起こるひどい偏頭痛に悩まされ続けていました。最初に診察に来た日は偏頭痛の二日目で、通常通りだと三日間は続くであろうと彼女は予測しました。私の治療で彼女の頭痛は緩和しましたが、私はそれだけでは満足ではなく、彼女に偏頭痛が始まる際に何か気づくことがあるかどうか聞いてみました。彼女の答えは、偏頭痛の前には、視覚に不調が見られ、それで偏頭痛が始まることが予期できるとのことでした。私は彼女に、偏頭痛の前の様々な面について注意を向けるように促しました。偏頭痛が起こる前日と当日の彼女の生活全般について、できるだけ詳細に記録するようにお願いしたのです。アニータは、偏頭痛の前日に起こる様々な身体や感情の症状に気づくようになり、また、警告のサインが出た時点で治療を受けにくるようになり、頭痛を回避できるようになっていきました。最終的に、アニータさんは、偏頭痛の起こる五日前に警告サインに気づくことができるようになり、その時点で、食事を変えたり、リラックス法を取り入れたり、瞑想をすることによって、クリニックに来る必要がまったくなくなりました。

病気などの症状は身体から私たちへの警告サインなのです。体の声を聴くことを学ばないかぎり、私たちが注意を向けるまで症状は強くなっていくでしょう。ひどく悪化した時点で注意を向け始めるというのでは遅いのです。身体の症状は具体的にはどのようなメッセージを送っているのか？答えは単純ではありません。養生の必要だったり、食事法の改善、日常的な運動を取り入れるなどといった分かりやすいものばかりではなく、細やかなケアや癒しが必要な内面の諸問題や、抑圧された感情や満たされていないスピリチュアルな欲求について教えてくれている場合もあります。多くの人々は、過去の心理的トラウマが原因で病状が悪化し、注意を向けざるを得ない時点ではじめて、癒しへの第一歩を歩み出すものです。

私が、この、ボディーに焦点をあてた第1章を書き始めようとした時に、長年音信の途切れていた従姉から連絡がありました。彼女は、慢性的な腰痛のため、数週間寝たきりの状態でした。西洋医学の療法はあまり効果がなかったため、彼女はベッドの上で代替医療についての情報収集を始めました。それ以前は、代替医療についての知識はあまりなく、とらえどころのない怪しげなものと感じていました。しかし、情報を集めている間に出会った整体治療を試してみたところ、劇的な効果があったのです。現在では、気功にも興味を持っているとのこと。このように、背骨の痛みといった身体の不具合が、人を新しいリソース（癒しの資源）へと導き、それまでのライフスタイルに変化をもたらしてくれる場合もあります。しかし、東洋医学の認知度はまだまだ低いものです。西洋医学による投薬療法が効果をあげなかった場合に限って、遅ればせながら東洋医学の治療を求めてくるというケースがほとんどです。東洋医学的アプローチは、自分に対してもっと繊細になる姿勢を私たちに教えてくれ、また、それを受け入れていくことで、私たちの受容性はさらに磨かれていきます。

私のもとにやってくる多くのクライアントが証明しているように、身体からのシグナルを聞く姿勢が身につくことで、過去のトラウマと向き合えるようになり、癒しやスピリチュアルな実践を揺り起こすことができるようになります。長年自分自身で封じ込めていた興味のあることに挑戦しはじめたり、芸術活動や、新しいタイプの仕事に飛び込んでみる場合もあるでしょう。あるいは、他者との関係において、肉体と精神の境界線を知ることで、他者と自分との存在の違いを認識し、そこに横たわる一線を尊重できるようになり、感情をきちんと伝えられるようになります。自分のなかで渦巻く様々な感情と対話することを学ぶうちに、ボランティア活動を始めたくなったり、自分の夢に向かって一歩踏み出す情熱、決意、愛、さらには限界といったものもしっかり受け止め、実践に移せるようになるかもしれません。

身体からのメッセージをしっかり受け止めてあげるだけで、しばしば症状は消えてしまいます。症状が困難で無くならないような場合には、そのような症状を抱えながらも、どのようにすれば統合的な存在でいられるのかを学んでいくことが課題となるでしょう。

最近、エイズと診断された男性のクライアントを診ました。彼は、数年前にエイズの診断を受ける前までは、観客を奮い立たせるミュージシャンとして有名でしたが、私のセラピーを受けに来たころには、うつ状態で、付き添いの彼の姉は、死期が近いのではとても心配していました。今の彼の人生で興味を引くものは何かと聞いたところ、返事がありませんでした。音楽を奏でる力も残っていないように感じ、病状の進行に甘んじながら、悪化しつつある成り行きにただ手をこまねいているという状態でした。私は彼の症状を治療するだけでなく、日々、何かひとつでも感動できるものを探すという精神性の宿題を与えました。また、体力の許す範囲内で、少しでも日常的に音楽を奏でることをお願いしました。次第に、彼は音楽を奏でるだけの力は残っているということを発見し、また、日々のささやかな感動が彼の創造力を徐々に満たし、疾患だけに囚われる時間が減り、気分が良くなりはじめました。時には、エイズに罹っていることに対しての怒り、悲しみ、絶望感を感じましたが、彼の生活の質は確実に変わっていきました。ただ死期を待っているだけでなく、与えられている人生を可能な限り味わって生きるようになったのです。

疾患や症状は、私たちの師です。何が今私たちに必要なのか教えてくれたり、過ちに気づかせてくれたり、また時には、私たちの限界を教えてくれるのです。ここで大切なことは、身体からのシグナルは、過去に起こったことを自責するためのものではないということです。私たちが病気になると、それは自分が原因で起こり、自分たちの考え方、否定的な自己へのメッセージや、学ばなくてはならない教訓のために病気になってしまったと考えがちです。ですが、これは偏った、時には危険な考え方です。深刻な病に罹っている人々は、すでに脆く、無防備な状態にあり、〈なぜ自分なのだ？〉と思うものですから、さらに自分を責め続けることは、役立たないばかりか悪影響しかありません。また、深刻な病に悩む方ほど、強く自分自身を責めています。同時に、他人から、疾患は自分がもたらしたものだと批難されているように感じていたり、同じ病を持つ他人による、原因をめぐる諸説によって翻弄されがちです。このような姿勢では、病のもたらす状態に全力で向き合わなくてはならない大変な時に、自ら抵抗力を下げているようなものです。

私の友人のひとりが事故で膝を怪我したことがありました。クラッチ（松葉杖）を突いて外出すると、あらゆる場面で、友人や、見知らぬ人たちさえも、物知り顔で彼女の膝にまつわる怪我の示す〈意味〉について分析めいたことを言うのだそうです（例えば、「膝は自分のなかの恐れと関係があるそうよ」とか、「あなたのなかで、融通の利かない部分はどんなところなのかしら？」など）。そして、この怪我によって彼女の学ばなければいけないレッスンは何であろうかと尋ねてくるのです。しまいには、私の友人はこのような分析にうんざりして、「怪我の意味を理解しようとした結果、私の得た結論はこうです。事故とは起こりうるもので、そして乗り越えられるものなのよ！」と言ったそうです。

大切なことは、全ての疾患には心理的側面や精神的側面がありますが、それらが必ずしも原因とは限らないということです。遺伝や、周囲の環境など多くの要因が複合的に絡み合っていて、それらすべてが私たちのコントロール外の諸要因として病気に関係してくるのです。人間には、すべてをあまねくコントロールする力はありません。病気の原因は自分がつくるという考え方が危険な点は、もし私たちがすべてにきちんと対応できていれば、また、自分自身や身体についてのすべてを認識していれば、同時に、正しい想念を持っていれば、病気に罹らないと思ってしまう点です。病について認識を深め、病を克服できる鍵を発見し、コントロールしたいという願いは理解できますが、事実は、病気は人生の避けられない一部なのだということを認めましょう。できる限りのことをしていても、人は病気に罹るものなのです。

数年前に、私は、子宮外妊娠のため緊急手術を受け、待望していた胎児を失いました。最初は、悲劇に陥ってしまった自分に対する怒りでいっぱいとなり、このような悲劇は回避できたはずだと自分自身を責めました。しかし、正直に振り返ってみると、今回の出来事を避けるために私にできることは何一つなかったことがよく分かりました。自分からは決して選ばない辛い道のりでしたが、この経験を乗り越えることによって得た精神的な恵みは甲斐のあるものでした。私は麻酔に敏感な体質でしたので、回復するまで数カ月かかり、元の生活のリズムに戻ろうとする度に、バランス感覚を失ってしまい、ひどい眩暈がし、生活のペースを落とさざるをえませんでした。そのゆったりとした生活リズムの中で、感情や身体からのシグナルなど、普段では気づけなかった自分の側面を発見することができました。疲れたら休憩をし、人に圧倒されたら、それを止めてくれるようにお願いし、「ノー」と言える練習をし、忙しすぎると感じた時にはスケジュール調整をしました。ゆったりした生活の流れのなかで、居心地のよい我が家、寝室から見える木々、娘、パートナー、友人たちなど、周囲の世界について、もっと多くの事に気づけるようになり、以前よりもそれらをさらに愛しいと感じるようになっていきました。

身体的状態や病状からのメッセージは一人ひとり個別なものです。医療従事者など、他人が自分の身体の情報を教えてくれることもあります。ですが、自分独自の声を聴く最良の方法は、やはり直接的に自分の身体と対話をしながら、多様なメッセージを感じ取り、身体が何を伝えようとしていて、この先どのような道に進まなければいけないのかを自分で知ることだと思います。そして、伝わってくる感覚を信頼し、自分がそのことの意味を理解しようとすることです。

罹病中の自分や、病気の他者を労わり、思いやりをもって接するなかで、病を通して力と叡智が漲ってきます。それこそが、苦楽が共存するという統合的な人の生活の在り方なのです。

自分で体をケアする

体を労わるということは、生活上で、基本的に最も必要としている栄養を取り入れるということです。第3章（心の領域）にも書かれている通り、私たちの自己ケアにおける姿勢は、すでに幼少時代に培われます。精神性の向上や統合性は、身体を通して経験されますので、身体を丁寧にケアすることは精神性の向上において基礎的サポートとなります。質の悪い身体の管理には、身体の必要性を無意識に見過ごしてしまうなど、故意ではない無視から、意図的な虐待まで、幅があります。自己管理を怠る行為としては、例えば、空腹時に食事をしない、休息を十分にとらない、運動の必要性を軽視する、などが挙げられます。虐待は、喫煙、不健康な食品を摂取し続けたり、ステロイドなどの薬剤の使用や、薬剤を使ってのボディービルディングをはじめとするトレーニング、自傷行為など、多岐にわたる破壊行為を指します。

様々なシグナルによって、身体は私たちに今必要なことを伝えてくれています。そのようなシグナルに注意を向ける能力の差の程度は、習慣的なもので、幼少期に身についたものです。幼い自分がどのようにケアされたかや、どのような自己ケアを教えられたかに大きく影響されます。長年にわたって染み込んでしまった、自分の身体の必要としていることを無視する悪癖を直して、身体の必要性に注意深くなることを学ばなければならないのです。

リンさんは、集中力があり、上昇志向が高く、成功した管理職でした。彼女は、炭酸飲料水、ビタミン剤、カロリーバーや外食などで一日の栄養を得ていましたが、慢性的に疲労感がありイライラしていました。仕事の締切りから締切りへと次々に自分自身を追い込むように働き続け、報酬を得ても、自分へのご褒美として、高価な服や、ジュエリーなどを買いこみ、それでいて、自分を労わるために費やす時間はそれほどありませんでした。仕事に偏りすぎていたため、友達と過ごす時間も十分にありませんでした。彼女は、自己ケアをする時間は価値がなく、キャリア目標を達成するために無駄なものと考えていました。しばらくして、彼女の人生の目的がシフトした時——子どもを授かりたいと思った時——、彼女の状態はひどいものでした。緊張感、栄養失調、疲労のため、かろうじて自分の人生を支えているものの、胎児を育てることはとうてい無理な状態だったのです。

リンさんの課題は、自己ケアの向上でした。生活のペースを落とし、必要な時には休息をとり、正しい食生活を学びはじめると、自分の過去の自己管理に愕然としました。それまでの彼女の習慣は、生きる力を応援するものではなく、自然に逆らったペースでエネルギーを消耗していたということも理解しはじめました。結果、少しずつリンさんは前向きになり、活力が増し、効率的に仕事もこなせるようになりました。親として必要不可欠な、まずは自分を労わるという姿勢を学ぶことができてきたのです。彼女は心から赤ちゃんを授かりたかったので、仕事で成功するために用いてきた集中力を今度はセルフケアへと注ぎました。生命力をサポートするようなライフスタイルに切り替えた二年後には、元気な赤ちゃんを産んでいました。

子育ての大変さと、注意しなければならない身体からの必要性の多さに驚かされているそうですが、現在、彼女は身体からの必要性を無視した半生を振り返り、我が子には、人間として、身体からの声に耳を傾けていくことの大切さを伝えていくことを決意しつつ、バランスのとれた健康的な生活を送っています。

身体が必要としているもの

衣食住を除いて、基本的に私たちの身体は、空気、食べ物、水、休息、動きとコンタクト〈触れ合い〉が必要です。頭では理解していても、実際に自分に必要なものを自分にタイミングよく与えることは難しいものです。多くの場合、無視できなくなる限界まで、身体からの必要性を感知することを怠っているものです。ボディー・イメージの頁でもあったように、自分の身体にとって純粋に必要なことと向き合うことを妨げる、様々な固定観念や習慣を、私たちはあまりに多く持ち過ぎています。しかし、身体の必要性に素直に応じれば、私たちには健康で幸せな生活を送ることのできるチャンスが増えていくのです。つまり、感情的にも、精神的にも、〈スピリチュアリティーの拡大〉という点においても、自分のなかの多くの面に注意を向ける力が蘇ってきます。実際には、自分のなかの様々な面について繊細になるにつれて、身体の必要性に対応する重要度も増していきます。もしあなたが、バランスのとれた感情、クリアな心、そして意識の拡大を願うならば、それらを援助するためのエネルギーが十分に満ちるように、まずは自己の身体を労わることが必要不可欠なのです。

そうやって、身体に注意を向けて、自分の持っている選択肢についての正しい情報が得られたら、次には何が必要なのかが明確になってきます。

空気

呼吸は最も基本的な生きるための活動です。私たちの細胞が生存のために必要としている酸素を提供し、身体がゴミとして出す二酸化炭素を排泄してくれるというだけではなく、呼吸は基礎的で必要不可欠な「必要なものを取り入れ、いらないものを手放す」という欠かせない生命のリズムです。

呼吸は自動的に行われますが、私たちの栄養の源として使われています。深く息を吸い込むことは、全身に力を漲らせてくれるので、忙しい生活にあっても、ひと呼吸おいて、意識して深呼吸を数回することを覚えておくと大変有効です。新しい力を吸い込み、緊張感やストレスを排泄しつつ、硬く緊張していたり、弱く感じる身体の各箇所に酸素を届けることができます。また、心をクリアにするには、数分間自分の呼吸に注意を向けながら寄り添うことで可能です。約束に遅れるかもしれないと心配する代わりに、赤信号や長蛇の列で待たされている時にこのアプローチを試してみましょう。渋滞を取り除くことはできませんが、ストレスは消え、気分爽快になることでしょう。呼吸を栄養の源として使うことは、私たちのためだけの時間、「ミニ・バケーション」をとるようなものです。私も執筆中の今、時々筆をおいて、マインドフルに呼吸を数回することで、長い執筆の疲れや緊張感が緩和されるように感じます。

自分の呼吸に意識を向けると、多くの情報を得ることができます。

あなたの呼吸は深いものですか？　それとも制限されたものでしょうか？　全身に空気が届いているように感じますか？　それとも、肺だけに留まっているように感じますか？

慢性的に不安、悲しみ、怒りなどを感じている場合は、呼吸方法を変えるだけでも気持ちがだいぶ変わります。

私のクライアントのひとり、ベンさんは、いつも不安を感じていました。生活が上手くいっている時でさえ、何か悪いことが起こるのではないかと感じていました。セラピーでは、彼の不安の根底にあるものを探求しつつ、彼の呼吸が、浅く、やや速いものであることに気づきました。不安感がこのような呼吸パターンの原因ですが、逆に、彼の呼吸の仕方も、不安感の原因となっていました。ベンさんは呼吸を深く、ゆっくりと行う練習をはじめました。最初は難しく感じたものの、その結果、心の落ち着きを感じられるようになっていきました。彼は、呼吸法ひとつで気持ちを落ち着かせることができることに心強さを感じました。彼の人生に起こる全てのことをコントロールすることは不可能ですが、呼吸をゆっくりと深くすることで、心の平穏と栄養を得ることはできるのです。そうやって、ベンさんは慢性的な不安感から開放されていきました。

食事と水

呼吸の次に基本的な栄養の源は食事と水です。当たり前の概念に感じられるかもしれませんが、実際には、これらの栄養源の私たちへの影響はとても大きな場合が多いのです。世の中には、複雑な、時には相反する飲食についてのメッセージに溢れていて、様々な形で生活に表れています。慢性的で、コントロールの効かない過食症に悩む人、極端な食事制限に苦しむ人など、今、多くの人たちが食に関する疾患に悩まされています。私たちの食習慣は、自分に栄養を与える私たちの態度を映し出しています。

加工食品ばかりを食べたり、〈ながら食い〉や移動中の食事、味わわずに食べる食事が続いていませんか？　食物をいただくことが感情の栄養の源になっていますか？　食べ物が、何かあなたが他に必要としていることやものを得るうえでの妨げとなってはいませんか？　それとも、食べ物が自分への戒めの方法になっていませんか？　自分の食事について、心から満足していますか？　それとも、そこにはある種の恐れが伴っていますか？

東洋医学では食こそが健康の礎です。私たちが摂取するものは、カロリーやビタミン摂取という目的以外に、癒そうとしている心身のある状態に特有のエネルギーを与えてくれます。例えば、油っこい食事は、〈重たい感覚〉を与えてくれ、人によっては落ち着きを感じます。しかし、またある人によっては、同じ感覚がイラ立ちや行き詰まり感の原因となります。重要なミーティングの前に、どっしりとした食事をすると、眠たく感じたり、集中力に欠けたりしますが、これは、私たちのエネルギーが、食物を消化するために使われてしまうからです。人によっては、甘いものが気持ちを落ち着かせたり、元気をくれるように感じますが、逆に、甘いものを食べた後に限って、疲労感、イラ立ち感や、うつ的に感じてしまう人たちもいます。ローフードの食事が合う人もいれば、それによって身体が弱ってしまう人たちもいます。お肉なしの食事で健康的に生活できる人もいれば、ごく少量の動物性タンパク質の摂取を心がけたほうが快調だと感じる人もいます。ここで大切なことは、人間は一人ひとり違いますから、「誰しもローフードの食療法をすべきだ」とか、「お肉はすべて体に悪い」などと特定の食事法を全ての癒しの鍵と決めつけないことです。何よりも大事なことは、自分が食べた物の身体への影響をじっくりと感じることです。

また、どのように食事をいただくかは、何を食べるのかと同じぐらい大切なことです。怒りながら座って食事をする場合は、同量を食べていても、落ち着いて食べる時よりも栄養価が少なくなります。食事の際の心の状態、ペース、食べ物の噛み方などのすべてが消化や摂取される栄養価に大きく影響するのです。

私のスピリチュアル・ティーチャーであるティク・ナット・ハン先生から学んだ食事中の瞑想法に感銘した私は、〈マインドフルランチ〉という名のランチ会をスタートさせました。というのも、ティク・ナット・ハン先生のフランスの修道院、プラム・ヴィレッジに滞在中は、歩いたり座ったり、日常の仕事や食事中など、様々なかたちで瞑想をして日々を過ごしました。そのなかでも私にとっては、食事をしながらの瞑想が最も難しく感じられたのです。さっそく、アメリカに帰国後、毎週木曜日のお昼に、マインドフルランチに仲間を誘いました。沈黙のなか、四十五分ほどかけて、ゆっくりとマインドフルに座りながら食事をともにする、これは、忙しい生活のなかでゆっくりしたひと時を味わいつつ、食物からのエネルギーをいただくことだけに専念する大変よいレッスンとなりました。言葉は交わしませんでしたが、一緒に食事をしているという事実やお互いの存在をマインドフルに意識できるのです。この練習を続けることはとてもパワフルで、私たちと私たちのためにある食べ物との関係の様々な側面をもクリアにしてくれました。目の前にある食物、その見た目、色や舌触りに意識を向けられるようになり、その美しさ、生命力、そしてそれが大地から私たちの生命力を支援するエネルギーなのだと気づかされました。いただく量や質だけでなく、いま目の前のお皿にある食事がもし食べられたらご馳走だと感じるだろう人々へも意識が向かうようになるのです。この食事が大地から私たちの食卓に上がるまでに関わってきたすべてのこと——太陽、雨のめぐみ、土壌、農家の人々、トラックの運転手、スーパーで働く人々、そして私たちの食事が出来上がるまでの準備にかかった労力に想いが向けられるようになっていったのです。

やがて、マインドフルランチのメンバーは、この会が木曜日の正午に始まるのではなく、スーパーで食材を選んでいる時や台所で食事の用意をしている時から、すでに始まっていることに気づきはじめました。より意識して食事の用意をできるようになった時点で、一層マインドフルな状態が深まりました。参加者のなかには、このようにゆっくりと食事をすることや、他人に食べるところを見られることを不快に感じる人もいました。そのような時には、自身の呼吸に集中し、今この瞬間に在れるように意識を向かわせました。

このランチのメンバーに慢性的に過食してしまう方がいましたが、食べ物を通して自分自身に一番の意識を向けながらできるだけゆっくりと味わう練習をすると、それまでより少量で満足感を得ることができるようになっていきました。もう一人の会員は、食事の時に感じていたパニック感覚は、幼少期に経験してきた家族内でのストレスフルな食卓の思い出に関係していることが分かりました。彼女はパニックに陥るのを避けるために食事を抜いたり、ものすごい速さで食べ物を喉に詰め込むような食生活を送っていたのです。マインドフルランチに毎週出席することで、彼女は幸せと平穏に満ちた新たな食事法――テーブルを囲む仲間と共に静かにマインドフルに食べ物をいただく方法――を得ました。さらに別の会員は、食物それぞれの身体への影響を感じとることができるようになりました。時間が経つにつれ、彼は自分の感じたい感情を前に押し出してくれる食べ物を選択しながら食事ができるようになりました。

この会を通して、私たちにとって食事は神聖な行為となっていきました。身体に良い食べ物を選び、感謝し、意識的にいただくことで、私たちは、地球という私たちを支える大地、その上の至極の幸福、こころをこめて野菜を育てる農家の人々、そして今日の食卓を囲む仲間たちとの繋がりを深めることができるのです。そしてその繋がりによって、私たちの生命力は最大限に活性化されるのです。

休息

東洋医学では、病気によっては休息を取らない限り良くならないものがあると考えられています。どんなに治療を受けて、適切な薬を服用したり、食事法を変えても、休息を取らない限り、その努力はブラックホールに消える水の泡のようなものです。ウェブスターの辞書によりますと、休息（rest）の定義は、①平和、安易感、睡眠によるリフレッシュ、②仕事や無理をした後に、ゆっくりした時間をもったり、何もしないこと、③仕事や旅の合間の何もしない時間や機会、④ストレスや困惑させるものや疲れさせるものからの休憩、平和感、心と感情の落ち着き、静寂感とあります。自分の身体からの声を聴き、休息の必要性についてや、それを自分自身や他人に知らせることができるようになるのは大切です。

いつ休息しますか？　寝ている時だけですか？　将来の長期休暇の時だけですか？　昼食後にとりたいと思っている昼寝の時ですか？　日々休息を取ることを自分に許していますか？　休息を取ることについてどのように感じますか？　効率の良くないものと感じますか？　怠けていると感じますか？　自分は休息というご褒美を得るのにふさわしいと感じますか？　休息を切望しているのに、なぜか休息をとることを許せない自分はいませんか？

今しばし、この本を閉じて休んでみましょう。その時、内面にどのような反応が広がるのか、静かな気持ちでみてみましょう。

休息は、私たちに安息感、リフレッシュできる一時や、静寂感、また時には広々した内面のスペース感を与えてくれます。なにかをしている状態から、ただ在るという世界へ呼び戻してくれるのが休むという行為です。休息と私たちとの関係は、私たちがどのような在り方で今この瞬間に存在しているかをそのまま反映しているとも言えます。安全に感じていますか？　今のままの自分であっても休息するのに十分相応しいと感じていますか？　意識的に休むようにすると、忙しい生活のなかで、自分自身を見つめ直したり、内面からの声を聴いたり、新しい情報を取り入れたりすることができます。休息は、内なる感情や自分の考えと一緒になって、身体を深く意識することのできる特別な空間を与えてくれます。また、私たちを私たちの精神性（スピリット）へとゆだね、私たちの必要としていることへと導いてくれ、直面しなければいけないことに立ち向かえるだけのエネルギーを与えてくれます。休み方を知ることで、物事を止めるタイミングや、どの時点が自分の精一杯なのかも分かります。また、タイミングさえ整えば、何事も物事は展開していくのだという揺るぎない信頼感も生まれてきます。

子供時代、私はただ座って空の光の変化を眺めているのが大好きでした。私の育ったマイアミは熱帯のため空模様が移り変わりやすく、空の色の微妙な変化はいくら見つめていても飽きないものでした。それは私にとって、大家族で慌ただしい日常生活とはとても対照的な時間でした。よく、私が空の色に浸っていると、母に「何もしないで何をしているの？　時間の無駄でしょう？」と叱られました。家族の多い家庭ではしなければならないことが常に山積みだったので、「何もしない時間」はタブーだったのです。その価値観はパターンとして私のなかに刻まれ、結局、私は二十代後半に自分自身の子を産むまで、毎日長時間働く日々を送ってきました。身体が病気になってもう動けない状態になった時点で、やっと休息をとるような生活です。今でも、やることすべてを終わらせるまでは、休んではいけないと課してしまう自分を時に感じています。

私のクリニックに来る方々に、疲労感の抜けない時には意識的な休息が必要だとお伝えしても、「そんな時間はない」、「大事な時なのに、今ここで休養したら勢いを失ってしまう」、「二週間の長期休暇に入ったら休むよ」といった答えが返ってきます。私の経験では、休息を日常生活に取り入れていない方々は、長期休暇があっても休息できません。食事や空気のように休養することは私たちにとって必要不可欠なものです。休むことは何も難しいことではありません。毎日五分だけでも、休息を日々の生活に確実に取り入れてみましょう。私たちにとって、何の要求もされずに、自由な状態で何もしなくていい、そんな自分だけの五分間はとても贅沢なものです。

テレビを観たり、読書、ゴルフをしたり、趣味を楽しむのが休息だと思われがちですが、実は、静寂に満ち、広々とした内面の広がりを感じるような時空間の流れでしないかぎり、それは、こころからの休息ではなく、「しなければならないこと」で時間を埋めているだけのことです。一方、マインドフルに深呼吸をしつつ、窓の外を眺めたり、緑のなかを徒然に歩いてみたり、目を閉じて外の雨音に耳を澄ませることなどは、深く休んでいる状態につながります。

私たちには、もっと積極的に、休息感を得られる方法を学ぶ必要があります。休んだら怠け者で、効率が悪く、生産的でないと人に批判されると思っていたら、休息は日課になりません。生産的かつ重要な仕事をしているとまわりに評価してもらうためには、取り組んでいる内容が、難しくストレスに満ちていて、大変そうに見えなければならないという人もいます。しかし、そんなことはありません。実際には、日常生活に休みを取り入れている人たちの方が、いつもあくせく仕事をしている人たちよりも、より生産的で、能率よく、創造力に満ちているのです。休息を取り入れることを学べば、身体も健康になり、幸福感が増し、時間に追われているように感じることなく生活できるようになっていくでしょう。

休息が毎日の習慣となるには日々の練習が不可欠ですが、忙しい私たちの予定に空きができるまでその練習を待つ余裕はありません。休息が向こうからやってくるのではありません。実際、せっかく休息できるチャンスが訪れても、その時空間とどう向き合ったらよいかを知っていなければ、平和な気持ちに満たされてこころ休まることはありません。

身体を動かすこと（ムーブメント）

身体を動かすことは、休息をとることと同様に、私たちに必要不可欠なものです。身体を動かすことで私たちのエネルギーは流れやすくなり、行き詰まり感を予防してくれます。すべての生命体には常に動きがあり、それが自然な状態なのです。身体を動かすことによって、体内だけでなく、精神や心のエネルギーも循環しやすくなります。「動き」が作用し、自分の生きている時空間と、自分との関係性がはっきり自覚できるようになります。言い換えると、動くことによって、今の自分の心のあり方や外の世界との関わり方についての綿密な情報を得ることができるのです。動きとは、表現そのものです。それは創造性の一形態であり、時には儀式的なものの源となり、深いレベルの自分をダイナミックに顕示するものでもあります。

ウォーキング、ジョギング、エアロビクス、柔軟体操などの運動が気分を向上させ、カロリーを消費させる効果のあることは事実です。しかし、誰もがこのような運動を毎日簡単にできるとは限りません。私自身、このようなエクササイズを楽しむことができずにいました。エクササイズ的ではない、もっと違うスタイルの運動を見つける必要があったのです。そこで、十年前から、「動きの練習タイム」を日々のスケジュールに日課として加えることにしました。私の動きの探求は、身体に耳を澄ませ、どんな動きをしたいのだろうかということに気づくことから始まりました。やがてこのセッションは、日常的な「ダンスの練習タイム」に発展していきました。時に、私の身体が欲する動きは、ゆっくりと贅沢なものであり、時には、躍動的であり、力強く、または、軽く、遊び心に溢れたものです。また、ある時には、一貫したテーマがあったり、態度、感情、アイデアを表現する踊りでした。日によっては、動きが神聖であり、感謝を込めた畏敬の祈り、または自分や外の世界への絆を反映しているもののようでしたが、別の日には、インスピレーションのかけらもなく、ただ狂乱したり、退屈なものでした。

毎日のダンスタイムは、私の身体の必要としていることや私の身体、感情、心や精神状態について多くを教えてくれます。身体を通して自分を発見することができ、自己表現の方法を広げることができるのです。また、固まっていたり麻痺しているところを開放してくれたり、弱く感じる部分を強化してくれ、また、飛び立ちたい気持ちを発見させてもくれました。

この経験によって私は、スポーツ、ダンス、気功、オーセンティック・ムーブメント（Authentic Movement――自分の身体の声に寄り添いながら行う自由なダンス表現法）、ヨガ、柔軟体操、コンティニュアム・ムーブメント（Continuum Movement――動きを通して身体を呼び覚ましてくれるダンス法）や格闘技など多種多様な動きに関心をもつようになりました。これらのアプローチの目指すところはそれぞれに異なっていても、すべてに共通するのは、動きを通して、身体を使っての自己表現を可能にするという点です。

瞑想を習いはじめた当初、私は座禅しながらの瞑想を苦痛に感じていました。私の体は、動いたり、位置を変えたりしたがっていたので、じっと座っている姿勢により集中が途切れてしまうのです。そんな時、ゆっくりと動きながら瞑想している気功のグループと出会いました。私が感心して見ていると、先生がクラスに誘ってくれました。気功のポーズを習うにつれ、これが私の瞑想法だと確信するようになりました。身体を動かすことによって、心が静まり、座禅ではとても難しく感じられた穏やかな瞑想状態に達することができるようになったからです。長年気功を続けることで、私は心身ともに落ち着き、また強化され、今では座禅スタイルでも深く瞑想できるようになりました。身体を意識的に動かす訓練における私の師の一人、ガブリエル・ロス（巻末のリソース欄参照）先生は、「フロー（流れ）」、「スタッカート（断片的）」、「カオス（混乱）」、「リリカル（叙情詩的）」、「スティルネス（静寂）」という五つの基本的なリズムを教えています。どれもこの世界で私たちが意識的に動くための基本的な動きを象徴していて、それぞれが、特有の感情、エネルギー、目的、人生の発育段階と連動しています。一般的に、私たちは、このなかの一つか二つのリズムを馴染み深く感じ、心地よく感じますが、人生の異なる発育段階においては、他のリズムにも直面するでしょう。五つのリズムを練習することによって、人生のいろいろな段階に幅広く対応できるようになります。ガブリエル・ロス先生のクラスでは、リズムは神聖なダンスであり、一人、次にパートナーと二人で、さらにはグループと三段階のレベルに沿って練習をしていくのですが、こういった練習の積み重ねによって、私たちは動きの幅を押し広げることができ、自分や他人をより深く知ることができます。やがては、ホールネスな存在に至るプロセスで妨げとなっている過去の傷を癒すことができ、同時に、自分自身の全体性を、自分のためだけではなく、他人や地球全体へと捧げていけるようになっていきます。

動きの練習のなかで最も効果的なものは、その行為を通して、私たちがマインドフルになれるものです。また、身体から発せられる叡智を無視せず、個々の身体の必要性と、その内に秘められた知恵を尊重しつつ長く続けていけるものです。それは私たちと身体との絆を深めてくれるものであって、一時的に取り憑かれたように行ったり、身体自体を傷つけることのないものです。このように、自分に合った意識的な運動は、私たちを統合的な存在――グラウンディング感覚（大地にしっかりと立っているような、心身が揺るぎなく安定している感覚）を高め、拡張するエネルギーで満ちた存在――へと誘導します。個々のユニークな身体のニーズを尊重した動き方を学ぶことは、精神性を深め、心身を超えて私たちに存在しているすべての部分をひとつに統合していく要となるものです。

コンタクト（触れ合い）

私たちにはコンタクト（触れ合い）が必要です。乳幼児の心身の発育には、スキンシップが大変重要な役割を果たしていることはすでに研究よって証明されています。人生初期のスキンシップの質は、私たちの神経システムの発達に深く影響し、他人や自分との境界線――どこから自分がはじまり、どこで終わるのか――についても教えてくれます。また、プライマリーコンタクトと呼ばれる人生初期のスキンシップは私たちの外の世界についての認識――穏やか、または、荒いもの、心身に栄養を与えてくれるもの、必要な時に手の届くもの、それとも、手の届かないものなど――も教えてくれます。ですから乳幼児の時代には、プライマリーコンタクトが必要不可欠なのです。「あなたはここに存在しているのよ」、「私はあなたと一緒よ」、「あなたは歓迎されいて、ここは安全なのよ」、「私のためになにもしなくていいの。ただ、あるがままのあなたでいて」などの基本的なメッセージをプライマリーコンタクトを介して赤ちゃんに伝えるのです。このような絆が、私たちの身体感覚を、大地にしっかりと根づくように落ち着かせ、私たちが自分自身をありのままに感じていくことを容易にしてくれます。また同時にそれは、安心して生きていける場所に自分たちが在ることを意味し、自分は周囲によって歓迎されているのだと感じられる心の拠りどころとなります。

子供時代に受けたスキンシップは、ネグレクト（無視）から、健康的なもの、暴力的なものなど、大人によって大きく異なります。また、スキンシップの基準もそれぞれの文化によって違うため、大人になってからの私たちのスキンシップの必要性も人によって様々です。だからこそ、あえて私は〈タッチ〉（触る）ではなく、肌と肌との触れ合いに留まらない〈コンタクト〉（触れ合い）という言葉を使ってみたいと思うのです。虐待やネグレクトを経験した人にとっては、たとえ痛みを自覚していなくても、触られることが痛みとして経験される場合があります。また、別の人にとっては、見つめられたり、深いレベルで聴いてもらったり、しっかり認知されたり、きちんとした挨拶を交わされたり、側に人が居てくれる状態などが心地良いコンタクトであるかもしれません。コンタクトは、生きていくうえで基本的かつ必要不可欠なものですから、触れ合いのあり方について深く学んでいく姿勢はとても大切です。

あなたは自分の生活のなかで日々体験しているコンタクトの量と種類に満足していますか？

コンタクトを得る瞬間、何を感じますか？　どのようなコンタクトがあなたの心身に栄養を与えてくれると感じますか？　コンタクトについてのあなたの考え方は何から学んだものでしょうか？　あなたのコンタクトにおける姿勢は、あなたの本当に欲求している在り方でしょうか？それとも、過去に教え込まれた、それが自分に許されたコンタクトだと信じているものに基づいていますか？　他人にどんな風にコンタクトしますか？　そのコンタクトは何を反映したものでしょうか？

関係性ということを意識してコンタクトを考えると、そこには、コンタクトと自分自身との関係や、コンタクトと私たちをとり巻くまわりの世界との関係性だけでなく、私たちが、他人に対して、彼ら自身や私たちにコンタクトすることをどこまで許せるかといったことまでも含むことに気づきます。自分自身の、コンタクトとの関係性に、マインドフルな意識を向けることによって、自分と他人との境界線、限度、必要性、個人史、欲望や満足感について理解を深められます。また、他人と自分自身との共通点や違いについても学んでいけるのです。自分や他人をきちんと尊重しているのか、それとも、否定をしたり、侵害をしたり、拒否したり、あいまいなままにしているか、などといったことについて思いをめぐらせ、常にマインドフルな意識状態を保つことは重要です。

コンタクトは私たちにいろいろな情報を教えてくれるだけではなく、癒しにもなります。コンタクトを通して自分が自分であるという感覚を身につけることもありますし、同時に、古い習慣を変えたり、私たちの反応の枠を広げてくれたり、新しい関係性について学べたりと、私たちの人生のありとあらゆる諸要素に直接触れていくことができるのです。マッサージ、生体エネルギー療法、手を肌に置きながら行う療法、ポラリティー、針、指圧などの身体的コンタクト（ボディーワーク）など、様々な療法が存在しますが、私は常々、心理セラピーに来る私のクライアントに、特に、身体的な虐待やネグレクトを受けた方には、ボディーワークのセラピーも受けることを勧めています。なぜなら、訓練されたボディーワーカーが、最善の注意を払いながらクライアントのトラウマに接していったケースでは、クライアント自身が、自分のなかの癒されていない面を認識できる場合が多く、心理セラピーを通して得た気づきを体感として経験しなおしていくことができるからです。

マインドフルなコンタクトの練習と実践によって、私たちは、自己や他人との境界線や限度をより尊重できるようになります。それは、ちょっとした触れ合いからセックスのような複雑なコンタクトにいたるまでどのシーンでも有効です。マインドフルなコンタクトは、私たちの内にある統合的な自己——身体、感情、心や精神の繋がったもの——を今というこの瞬間に出現させ、同時に、周囲の世界や人々と繋げてくれる触媒なのです。

マインドフルな身体をもつ

マインドフルな状態の身体は、自分自身を全面的に信頼できるように導いてくれます。マインドフルな状態を通して私たちは、自分のなかのありとあらゆるすべての要素が共存できる空間づくりができるのです。あなたの身体は、あなたの表面的な姿ばかりではなく、人生におけるあなたのすべての体験のマトリックス（母体）として表現されたものです。マインドフルな身体を保つ練習と実践は、自分の声、症状、メッセージ、必要性、生来の叡智といったものへ意識を拡大させていきます。前向きで他人を尊重しながらも、自分の身体のもつ境界線や限界といったものに気づけるようになっていきます。

マインドフルな身体は、本当の意味であなたを、深く理解させてくれます。身体とのコミュニケーションを学んでいくこと、それは、自分が今必要としていることを自分に与えることができ、心身に滋養が行き渡り、癒しへと繋がる道です。そして、私たちの身体のもつ繊細さ、さまざまな体感、自己表現や動きの幅を豊かに広げてくれます。マインドフルな身体を培うことで、私たちが人として在ることを心から受け入れ、深く充足感を味わいながら生きている、生かされていることが実感できるようになります。

マインドフルボディーづくり

チェックイン

毎日一回、もしくは日に数回、身体をチェックすることを習慣づけてみましょう。日常生活で行っていることをしばし止めて、意識を身体に向けるひと時を持つのです。今あなたの身体はどのように感じているでしょうか？　どこに緊張感を感じていますか？　どこか痛いところはありませんか？　身体のどの部分があなたに意識を向けてもらいたがっていますか？　具体的に身体は、どのような注意を払ってもらいたいのでしょう？　あなたはどんなメッセージを身体から受け取っていますか？

リスペクト

身体を尊重しながら一日を過ごしてみましょう。身体を常に意識しながら一日を過ごしてみましょう。いつもよりも注意深く自分を労わり、時にはきれいな服を着たり、栄養のあるものを選んで食べたり、望むコンタクト（触れ合い）を得ることを自分自身に許してあげましょう。

リレーションシップ

大きな紙に、あなたと、あなたの身体との関係を示す絵を描いてみましょう。

そして次の事を質問してみます。私と私の身体との関係はどんなものなのだろう？　人生のどの時点でそのようなパターンを学んだんだろう？　あなたの雑記帳に思いつくまま質問への答えを書いてください。*

幼少時代に、病気や怪我をした時のことを思い出してみてください。あなたの世話をしてくれた人は、あなたにどのように接していたのでしょう？　その時の経験を当時の印象のままに書き出してみましょう。また、今の自分は、自分自身が病気や怪我をした時、どのように接していますか？

ルール

下記の五点について、自分の家族や生まれ育った環境から培ってきた規則を少なくとも十項目ずつ書き出してみましょう。

＊思いつくままに書き出すということは、書いている際に何の介入や監視もなく、一定の時間内やページ数内で書き出すことです。浮かんでくる言葉が流れ出るままにしましょう。書体、文法、スペルなどに気をとられないでください。たとえ書いている内容に意味が通っていないように感じられてもよいのです。

あなたの身体
性的特質（セクシュアリティー）
加齢
あなたの身体のためのセルフケア
怪我や病気

これらのルールは、実際に言われたこと（例えば、「あなたの身体は罪作りなものなのよ」等）や、周囲の人たちが身体とどうつき合っているか、あなた自身がみて学んだものや、周囲の人のあなたの身体への接し方（例えば、性的特質、年齢を重ねること、自己管理ケア、怪我や病気）などです。明らかだったルールの横には「明」、あなたが観察から学んだルール、あるいは暗黙の了解だったルールの横には「暗」と記入していきましょう。

新たにルールを思い出したり、発見するたびに、いつでもそれを追加できるように、身近な場所にこのルール表を保管しておきましょう。

あなたの身体の声を聴く

この課題練習は、一人でも、仲間とも行うことができます。静かな場所をみつけて、身体をチェックしていきます。身体の感じていることを、そして、それを表現するために身体が声を持つことを認めてあげましょう。「私は、〇〇（あなたの名前）の身体です」という文からはじめます。あなたの身体が何を伝えたいのか、内側に意識を集中しつつ、身体が声を出すまでの時間を与えてあげましょう。

身体からのメッセージを記録するためにテープレコーダーに吹き込むこともできます。身体からのメッセージに対する自分の反応に気づきましょう。

もしくは、あなたの身体が、あなたへ手紙を書くことを許可し、そして、それに対して返事を書いてみるというアプローチもあります。

とにかく、身体と直接対話をしてみましょう。声に出して言っても、往復書簡のように紙に書いてみることもできます。

あなたの病気や症状からのメッセージを聴いてみましょう。

あなたの抱えている病気や症状とこころから対話をしましょう。病気そのものに対して、助けてください、とヘルプを求めてみましょう。

拡大するあなたの関係性

自身の身体とどのような関係をもちたいのか、日記に書き出してみてください。

身体へのケア

下記の質問への答えを書き出してみましょう。

私はどのように身体に栄養を与えているだろう？
私と食べ物との関係はどんなものだろう？
どのように私は休息しているだろうか？
何か休息を妨げているものはないだろうか？

そして一カ月間、身体にとって栄養となることを毎日必ず一つは行うことを自分に約束し、実行していきましょう。

エア（空気）

静かに座って、自分の呼吸に寄り添ってみます。呼吸を変える必要はありません。あるがままの呼吸をみつめてください。集中を高めるために、息を吸う度に、「息を吸っている。今、私は、息を吸っている」と言い、息を吐く時には、「息を吐いている。私は、今、息を吐いている」と言ってみることもできます。

イライラしている時、忙しい時や、気持ちが高揚している時に、わずかでも時間をとり、このように自分の呼吸サイクルを何回かみつめてみましょう。

フード（食べ物）

マインドフルな食事を試してみましょう。食事の最初から終わりまで、ゆっくりと食べ、しっかりと噛み締めながら、目の前にある食事に集中する練習をします。食べ物を五感で感じて、味わう練習をしてみてください。食べ物そのものと、恵みをもたらした大地、さらにはその恵みをあなたの食卓にもたらすために日々働いている多くの方たちと繋がってみましょう。

食事の度に、少なくとも最初の十分間はマインドフルに食事をしてみましょう。

おいしく、健康的な食事を、自分のために、準備してみてください。美しく食卓を飾り、おいしそうに見えるように皿に盛りつけてみましょう。食べ物から栄養を受け取っていることを感じとるために、急がずに、ゆったりと座って食事をしてみましょう。

ムーヴメント（動き）

身体に導かれるまま、しばらくの間踊ってみましょう。そして、身体の異なる部分にあなたの動きを誘導させていきます。

頭部、肩、腕、手、背骨、腰、膝、足、心臓、血

全身くまなく、動きを導いていきます。

下記のような異なる動きを身体に試させてみます。

拡大
萎縮
滑らかな動き
ぎこちない動き
ゆったりとした動き
速いペースの動き

他にも、異なる態度を身体に試させてみましょう。

コンタクト（触れ合い）*

コンタクトを望んでいる身体の部分をみつけます。その部分に自分の手を当てるか、友人に手をおいてもらいましょう。その部分がどのようなコンタクトを望んでいるのか、身体からの声を聴いてみて、自分で、または、友人に、その部分が望んでいるままのあり方でコンタクトしてみましょう。望んでいるままにというのは、例えば、押し具合や場所などを、あなたの身体の望むように触れてみたり、自分や友人があなたの身体に触れる部分（手の先、手のひらなど）をあなたの身体の望むように誘導するということです。そして、このようなコンタクトがどのようなメッセージを送ってくるのか、耳を澄ましてみましょう。そして、その豊かなメッセージを受け入れていきましょう。

精神性（スピリット）

あなたの精神性（スピリット）が、あなたの身体によってどのように表現されているのか、イメージを絵に描いてみましょう。

＊触れ合いについての癒しのためのエクササイズです。自分や友人を尊重して行うもので、決してプライベートな部分などに触ったり、セクシャルな行為やハラスメントにならないよう注意してください。

アルター（聖なるスピリットに捧げる空間）

身体を神聖なものとして扱うために、自分だけのアルターを作ってみましょう。例えば、身体との関係性を象徴する小物を手作りしたり、自然や身の回りの物の中から選んで、アルターの上に捧げてみます。わずかな時間でも、アルターに向き合い、自分と身体との関係をみつめるひと時を日課としましょう。あなたの身体との関係が変わるにつれて、アルターに捧げたものを追加したり、下げたりしながら、アルター自体も変化させていきましょう。

クリエイティビティー（創造力）

身体とのよりよい関係を築いていくための自分なりの方法を編み出し、日常的に実践していきましょう。

ホールネスを感じる体験

まず身体に意識を向けてみましょう。足の裏に集中して、その大地との繋がりを感じてください。足の裏に意識を向けつつ、頭の先をも感じてみましょう。足の裏と頭頂部に同時に意識を向けながら、身体の前面を感じます。さらに、身体の背面も感じてみましょう。次に、身体の側面も意識の枠に入れてみてください。足の裏と頭の先、身体の前面、背面、側面、それらすべてを、同時に意識する、このような状態を自分は今どう感じているのか、また、通常の身体感覚とはどのように異なるのか、注意してみてください。全身をくまなく感じながら、座ったり、歩いたり、動いてみたり、横になる練習をします。このようなホールネスを感じる体験を、自分ひとりの時ばかりではなく、他人と接するなかで、そして、日常の暮らしのなかでもできるように培っていきましょう。

第2章◉開花する感情

「ママなんか大嫌い！　大っ嫌いっ！」これは、当時まだ二歳半の最愛の娘が、小さなこぶしを握り締めて、怒りに足をバタバタさせながら叫んだ反抗期の始まりの言葉です。

初めてその言葉を聞いた時、ショックで私の息は止まりました。お腹にグッとしたものがこみあげてきて、罪悪感、怒り、恐怖、悲しみといった様々な気持ちや疑問（「娘に嫌われるようなどんな悪いことを私がしてしまったというの？」、「どうやって対処すればいいの？」）や、思い出（私自身が十代に味わった憎しみに満ちた癇癪の記憶や、出会って最初の数カ月間、私に会う度に「あなたなんて大嫌い！」と挨拶をしていた友人の四歳半の娘さんのことなど）が去来して、胸が不安でいっぱいになりました。今、娘に起こっていることは、とても深刻なこと！　しかし、感情と思考が落ち着くにつれ、「これは一体どういうことだろう？」、「もしもっと探ってみたら、何が起こるんだろう？」といった好奇心が少しずつ湧いてきました。

私は深呼吸をして、それから、怒り狂う娘の隣に座り、「リサは、ママが大嫌いなのね」と問いかけました。「そうだよ」という娘からの返事。「他に誰が大嫌いなの？」と聞くと娘は、飼っている子猫を含め、知っているほとんど全ての存在の名を挙げました。今度は、「じゃあ、リサは誰が好きなの？」と聞くと、娘は自信に溢れた眼差しで私を見てから、「リサと、モンスターが大好きなの！」と宣言しました。その時点では、彼女の怒りは消え去っていて、娘は笑い始めました。

そこで私たちは、リサがモンスターとなって私を攻撃するという仮想ゲームを始めました。私も交替でモンスターに化けたり、怖いお化け、悪い魔女、凶暴なトラなどにも変身し、娘と交代で遊びました。リサ本人がゲームのルールを決め、進行して、周囲の子どもたちや大人をも巻き込みながら、それからの数週間この遊びに没頭しました。時には、リサがすでに感じている怒りを上手く利用したり、ゲームの流れにそうようにわざと怒っているフリをして遊び続けました。

ハイハイや歩き方、初めての言葉を学んでいくように、リサはその時、感情の持ち方を練習しているんだと理解できたことは、私にとってはとても大きな気づきでした。リサは、怒りの仕組み、感じ方や、表現の手法などを模索していたのです。すると、この段階での私の親としての役目が、次第に明確になっていきました。

その後も娘は、大切な人の死に接する悲しみや、日常生活でのエキサイトメント、別離の悲しみ、未知なる、物事への不安感、実らなかった友情関係、満たされなかった欲求、勇気や欲望、生きていることの喜びといった様々な気持ちや情動と遭遇し、そのつどそれらの感情を味わうことを学習していったようです。娘は、それぞれの感情をいくつかの身体的表現をもって表し、また、それらを言葉でも表現しようとするなど、感情表現の多様性のなかで自分らしい在り方を模索しているようでした。

私の親としての役目は、リサの気持ちを批判したり、真剣な感情をお茶で濁したり、痛みを伴う気持ちから彼女を守り過ぎたり、彼女の表現をコントロールすることではなく、娘にそれぞれの感情をしっかり体感させ、自分なりに表現させることだと悟りました。彼女がそれらに名前をつけたり、状況にふさわしい在り方で、マインドフルな意識を使いながら必要な感情表現をしていく手助けなのだと分かったのです。

人間にとって、気持ちを表現すること、また表現したいという衝動は、とても自然なことです。感情とは、身中で、まず、体感、認知、思考という形で湧きあがり、その後に外へ向かって広がっていくものです。この自然の流れは、基本的に、個人の性格と、育った文化や家庭で獲得してきた独自の言葉や暗黙の教えなどに影響されています。

人によっては、大人になって初めて自分の感情の様々な側面を認識し、意識的に学ぶ機会が与えられるかもしれません。ところで、とかく私たちは、個々の感情を独立したものとして捉えがちです。例えば、〈怒り〉という言葉を聞くと、楽しさ、悲しみ、恐怖とは異なるイメージを思い浮かべがちです。ところが実際には、子どもが瞬間的に、怒り狂った状態からクスクス笑い出すことに驚かされたりしませんか。それは、大人である私たちが、感情は絶えまなく動いているということを忘れていたり、もしかして、本当の意味で感情の在り方について学んだことがないのかもしれません。この章で詳しくみていくとおり、感情とは、本来、とても流動的で、ダイナミックなエネルギーそのものなのです。

また、私たちのなかには、それぞれの感情を勝手な判断で良し悪しの区別をして分類する傾向や、どの感情なら表現してもよく、どの感情は秘密裏に隠し通すべきかなどについての偏見があるかもしれません。自分たちの内側に起こるあるがままの感情の流れをどこかで切り捨ててしまっていることがあります。まるで、知らず知らずのうちに自分自身の源からも乖離していっているようです。どうか、否定的な感情をコントロールしようとする前に思い出してみてください。すべての感情（愛、嫌悪、喜び、悲しみ、恐れ、勇気、希望、絶望、欲求、嫌気、怒りなど）は、どれもみな自然に発生するものであり、最終的には、すべてが私たちのためによい働きをするものだ、ということを。私たちは、怒りや悲しみ、恐れといったネガティブな感情を味わうことをめったに自己容認しません。そして、誰かに「あなたは感情的な人だ」と言われると、気分すら害したりするのが今のあなたの姿ではないでしょうか。

ひとつ、忘れないでおきましょう。心身に湧き起こる感情をしっかり自分のものとして体験することと、外へ向かって感情を表現していくことは、ふたつの異なることです。個々の感情には、それぞれ異なる傾向や由来があり、それらは個人の内側で体験されます。また、外へ向けての感情表現も実に多様です。

そもそも感情は、ホールネスな存在に至る第二の要素と私は呼んでいます。ですので、自分と自分の感情との関係はとても重要であり、これについて知っておくことは、ホールネスな存在を目指す実践課題の中で必要不可欠なものです。

次のセクションでは、恐れ、怒り、喜び、悲しみ、思いやりなどの感情体験と、私たちとの関係について学んでいきます。これらの感情がどのように自分によって体験されるのか、こころでどのような意味づけをされていくのか、また、どのように外側の世界へ向けて表現していけるのか一緒に発見していきましょう。否定的な感情を、消去したり、無理に乗り越えようとするのではなく、より豊かに、また拡張的に、思いやり溢れるものへと変容させることは可能です。具体的にどのようにすればよいのか、瞬時瞬時に湧き上がる感情に対する自分の在り方を通して、スピリチュアリティーの向上と、より全人的な存在への階段を一緒に進んでいきましょう。

今、この瞬間に起こっているあなたの感情を、どうして、そのように感じているのでしょうか？

私たちと私たちの感情との関係は、もともとの気質、生まれ育った家庭、文化や個人的な経験といった要因に影響されます。

気質

気質とは、大雑把に言って、自分の内面と外面の世界に対する私たちの基本姿勢を指します。人によっては素早く反応し行動しますが、ある人は「ちょっと待って、もう少し様子を見てみよう」

などとゆっくり反応するものです。例えば、同じ部屋にいる二人の赤ちゃんを観察してみると気質の違いがよく分かります。一方の赤ちゃんは、寒くなって叫び出しますが、もう一方の赤ちゃんは、同じく寒さを感じても、そのまま眠ってしまいます。このように、私たちの内側にはそれぞれに異なる反応パターンがあり、それは習得したものによる反応であったり、生まれもった神経システムによるものでもあります。

家庭での学び

乳幼児からおよそ七歳までの間、一般的に私たちは、自分自身の身体と、感情というふたつのフィルターを通して外の世界を経験していきます。この期間は、人生のなかで最も集中して自分自身と外の世界について学ぶ大切な時代です。親は、私たちが体験する感情を含め、様々な事柄の名称などを中心に教えます。子どもは自分を取り巻く家族から、直接的に、また間接的に、感情についてのルール、つまり、感情を経験したら、それを表現として表に出してよいのかどうか、ＯＫであれば、いつ、どのように気持ちを表せばよいのかなどについても学びます。

恐れ（不安）は、私たちの脆さを表すと言われます。同様に、怒りはパワーを、そして、喜びは拡張していく外向きのエネルギーです。一方、悲しみは自分の人生にとって大切なものが何かということを教えてくれ、慈愛や思いやりは自分自身や他者への細やかさを反映しています。このような私たちの備わっているホールネスの諸要素は、それぞれの家庭内での感情に対する処遇から体験的に学ばれ、親の感情の扱い方、強さ、限界といったものを通して、親に倣って受け継いでいくのです。

文化

恐れ、悲しみ、喜び、思いやりの精神はあらゆる文化に見受けられますが、それらの感情の経験の仕方や感情が持つ意味や表現の在り方は文化によって異なります。これらの〈お約束〉（暗黙の了解）は、家庭から得るばかりではなく、映画、本、テレビ、歌謡曲の歌詞、広告などのメディア、学校、宗教団体や他の家族と接するなかで意識無意識のうちに身につけていきます。

個人の経験

さらに、私たちの感情の幅は、学校、公園、人間関係、カウンセリングなど日々の生活における個々の経験によっても形成されていきます。感情のタイプによっては、ある特定の人とは共有できても、別の人に対してはそれが不可能という場合があるかと思います。つまり、すべては、そのものや人との関係次第で、深いレベルで感情を体験、表現できたり、逆に、感情を押し込めなくてはならないと感じることがあるのです。

感情の機能

すべての感情はそれぞれ機能的なものと見ましょう。そして感情とは、人が人であるための基本的な要素です。にもかかわらず、一見否定的に思われる、恐れ、怒りや悲しみといったネガティブな感情を、私たちは素直に受け止めにくいものです。往々にして、このような感情を避けたり、良くないものと見なします。特に、スピリチュアルな境地や悟りを開いたと自覚している者にとって、それらの否定的な思いはすべてコントロールされなければならないものとして捉えられがちです。本当にそうなのでしょうか。今まで私は、クライアントや生徒たちに繰り返し伝えてきました。「残念に思うかもしれないけど、恐れ、怒りや悲しみは、どこへもいかないもの。消し去ることはできないの。私たちにできることは、感情について学んで、感情と良い関係をつくり、私たちのスピリチュアリティーの向上のためにどのように感情を使えばいいのか学ぶことなんです」。なぜなら、もし仮に、私たちが、自分と自分の感情とを切り離して捉えようとすると、次第に行き詰まったり、どこか身体的に麻痺を感じたり、それまでは感じていたインスピレーションが弱まっていったりと、効果的でないどころか害をもたらすような結果につながっていくことが分かっているからです。感情は、私たちがホールネスな存在であるために働くエネルギーそのもの、このことをしっかり理解していきましょう。

恐れ（不安）

何かを怖いと思う気持ちは、私たちを目覚めさせ、五感を鋭敏にしてくれます。恐れは、今現実にある危険について教えてくれ、行動を起こす準備をもさせてくれます。また、恐怖という感情は、私たちが未知の知らない領域への崖っぷちに自分が立っていることを知らせてくれていることもあります。馴染みのある領域から自分を拡張していった時、私たちは新しい領域に降り立ちます。これは、新しいものが実現化する前のエネルギー、「空（虚空）」の状態です。それは無限の可能性を秘めた将来へ達する瀬戸際です。誰かに「次は一体どうするの？」と聞かれて、「自分にもどうしたらいいか分からないんです」と真っ赤になって返事をするような、居心地の悪さや所在の無さを感じてしまう地点でもあります。

一方、東洋医学においてですが、未知の領域、つまり「空」は、水の性で、恐れと関係があるとされています。ともすれば私たちは、この水の質をもつ「空」という領域を、自己投影で無理やりに満たしてしまいがちです。例えば、イボン・アガザリアン氏が考案したシステム・センタード・セラピーですが、このセラピーでは、自然な恐れとは未知の領域への崖っぷちに留まっている（まだ体験したことのない領域に入る一歩手前の）状態を指すそうです。一方、自己投影による恐怖は、多くの困難を生じるのです。これから、恐れという感情をもっと深く学ぶために三つに分けて詳しくみていきます。

なお、感情の探求をする際には、ガブリエル・ロスのセラピー（巻末のリソース欄を参照）も役に立つことでしょう。

3種類の未知への恐れ（不安）：

①過去の経験をもとにした未知への恐れ

ともすれば私たちは、過去に起きた出来事や体験を下地に未来を描きがちです。その結果、不幸なことに、私たちは過去の出来事を再現してしまうのです。理由は、過去の経験と、今ある状況との差異を見落とし、過去とよく似た点にだけ集中し、軌道修正へと導いてくれる数々の分岐点を見逃してしまうからです。

②将来への投射をもとにした未知への恐れ

恐れに関する前述と多少重複していますが、異なるプロセスですので、注意してみていきましょう。未知の領域が、過去に経験したことのない場合であっても、私たちは結果を予測してしまうことがあります。私も本書の執筆にあたり、数々の将来への予測を既にしてしまっていることに気づきました。否定的な気持ち、例えば、「絶対最後まで書き終わることができない」「きっと出版されないだろう」があり、このような否定的な予測のため、私は第一歩を踏み出せない「凍りついた」状態に数年間ありました。さらに、（おかしなことに聞こえるでしょうが）「きっと上手くいくはず」、「この本の出版が人生の転換期になる」、「読み手の人生によい影響を与える本となるに違いない」といった前向きな期待感も、また同様に、私の恐れの原因となっていたのです。

このように未来を予測をすることで、本来持っているエネルギーは、現時点から取り去られ、未知の領域の「空」に投影するために使われてしまうのです。「空」に対する恐れから、私たちは「空」を埋めようと躍起になりがちです。知らない、ということは誰にとっても怖いものなのです。この、「空」を埋めたいという衝動は、以下の第三の恐れの原因につながっていきます。前述したように、予測行為ばかりに振り回されて動けなくなっていた私でしたが、それに気づき、執筆にだけ集中することで、先に進んでいくことができるようになりました。

③未知なる領域の瀬戸際にあって、今この瞬間の現実に留まることへの恐怖心

今この瞬間という現実に生きるために練習が必要なように、未知の領域への淵に立つには練習が必要です。恐れは私たちの五感を鋭敏にしてくれるため、恐怖に寄り添うと、私たちは本当に多くのことに気づいていけるのです。例えば、このような恐れは、興奮の感情にとても似ていると思いませんか。このような、過覚醒の状態（研ぎ澄まされた意識状態）で私たちは、無意識のレベル、人生の目的、新たなコネクション（関係性）へと繋がることができるのです。また、この世界にある魔法のようなシンクロニシティー（共時性）や同調にも気づきやすくなります。「空（虚空）」を無理やり埋めないでいると、そのうちに、希望やインスピレーション、気づき、叡智、有形無形の

ギフト（恩恵）を受け取ることができるようにもなります。今まで気づかなかったドアが開き始めるのです。ですから、恐れを受け入れて、逆にそのエネルギーをうまく使うことによって私たちは、本来備わっている自分の好奇心や、拡張する力、また勇気といったものと豊かに繋がっていくことができるのです。

未知なる領域に入るということは、新しい土地を開拓したり、ジャングルでの冒険のように新鮮で、無限の可能性を持つものです。ですから、まだ体験したことのないことへの恐れは、言ってみれば、私たちのクリエイティビティーの門番と思ってもいいでしょう。そのことを受け止められれば、ゲートは自ずと開くのです。そして、馴染みのある安全な領域と、未知なる世界との境界にある壁を乗り越えて、まだ足を踏み入れたことのない世界を勇気をもって探検し、可能性に満ちた領域を先へ先へと一歩ずつ進んでいくことができるのです。

怒り

怒りも、適切に使うことさえできれば、計画や決意を行動へと移すためのエネルギーになる大切な感情です。具体的には、もしイライラしている自分をあなたが認め、心から許容できると、次につながるアクションを起こすためのやる気や必要な準備がすでに自分の内にあることが分かるでしょう。基本的に、怒りとは、自己感覚、自分と他者との境界線、自分の欲求や権利を主張する感情であるために、自分の境界線が踏まれたり、侵犯されることに対して、「嫌！」と警告を発してくれます。しばしば、怒りは、物事の実現していく過程や、自己表現における自然なエネルギーの流れに介入するように思われがちです。だからこそ人は、多くの場合、怒りを否定的なものと見なし、強い抵抗力をもって扱い、無意識のレベルで、行動や態度に怒りを表してしまいます。

抑圧された怒り

怒りから自分を守ろうとするとき、それは身体レベルにも影響を与えます。例えば、緊張感を感じて、筋肉や関節が硬直したり、頭痛、吐き気、手足がつったり、何かが喉元に詰まっているような閉塞感を感じたり、疲労感に苛まされます。さらに、怒りと連動する態度として以下のようなものがあります。何かを責め立てたり、不平不満を言ったり、ガミガミ小言を言い続けたり、自分だけのファンタジーの世界に引きこもろうとしたり、思い詰めてしまったり、かたくなになってしまったり、憤慨したり、恨みがましくなったり、強情を張ったり、わがままに振る舞ったり、否定的になったり、感傷的になったり、怒りを押し込めるあまりにうつ状態になったり、自分を責めたり、自己批判をしたり、罪悪感に苛まされるといった態度として現れてくることがあります。私たちは、怒りを感じることは悪いことだ、と学んできたために、何とかして怒りを自分の奥深い部分に押し込めようとしてしまうのです。

動きによって表現される怒り

動きとして表に表れる怒りがあります。例えば、体を揺さぶる行動、チック（顔面の痙攣）、震え、発作的な不安感、下痢や吐き気などです。落ち着きのなさ、興奮状態、かんしゃく、激怒、叫び、支配的になったり、好戦的、敵対的になったりと、劇的で破壊的な動きを伴うこともあります。このように怒りを表現してしまうのは、建設的な怒りのエネルギーの使い方を学んでいないためです。

今の瞬間の現実にある怒り

怖いという感情と同じように、怒りも、過去や将来への予測と関わりのある場合があります。また、今この瞬間に起こっている現実とリンクしていることがあります。

怒りは、前進する私たちの前に障害が立ちはだかった時や、自己意識が侵害されたり、他者と自己とを隔てる境界線が侵犯された時に動き出すエネルギーです。このような場合、怒りが原動力となって、未知の領域にある無形の状態が、計画、決意や意図というカタチとして立ち現れてくることがあります。あるがままの怒りを自分がまず受け止めることによって、自分自身について、また、自分の今必要としていること、または自己の境界線や自分の権利などを一歩発展させて捉えることができ、自己成長できていくのです。そのなかで、相手の持つ境界線を理解したり、相手の権利やその方の必要としていることにもこころから共感していけるのです。私たちは、怒りの感情のうちに、己の激しさを見つけ、何が正当であるべきかといった感性を磨き、そして、思いやりの心を開花させていくことができます。さらに、好奇心と自発性を促し、新鮮さと驚きを感受できる力とエネルギーが高まっていくのです。考えてみると、次に学びを深めていく〈喜び〉とは、このような好奇心や自発性、驚きの要素から成り立っていますので、結果として、喜びをも、より豊かに感じられるようになっていきます。

喜び

喜びの感情は、こらえることが最も難しい感情の一つであり、その性質は拡張的で、外の世界へ開かれているものです。この感情の目的は、私たちを精神性（スピリット）とつながるように促し、自分自身を創造性や周囲の世界と繋げるようにすることです。とかく今の社会では、喜びは「飛び上がって喜ぶ」ようなエキサイティングで陽気なものと思われがちです。でも実は、静やかな輝きや快感、清澄さ、インスピレーション、献身の心や、何にもブロックされていない豊かな創造性でもあります。計画や夢を具現化するためのエネルギーそのものだったり、平和で満たされた感覚であったりします。喜びとは、ひと言で表現すると、「全てが用意されているんだ。何もかも上手くいっているんだ」という状態に私たちの精神性を整えてくれるものです。外界に向きあう自分のなかに、自分の本当の姿がきちんと在ることを認識し、実感し、そのうえで外の世界へ向けて自己発信していけるという感覚です。

喜びを分け与えること

喜びの感覚を他者に分け与えたいと望むことは自然なことです。ですが、喜びを自分の中に留めておくことを学ぶことも実はとても大切です。喜びはポジティブで好ましい感情ですが、しばしば、自分の中にあるその感情に気づいたり、しっかりと味わうことをせずに放出してしまいがちです。

私のクライアントの一人、デボラさんはよい例です。彼女は非常に創造性に富んだ女優であり、たくさんのプロジェクトを絶えず抱えており、他人への思いやりの心も深く、また流れるようにおしゃべりをし続ける方でした。セラピー中も、彼女の中の喜びの感情は強く、彼女はそこに容易にアクセスすることができました。しかし、セラピー終了後は、いつも治療ベッドから跳ね起き、外の世界に立ち向かう準備万端といった様子なのです。デボラさんの喜びのエネルギーは、一瞬にして様々な方向へと飛び散っていました。自分には多すぎるプロジェクトを抱え込んだり、自分の時間をみんな人のために分け与えてしまったり、会う人々に思い浮かんだいいアイデアや経験を話したり、様々な可能性に気をとられているうちに、彼女の心は混乱していました。つまり、他者と分かち合いたいという気持ちばかりが強く、身体の内側に喜びの感情をこらえていることができず、結局は自分自身の幸福感を感じることができなくなってしまったのです。デブラさんが喜びを感じようと試してみても、その感覚が強すぎたり、圧倒的に感じてしまい、こころが混乱するだけでした。

やがてデボラさんは、喜びを内面に保つことを学んでいきました。それに伴って、仕事の面で抱えていた様々なことが明確になって進むべき方向がみえてきました。また集中力も高まり、能率もあがりました。大きなプロジェクト同様に、静かなひと時にも深い幸福感があるということが実感できるようになると、喜びの感覚を味わっている自分をハッキリと自覚し、幸福感に浸った後で、その喜びを内から外の世界へと分かち与えるようになりました。それは、興奮したおしゃべりに漲るエネルギーではなく、周囲の人たちにとっては、言葉を超えた力強い輝きとして感じられるようになっていったのです。

どんなに喜びにあっても、私たちは、他人からのねたみや嫉妬、相手の不幸に触れると、たちまちその喜びを失いがちなものです。無邪気に嬉しいニュースを他人にした時、「ふーん、それはいいね」と皮肉っぽく言われたことはありませんか？　逆に、その人の不幸な出来事を聞かされたりして、エネルギーが落ち込んでしまった経験はありませんか？　喜びの感情は、周囲と連動しているので、他者の影響を受けずに喜びの感情を保つことは本来とても難しいのです。そして、「こんなにも世界に悲しい出来事が溢れているというのに、私はこんなことで幸せを感じていいんだろうか？」と思ったりします。ですが実際には、喜びの感覚を全身で受け止めて、自分のなかで豊かに耕してから、外の世界と分かち合う、ということが必要なのです。喜びこそが、この世界の苦しみを緩和できる無限の資源であり、他人への思いやりの源であることが学びを深めていくうちに分かるでしょう。

悲しみ

人生は、拡張し展開していく性質とは反対に、制限するエネルギーを絶えず含みます。悲しみの感情とは、私たちのなかに限界を感じさせ、それについて学ぶ機会を与えてくれるものです。悲しみは、喪失時や、物事のエンディングに湧き上がってくるものです。深く悲しむことによって、私たちは手放すことを学んでいきます。それは言葉で言うほど簡単なことではありません。悲嘆に暮れてしまうような深い悲しみというものは、決して独立したひとつの出来事ではなく、手放すまでにそれなりの時間と空間を要するひとつのプロセスです。ですが、悲しみの内包する智慧によって私たちは、人生に含まれる微妙なニュアンスを感じとり、時間はかかっても、大きな視点で人生を俯瞰できるようになっていけるのです。

悲しみを通して、大切なこと、他者との繫がり、期待や希望に気づくこともあります。悲しみという感情を受け入れることによって、自分自身の繊細さ、柔軟さ、繫がっていく能力、そして、なによりもそういったことがとても大事だということを人は学ぶのです。そういう意味で、悲しみの感情を、喜びや幸福感と区別して捉えることは誤りです。悲しみと幸福感を同時にあるがままに感じることは、可能なのです。また、喜びの感情は、私たちの悲しみのすべてをも包み込んでしまうほどに包容力があります。

悲しみに対する防御

前述の恐れや怒りといった否定的に捉えられがちな感情と同様に、人は悲しみを感じることから身を守ろうとしがちです。東洋医学では、この防御行為が、呼吸疾患、疲労、消化不良、皮膚疾患などの原因になると考えられています。振る舞いとしては、悲観的に考え勝ちになり、無反応に陥ったり、途方に暮れたように感じ、物事や他者との繋がりを感じられなくなります。時に、ある物や状況が、すでに変化や終止の時期に入っているという事実を受け入れられない場合があります。これは、どんな人生にも、季節がめぐるように、素晴らしいと思える時期と、素晴らしいと感じることのできない時期があるという真実を拒むようなものです。いつまでたっても、もはや存在しない物や状況を手放すことができないのは、この防御反応や自己防衛によるところが大きいのです。

悲しみの感情があまりにも強すぎて、悲嘆に飲み込まれてしまうと感じることがあるでしょう。しかし実際には、悲しみに抵抗すればするほど、自分自身の強さや柔軟性を感じとれなくなっていきます。人生のあらゆる側面に直面し、それを受け止める能力が自分にはあるということを忘れてしまいます。自分によってしっかり受け止められない悲しみは、私たちを過去の地点に置き去りにし、人生を生きていくなかで得られるはずの繊細さや叡智をキャッチできない状態に留めてしまいます。

グラフィック・アーティストのマークは、十代の頃失った父親への気持ちをずっと押し込めて生きてきました。しかし、その悲しみを心から感じることを自分に許した時、ようやく、父親の死に際して、自分で切り離してしまった自分のある大切な部分――母親や幼い兄弟のために強くなるために、無意識のうちに押し殺してきた繊細さや芸術的感性――に気づき、そこに再び繋がることができました。悲しみをしっかりと自分のものとして感じて以来、より美しく、繊細な水彩画を描けるようになったのだそうです。マークはずっと水彩画を描きたいと望んでいましたが、そういったものは実用的ではないと取り組む気になれないでいたのです。しかし、自分は強いのだ。悲しみの感情を受け止められるほど自分は強いのだと自覚した時、悲しむことに否定的な家族からのメッセージとは裏腹に、彼の中に叡智が流れ込み、平和な気持ちで満たされ、充足感や自分で思っていた以上の創造力が自分には備わっていたことに気づいたのです。

悲しみを体感することで、私たちは今この瞬間に起こっていることについて、より繊細になることができ、また、そこに美すら感じられるようになるかもしれないのです。自分に与えられている目の前の物や状況に感謝できるようになり、自分の求めているものが明確になり、未知の領域へと進んでいくことを、悲しみの感情が、助けてくれるのです。

思いやり

思いやり（compassion）は、ラテン語の「共に苦しむ」という言葉に由来します。辞書には、「助けてあげたいという衝動が伴う苦しみ、他人が抱える問題への悲しみの感情」と書かれています。喜びの感情と同様に、この感情は私たちと他者との繋がりのなかに見つかるものです。思いやりの感受能力とその許容量は、私たち自身の恐れ、怒り、喜び、悲しみを深く感じる能力に比例します。自分の内面に湧き上がる感情を無理に否定したり、感情を無意識のレベルで行動に表すことなく、ありのままに受け止められるようになるにつれ、様々な感情を感じられるスタミナが身につきます。そうなると今度は、目撃者として、中立的な立場で他者の感情をも見つめ、相手の内に立ち表れる感情に耐え、相手を傷つけることなく他者の感情に寄り添うことのできる許容範囲を広げていくことができます。言いかえると、相手と距離を置くのではなく、過去や未来を投影した独りよがりな予測からも距離を置くことができるようになり、純粋に、今この瞬間に起こっていることにあるがままに寄り添えるようになるのです。

それぞれの感情は、私たちがホールネスな存在であるための部分です。そこが理解できると、批判的な気持ちに邪魔されることなく、自分や他者の感情に深いレベルで寄り添うことができるようになります。その結果、感情のエネルギーを、自己の様々な側面――切望、パワー、創造力、あらゆるものとの結びつき、欲求――を豊かにするために使えるようになります。また、他者との関係においてもこれを活用し、相手の感情や苦しみを個人的に自分に向けられたものと感じることなく、あるがままに受け止められるようになるのです。そして、相手の苦しみを純粋に緩和したいという混じりけのない想いから思いやりに基づいた次の行動を起こせるようになるのです。

思いやりの精神とは、それ自体がホールネスなエネルギーです。それは、外へ遠くへと広がり続けるものであり、同時に、すべてを含める許容力に満ちています。無条件に自分や他者のありとあらゆる側面を受け止めてくれます。思いやりが深いということは、すなわち、私たちの人としての性（さが）や、それぞれの人生をあるがままに受け止めているという証明なのです。

混じりあう私たちの感情

複雑に混じりあった気持ちを抱くことはごく普通のことで、ほとんどの大きな人生の出来事には複数の感情が伴います。例えば、親になる時には、喜び、恐れや悲しみさえ感じることでしょう。実際、赤ちゃんが生まれる前に、純粋に喜びに浸りきれずに、複数の感情を体験することに罪悪感を感じられる方はとても多いです。そのような方たちには、「親になるとは、とても畏れ多いことで、未知の領域に突入する大きな転機なのだから、恐れを感じている自分をきちんと意識しているのは良いことですよ」とお伝えしています。人によっては、親になることで今までのライフスタイルに終止符を打つことを悲しんでいるわけで、その事実をまず本人がしっかり認めることが大切なのです。

どういうわけか世の中では、複雑に混ざった感情を抱くよりも、単独の感情のほうが分かりやすくてよいと思われがちなようです。しかし実際には、感情はいつも交じり合っており、ダイナミックに動き、変化するもので、私たちの感情の定義や意味づけによって時々刻々と変化していきます。それが感情の自然な在り方であり、人生の深さや豊かさを私たちに伝えてくれています。

混じりあった感情を細かくみていくと、時に、抱きやすい不快な感情を隠している場合があります。あなたは、怒りを悲しみで、悲しみを怒りで、無防備さを怒りで、喜びを恐れで隠したりしていませんか？　場合によっては、最初の一歩を踏み出すことを恐れ、先延ばしにしたいがために別の感情が入り混じっていることがあります。事実、大きな誓いを立てるに際して、複数の感情を抱くことはとてもよくあることです。例えば、ランディーさんは女性と真剣な交際ができずに、その相談で私のもとに通っていました。当初、ランディーさんは、自分は心から真剣に恋愛を貫きたいと思っているのに、なぜ自分にはそのチャンスがないのだろうと悲観的になっていました。真剣な交際を望んでくれる女性がいないのだと最初のうちは嘆いてばかりでした。ですが実際には彼は、自分のなかの、真剣な恋愛に対する複雑な思いを認識できていなかったのです。彼の行動は、彼の気持ちに反していつも曖昧で、デートしている相手の女性を混乱させていました。やがて彼は、自分のなかの混じりあった複雑な感情、つまり、日常的で現実的な交際関係を避けるために、わざと複雑な感情を手放さない自分に気づいていきました。そして、明確に「この人だ！」と思える、完璧な女性を待ち望んでいる自分に気づいて大きなショックを受けました。なぜなら、過去にランディーさんは、完璧と思える女性に数人出会ったことがあったのです。でも、徐々に自分のなかの複雑な感情を発展させ、そのために折角の交際を台無しにしてしまっていたことに気づいたのです。

セラピーを通してランディーさんは、複雑に混じり合ったその感情をあるがままに見つめるようになりました。そのような感情を抱く自分を受け止め、その重要性を認識し、恋人にもそのことを正直に伝えるようになりました。さらには、その原因は、どのような交際関係であるべきかという強い固定観念に基づいていることも発見しました。自分の感情を受け止めることができるようになると、自然と交際関係はより正直で現実的なものとなり、彼自身も満たされた気持ちになっていきました。

感情の諸要素

次に、感情の諸要素について深く学んでいきましょう。感情体験は、基本的に、まず身体感覚で始まり、そこに意味づけをする精神的要素が加わり、最後に何らかの形で外界へと表現されるというステップを経るものです。

身体感覚

感情体験は、身体の感覚として起こります。ある感情を味わっている時に、身体レベルで起こる感覚のことです。私のクラスやセラピーグループでは、参加者や生徒に、怒り（恐れ、悲しみ、喜び、思いやり）を感じた時に身体にどんなことが起こっているのかに気づき、書き出してもらいますが、怒りに関しては、下記のリストのようなものが挙げられます。

心臓の鼓動が速まり、ドキドキする
顔がひきつる
目を細める
歯や顎を噛み締める
首がこわばる
呼吸がはげしくなる
お腹がギュッとなる
膝ががくがくする
身体が震えるように感じる
腕が強くなったように感じる
身体が熱くなる
赤色が見える
パワフルに感じる
声が震える
集中力が高まるように感じる
全身に緊張感を感じる
困惑したり、めまいがしたり、混乱する

上記の感覚は、大勢に共通するものだったり、そうでなかったりと個体差があります。何を自分が感じているのかを意識している人は少数です。大抵の場合、身体感覚を無視することに慣れ、症状が悪化したり慢性病に陥るまで意識しないのです。例えば、過激で破壊的なやり方で行動となって現れるまで、自分がどれだけ怒り、恐れや悲しみを感じているかが分からないのです。でも、個々の感情に伴うある特定の感覚を意識できれば、私たちはどんな感情を今自分がどう感じているかを知ることができます。そのような意味で、感情に伴う身体的な感覚はすべてシグナルと言ってよいでしょう。未知の領域と向き合っていること、危険に立たされていること、自分と他者との境界線が侵されたこと、世界と繋がる準備が自分にできていることや、大切なものを失いかけていることなどを教えてくれます。このようなシグナルは機能的で、注意して受け止めれば、私たちの現状についてや、必要としていることについて多くの情報を与えてくれます。悲しみ、恐れ、怒り、喜び、思いやりを感じている時に、身体の状態がどうなっているかを意識的に確認する練習をしてみましょう。

精神的要素

それぞれの感情についての精神的要素とは、私たちが私たちの特定の身体感覚につける名称や、感情への基本的な考え方や、姿勢、信念をも含みます。つまり、身体的な反応は自然に起こるものですが、一方の精神的要素は、学んで習得するものなのです。「怒り」「反抗的」「悪い子」はある特定の身体感覚と行動によって成り立っており、同様に、「怖がり」「泣き虫」「弱虫」「悲しい」「駄々っ子」「優しい」「繊細すぎる」などもすべて、ある特定の身体感覚と行動を伴うものと、親など、周囲の環境から教えられたものによって意味づけられています。このように、私たちは、それぞれの感情に伴うそれぞれの基本姿勢を刷り込まれてきているのです。

下のリストは、「感情とは――です」という問いに対する私の生徒たちの表現です。

悪い
不健康なもの
欲しいものが手に入らない時に感じるもの
エネルギー
強いもの
人を傷つけるもの
健康的な感情
やる気を起こさせるもの
全てを含むもの
気づいてもらう方法

他人をコントロールするためのもの
プレッシャーを押し出すもの
キリスト教信者らしくない
危険なもの
自然なもの

いかがですか？　上記のリストからも分かるように、非常に多様です。つまり、自分自身の感情に対する姿勢が、すべてに影響を与えるのです。具体的には、私たちが自分のうちに感じる気持ちをどのようにして味わっているのか？　その感情の存在にそもそも気づけているのかどうか？　どうやってその感情を外に向けて表現していくのか？　などを決定するのです。もし仮に、自分にとって「恐れ」という感情が弱さの象徴であったなら、弱さを他人に見せたら最後、相手につけこまれる、と思ってしまうがために、恐れというものをありのままに自分の内側に感じることはできないでしょう。さらには、このような〈否定的な〉感情を自分から切り離そうとするのです。でも、それでは、信頼関係について学べないばかりか、私たちが誰しも内包している、人が人であるが故の〈もろさ〉自体を否定することになってしまいます。もろい部分があるのは人として当然のことなのに、それを打ち消すばかりでは、自分の弱さをさらけ出してもなお、心から親切に接し、労わり、守ってくれる人たちを自分の人生から押し出してしまいます。

次に、周囲の人が感情的になったり、ある特定の感情をもっている時の反応について見ていきましょう。そのような反応も、実は、感情に対する自分の思い込みが原因なのです。もし、〈怒り〉はすべて自分自身のせい、と思いがちなら、他人の怒りも個人的に自分に向けられていると思ってしまうでしょう。悲しみはプライベートなものだから、表現する必要はないと信じていたなら、悲しみにくれる友人に対して一体どう接すればよいのか途方に暮れてしまうことでしょう。また、恐怖は克服されるべきものであると信じていたなら、我が子や、友人、クライアントが恐れを感じることを高圧的な態度で無理にストップさせてしまうでしょう。そして、恐怖という感情を理解し、その感情を深く知っていくなかで智慧を得るという貴重な機会を奪い取ってしまうのです。

どの感情を感じたり、表現しても良いものなのか、また、どのように感情を表現していったらよいのか、どのような態度で他人の表現する感情に接すればよいのかといったルールも、周囲の環境や経験から学んだものです。子どもの場合には、世話をしてくれる人物が表現する通りに学んでいきます。例えば、世話をする人の「男の子なんだから泣くな」、「泣き虫だな」、「怒るなんて女の子らしくないわよ」、「あんな態度の時は、お兄ちゃんのことはほっときなさい」などといった言葉がけから習得していくのです。また、「お父さんは怒ると暴力を振るうから怒りは悪いものだよ」など、周囲の人の感情表現をつぶさに観察しながら学んでいくのです。子どもは本当によく観察しています。まだこの世界についてあまり知らないので、ありとあらゆる方向から情報を集めようとしているのです。

以下は、生徒たちが書き出した、怒りについての自分のなかの物差しや、周囲から学んだ態度ですので参考にしてみてください。

怒りは男性にはいいが女性にはダメなもの（逆の場合もあり）。
怒るな。
怒りで人目をひくな。
あなたが怒ると、次に誰かがあなたを傷つけるよ。
どこかおかしいんじゃないの。
目上の人に言い返してはいけません。
権力のある人だけ怒ってもいいのです。
あなたの怒りは馬鹿げているわ。
怒ってもしょうがないわよ。
怒っている時のあなたって、醜いわね（馬鹿みたい）。
悪い子（反抗的ね。頑固者ね。キリスト教信者らしくない。理にかなっていない）。
無視しているうちに、怒りはなくなるわよ。
怒っている人は他人を傷つけます。
怒るということは、非情（暴力的、憎しみにみちている）ということ。

人や物に八つ当たりをしてはいけません。
誰かがあなたに腹を立てているということは、あなたに何か原因があるのよ。
家族以外の人からは隠しておくもの。
もし誰かが怒っていたら、あなたがその人を静めなければいけません。
笑顔で怒りを隠しなさい。
怒りは、否定し、嘘をついたり、隠したりするもの。

個々の感情には、多くのルールやメッセージがあります。それらは、ほとんどの場合、幼少期に自分を世話してくれた人物の、その人自身の感情への向き合い方や、それぞれの感情の役割をどれだけ分かっていたかという理解度、もしくは、感情表現能力に関連しています。ある特定の感情についてとてもスマートに対応できる家庭もあれば、すべての感情を抑えこんでしまう家庭もあります。私の家族の場合、感情を感じた瞬間にさえ、その感情を表現しなければ、それなりに感情と上手く付き合っていた家庭だったように思います。言い方を変えると、我が家では、過去にどんなに怒っていたか、どれだけ悲しかったり、怖かったり、嬉しかったかについて話すことはできましたし、将来どんな風に感じるだろうかといったことについても表現し合えましたが、その感情を、感じている最中に、どうお互いに接すればいいのかが分かっていなかったのです。
周囲や体験から学んだ感情について、自分の中に刷り込まれた規則に気づくと、今この瞬間に感じていることを知る余裕が生まれ、表現を阻んでいた呪縛のメッセージから開放されていきます。そうやってあるがままに感情を感じられるようになると、私たちが本当に必要としていることに到るために感情の振幅の幅を広げることができるのです。

時間と意味づけもまた感情の精神的要素の一部です。先に述べたように、今この瞬間に感じているものや、過去にすでに起こったことや、これから起こるかもしれない期待や不安に対して人は何かを感じます。往々にして、過去や未来のことで解決していなかったり、表現されていなかったり、まだ気づいてさえいない感情を抱えたまま、今この瞬間に起こっていることに対して反応してしまいがちなのです。

起こっている事象をどう受け止めるかによって感情は影響されます。次に、より深くこのことについて触れていきます。

表現

英語の感情という単語は、ラテン語の「外に出る」という単語に由来します。感情はまず身体の中に起り、外へ出ようとするものなのです。感情の出し方は他者の表現を観察して学んだり、自分で表現してその結果どうなったのかによって学びます。だいぶ昔のことですが、英語での表現が上手な日本人女性に会ったことがありました。彼女にどこで英語を学んだのかを聞いたところ、「基礎は日本の学校で学んだけど、日本語にはない感情の表現が難しかったので、それは昼のメロドラマを観て学んだのよ」と教えてくれました。彼女のように、私たちは日々の生活のなかで感情の表現方法について学んでいくのです。

例えば私たちは、幼児反抗期の二歳ごろから怒りの表現について多くを学びます。〈反抗期〉と親が感じるのは、この頃から子どもは自分の意思で行動し始めるからで、お気に入りの言葉は、「ダメ！」「私の！」となります。このような言葉を反復しながら、新しく発見したばかりの自立心や、乳児期特有の周囲との一体感から少しずつ卒業していくのです。歩いたり、自分を表現できるようになり、しっかりとした意思や目的意識が出てくるに従い、自己主張が強くなるのは自然なことです。二歳の子は、たとえそれが自分のしたいことであっても「いや！」と言うものです。それは、自分のパワーを経験したいためで、大事な成長段階なのです。

攻撃的で人よりも強く、速くあるということに関心を持つのが二歳児です。この時期に私の娘が好んで遊んだゲームは、私にむかって力任せに突進するという〈戦《いくさ》ごっこ〉でした。相手に力を加えることで、自分の強さを感じられるというのが面白かったのでしょう。仮に、二歳児に抵抗をすると、あるがままの強い怒りを見ることができます。この時に、我が子の自己表現に対して、親がどう振る舞うかは、その子自身のパワーと怒りの感情の土台となります。この時期の子どもにとって、圧倒されることなく、押し潰されたりせずに、存分に自分のパワーを体感する機会はとても貴重です。なぜなら、このパワーを、健全に、また、状況に応じて適切に表現できるバランス感覚を養う必要があるからです。そして、この貴重な学びの機会を与えるかどうかは家庭次第なのです。

私たちを育ててくれる人々が、健康的かつ効果的な自己表現方法をちゃんと教えてくれるなら、それは素晴らしいことです。腹が立った時にはそれを率直に表したり、悲しい時には泣いたり、悲しみについて詩を書いたり、恐れの感情を絵に描くように教えてもらえるなら幸運です。しかし、往々にして、感情についての教えはあいまい（間接的）で、ともすれば行き当たりばったりなのです。子どもに感情の持ち方を真剣に教えようとする家族はあまりなく、そのために、感情表現の領域は限られ、たいていは無意識の反応となっていってしまいます。

実際に、多くの人々が、感情を表現していることすら自覚せずに生きているのです。さらには、無意識の振る舞いによって、ありのままに感情を味わうことを自ら阻んでいるのです。私のワークショップの参加者は、怒りの表現の在り方を下記のようにリストアップしました。

ドアを勢いよく閉める
泣く
罵る
叫ぶ
物を投げる・物を壊す
家を掃除する
買い物する

家具の配置を換える
「怒ってる」と言う
食べまくる
行ったり来たりして歩く
喫煙、飲酒、ドラッグを使う
性行為をする
親しい人に八つ当たりをする
苛立っているように振る舞う
踊る
口げんかをする
重箱の隅をつつくように考えにふける
大音響で音楽を聴く
批判的になる
人から離れ引きこもる
怒りに満ちた手紙を書く
笑顔になる
沈黙になって怒りを表す

皮肉になる
大げさになる
ユーモラスになる
気を紛らわす
競争的になる
スポーツをする・ジョギングをする・重量挙げをする
「私ならだいじょうぶ」と言ったりする
（怒りの原因の人や物事に）直接向き合う
ピアノを弾く
復讐をしている姿を想像する
気持ちを落ち着かせようとする
責める
悲しくなる
不機嫌になる
間接的に怒りを表す
（状況が上手くいかないように）邪魔をする
間違いを故意におこす

マインドフルに呼吸を行う

　このように、感情に影響されて私たちは様々な行動をしていますが、その時、自分が何かを表現していると私たちは意識しているでしょうか？　買い物でモノを買い漁っている時、実は悲しみを表現しているのでしょうか？　気が散ってしまう時は、喜びがそこに表現されているのでしょうか？　強迫的に物事を整理するのは、あなたの恐れの表れかもしれないと考えたことはありますか？　あなたの痺れをきらした態度は、怒りの表れなのでしょうか？　笑顔やユーモアの影に何か別の感情を隠していませんか？　もっと効果的に感情を表現する方法はないものでしょうか？

　普通、感情を表現し始める時、それは、原材料そのまま、精製されていない状態とでも言いましょうか。あるいは、爆発的な不安定な状態と呼んでもいいかもしれません。これは、子どもと感情表現を抑圧してきた大人の両方に等しく見受けられます。どういうことかというと、ある時、急に激しい怒りを感じ、暴言を吐いたりして怒りを爆発させたりするのです。何かを失った悲しみをずっと押し込め続けた結果、ある時、ほんのささいなことに深く傷つき我を失って泣きじゃくってしまったりするのです。またある時には、喜びを押し込め続けたまま生きてきて、ある時ふとその反動で、自分が熱狂的になり過ぎ、急にドッと疲れ果ててしまったりします。またある時には、恐れを抑圧し過ぎてきたため、意固地になったり、憎しみを感じたり、疑い深くなることもあります。

　ですが、自分の感情表現に意識的になっていくことで、表現の一つ一つが、より容易に、なめらかに、また洗練されたものへと変わっていきます。同時に、それに伴う言葉も、他者を責めるものではなく、何が今の自分たちに必要かを踏まえた表現になっていくのです。以前はいたずらに熱狂的だった喜びは、ほどよく熱が冷め、より平和的で、他者からの容認を意識しなくてもよいものへと自分のなかで変化していきます。何かを失った悲しみは、生々しい痛みから、よりソフトで穏やかなものに癒えていきます。そして、憤怒の感情も、過去の傷によるマイナス影響を受けにくくなり、よりマインドフルな、今ここに必要な言葉や行動に沿ったのものへと変容していくでしょう。

こうして見てみると、感情表現を成熟させていくということは、単なる感情表現のレベルではなく、何か個人の枠を超えたプロセスを築きあげるということなのです。例えば、長い時間をかけて私は、児童虐待に対する自分の激しい怒りを、記事の執筆、講演、クラスを教えることによって表現することを学んできました。事実、本章の序文は、私の憤怒や深い悲しみから書かれたものです。私たちは怒りを素のままに表現する代わりに、絵を描いたり、踊ったり、映画を作ったりとクリエイティブなエネルギーに変えることができるのです。また、詩、劇や自分史を作ったり、激しい感情を原動力として国会議員に手紙を書くこともできます。

まず、恐れ、怒り、喜び、悲しみ、思いやりの心などの感情を自分がどう扱っているのかについてマインドフルになっていけるようにしてみましょう。一つ一つの感情をあなたはどのように扱っていますか？　どのようにそれらの感情を表しますか？　そこをぶれずに見つめる時、あなたは自分の表現を観察する第一歩を踏み出しているのです。あなたの現在の感情表現は、こころの本当に望んでいるものやそのニーズを満たしていますか？　もっと効果的な表現方法はあるものでしょうか？　どんな感情表現を自分がしているのかもっとよく見つめていきます。それは間接的なものではないですか？　それとも、対立的なもの？　ドラマチック、または、びくびくしたものですか？　どうしたら、あなたの感情表現の領域を広げていくことができるのでしょうか？

次のレベルの気づきは、相手が感情を表している時に、自分がどうしているのかということです。以下は、あるワークショップで、参加者が他者が怒りを感じている時に自分がとってしまう行動を挙げたリストです。

防御的になる
無視する
こわくなる
警戒心をもつ
何か自分が悪いようにと感じ、自分を責める
心配する
腹を立てる
冗談を言って、場を和らげようとする
相手の気を紛らわそうとする

話を聞く
励ます
状況を把握し、判断をする
批判的になる
状況の間に入る
場を和ませようとする
席をはずす
怒りを感じている人を落ち着かせようとする
傷つく
相手の怒りを拡散させようとする
謝る
寄り添う

相手が感情を味わったり、それを表現している時に、私たちは絶えず自動的に反応している、そのことを意識するだけでも、目から鱗が落ちるような体験です。相手の感情に対する私たちの反応は、たいてい自動的で無意識なもので、またその反応がいつも理にかなったものだとは限りません。腹を立てている人の側にいて、自分まで傷ついたことはありませんか？　悲しんでいる人と共にいて、元気づけてあげたいと感じたことはありませんか？　大切な人のはずなのに、相手の幸せに嫉妬の気持ちを抱いたことはありませんか？

私のところに通っていたマーサさんは、産後間もなく愛児を亡くしてしまいました。彼女を励まそうとするこころある人々の数と、その努力の深さには驚くばかりでしたが、いかなる慰めも、深い悲しみの底にある彼女を元気づけることができませんでした。時間がたつにつれてマーサさんは、愛児の死を悼む期間がどのくらいであるべきかといったことまで彼女に忠言しはじめた周囲の人々から、癒えない悲しみを隠さなくてはと思うまでになっていきました。マーサさんは、意図的に立ち直るのではなく、悲しみをあるがままに感じ、そこから学びながら、我が子を失った悲しみのプロセスを経験したかったのです。

そうして、彼女はそのように道を進んでいきました。恐れずに死というものをしっかりと見つめ、味わい、そのことから、深い経験と智慧を得ていったのです。無理に気を紛らわせたりせずに、内側に湧き上がる悲しみを否定したりもせずに、自分に向き合って過ごしていると、自然に生活のペースが落ちていきました。すると、一輪の花、通りすがりの人に見出すちょっとした心遣い、机に差してくる一条の陽光といった、生活のどこにでもあるささやかな美と喜びに感謝できるようになりました。

マーサさんは次第に、亡くなった愛児との関係を深めていくことができ、さらには、元気に生きている上の二人の子どもたちをもっと深く見つめるようになりました。もし仮に、彼女が深い悲しみのどん底から急いで立ち直ろうとしていたなら、きっとこのような気づきは得られなかったでしょう。

自分自身の感情への在り方と等しく、相手の感情に対する私たちの在り方は、周囲の人たちから受けた私たちの体験や、その方たちの対応の仕方を観察したりして習得してきたものです。自分が他者の感情とどう接しているかを意識していることは大切で、この姿勢が人間関係に劇的な影響を与えてくれます。そこに、相手の感情は、相手のものであって、自分のものではない、という謙虚な姿勢があってはじめて、その人の感情にあるがままに寄り添い、思いやりの心で接することができるのです。相手への自分の影響を認識し、相手を傷つけてしまう部分を自分のなかに見つけたら、そこはできるだけ直して、その人のなかに湧き起こるあるがままの感情を感じてもらい、表現してもらうのです。そこから得る相手の学びを見守り、寄り添うことは、決してむずかしいことではありません。

感情の領域をより広げていくということ

振幅の幅を拡大する

感情を無くすことはできない、ということ。そして、すべての感情は私たちの人生の豊かな部分なのだと分かるにつれて、感情が身体のなかでどう動き、表現されるか好奇心をもてるようになります。例えば、感情に伴う身体の感覚に耐えられるようになり、特有の身体の感覚に伴う感情を認識できるようになるのです。

感情によっては、心地良くマイルドに感じられるものもあるでしょうし、逆に強烈なものもあります。感情が強烈で、それが持続したり、他の体験を拒んだりした場合や、感情が押し込められたり、無意識のうちに破壊的な行動によって表された時、感情のバランスの崩れが生じます。感情とは、純粋にエネルギーそのものであるということをいつも忘れないでおきましょう。ほとばしる感情は、それがあるがままに認識され、マインドフルに表現されている以上、いかなるものであっても、決しておかしいものではありません。むしろそれらは、私たちが健康に生きていくための力の源のようなものです。

感情によって引き起こされる身体感覚について、自分の許容力を深めていくためには、あるがままに、自分の感情に寄り添うことしか方法はありません。無理に押し殺したり、感情のままに行動してしまう前に、感情をじっくりと味わうための時空間を意識的に自分の内側に創る練習が必要なのです。それぞれの感情をありのままに感じることを自分に許し、そして、感じている自分自身にマインドフルなまなざしを向け、好奇心をもって接することからこの実践が始まる人もいます。また、ある人にとっては、感情を放出する前に、まずはその感情をいとおしみ、自分の内側に保つ学びを踏む必要があります。

実際、ほとんどの人が、自分が何を感じているかを意識する前に行動に移してしまっています。大切な人に向かって大声でわめいてから、「私ったら腹を立ててしまった」とハッとすることはありませんか？　枕を叩いてみたり、大げさに嘆いたり、過剰な反応をすることによって、私たちは感情を発散しようとするものです。しかし、このような在り方では、自分の感情を理解したり、感情に寄り添うための許容量を増すことはできません。ましてや、本当に自分の必要としていることも分かりません。一方、感情を出さずに無理やり内に押し留めた場合、感情は身体に吸収され、それが私たちが感情を認識するプロセスを妨げます。そして、それらは緊張やストレスといった身体症状として現れてきます。

否定的に感じられるからといって、その感情を自分からはじき出そうとすると、感情を全身で受容するキャパシティーが制限されてしまいます。その結果として、肯定的な感情まで享受できないようになっていきます。なぜなら、恐れ、怒り、悲しみを深く感じられるということは、とりもなおさず、より深く思いやりや喜びを感じられるということに他ならないからです。

自分の今感じている気持ちに好奇心をもてるようになると、今度はもっと細かい部分や、感情の持つ可能性に気づけるようになります。あなたは自分の中のどんな感情であれば上手く寄り添えますか？　何か避けている感情はありませんか？　例えば、しょっちゅう怒っていたり、恐れや悲しみを打ち消そうとしようとしてはいませんか？　怒りを押し殺するために、悲壮感を使っていませんか？　それぞれの感情にあなたの身体はどのように反応しているでしょうか？　そして、恐れ、怒り、悲しみ、喜び、思いやりの心をどのように感情表現していますか？　ある特有の感情を感じることを何が邪魔しているのでしょうか？

私たちは、湧き上がるすべての感情を受け止めてしまうと、ともすれば、死んでしまったり、何かが自分の中で爆発したり、押し潰されたり、傷ついたり、圧倒されたりすると思いがちですが、実際にはそんなことは決してありません。くりかえしますが、感情は単なるエネルギーで、身体の中に感情を保つ能力が私たちには本来備わっているのです。エネルギーとして受け止めるという感情体験がより容易にできるように学びを深め、それを意識的に日々行い、好奇心をもって自分に寄り添うことで、私たちは自分という存在を新鮮な気持ちで見つめ直せるようになります。どんな気持ちであっても自分がそれを容認すると、安心感、明確さ、落ち着き、適切な行動といったリソースを、それがどんな困難な感情であっても、流し込むことができるようになり、同時に、喜びの感情はより一層深まります。自分の中に瞬時ほとばしる感情というエネルギーとよい関係を築いていることは、私たちを自由にする一番の近道です。感情に振り回されて困らなくなっていくと、そのエネルギーは今度は、人生を豊かにするための力として働くようになるのです。

感情への理解をふくらませる

感情の捉え方をふくらませるための第一歩は、一つ一つの感情に対して自分が抱いている思い、態度、信念やイメージについて意識的になることです。通常の感情の範疇から、ある特有の感情まで、自分のそれらに対する態度をマインドフルに探っていきましょう。例えば、泣くのはよいけれど、腹を立てたり、怒りを表したり、怖がってはいけないと感じているかどうかに気づいたりするのです。また、感情の波が過ぎ去った後に感情について話すのはよいけれど、実際に感じている最中にはそれを表面に出してはダメだと感じているかどうかを発見するかもしれません。辛かったり、楽しかった幼少期の思い出に何か共通するある特定の感情が流れていることに気づくかもしれません。安易に涙を流す人は、弱い人だと見なしていたり、逆に、みんなもっと泣くべきだと思っていたり、怒りは超越されるべきものだと感じていたり、枕を叩いたりして発散すべきものが怒りだと思っているかもしれません。自分の感情を丁寧にみることで、それぞれの感情についての情報が得られ、自分の信念についてより多くの気づきを得られます。

相手の抱いている感情に対して、自分が一体どんな意味づけをしているかについても、意識を向けるといろいろなことが見えてきます。例えば、誰かが腹を立てている時は、自分のせいだと感じてしまっていたり、誰かが悲しんでいる時は、励まさなければと必要以上に思ってしまったり、誰かが喜んでいる時には、自分の人生には喜びが欠けていると感じてしまう自分を発見するかもしれません。

自分の感情の精神的要素にマインドフルになっていくにつれて、意識的に新しいメッセージをつけ加えていくことができるようになります。しつこいようですが、感情は私たちの人生において、かけがえのない学びをもたらしてくれる、なくてはならないものであり、感情を受けとめ、それを表現するすべを学ぶのは非常に価値あることだということです。感情に秘められている豊かなエネルギーは、智慧や強さをも備えています。私たちが人生に新たな意味づけをしていけるように、感情の器としての私たちを、好奇心と寛大で思いやりに満ちた気持ちで見つめましょう。

表現の幅の増大

怒りを発散するために、枕を叩いたり、特殊なクッションバットを用いることがセラピーとして流行っていたころがありましたが、私にはそれがあまり役に立つとは思えませんでした。感情をより深く見つめる実践を始めてから私は、そのようなアプローチは、私のホールネスの達成には役立たない、とはっきり分かりました。私の生まれ育った家庭では、怒りは日常的に表現されていました。時には暴力的でさえありました。そんなわけで、私にとって、怒りを外に向けて表すことは難しくありませんでした。むしろ、そのような傾向はこれ以上増やしたくないという気持ちでした。私に欠けていたものは、「もう私を傷つけないで。私のことも考えて。私の境界線をもっと尊重してほしいの」といった、怒りの感情が欲しているものを内側に押し込めずに、他者に向けて明確に発信することでした。

怒りを発散させることよりも、自分の怒っている理由について、他者と明快にコミュニケートすることを学ぶ方が私にはずっと役に立ったのです。その実践は、怒りを態度で表す瞬間に感じられるある種のパワーから離れ、怒りの裏にある自分の脆さに寄り添うことでした。

人によっては、実際に身体を使って怒りを表現していくことが役に立ちます。人によっては、「ダメ！」とか、「私のもの！」と叫ぶことを教えたり、怒りをまず体に感じてもらい、そのエネルギーを使って現実に人や物を押し返すというやり方を試すこともあります。またクライアントによっては、怒りを使うことで、弱く、使い物にならないと感じている手足に力を取り戻すことが癒しの鍵である場合があります。また、他者の感情のエネルギーを自分のものとして取り込んでしまうことに苦しんでいる方もいます。他者のエネルギーが身体レベルで自分に悪影響を与え始めた時点で、どうそれを外に押し出すかが課題になります。時と場合によっては、枕を叩くという行為も役立つことがあるかもしれません。なぜなら、単に怒りを発散する目的で行うのではなく、マインドフルな意識状態で試すことで、怒りについての情報を得ることができるかもしれないからです。泣けるようになることがその人の感情のレパートリーにとって必要だという場合もあります。また、思いやりに満ちた言葉や、優しい肌と肌との触れ合いを通して、悲しみの自己表現ができるようになることが癒しのワンステップというケースもあります。

ある特有の情動を表すための特定の〈正しい〉アプローチはなく、表現の振幅の幅は無限大で、自分をどう表現するかにも限りない選択肢が広がっています。ここで大事なことは、その表現が決して反射的なものや、無意識下でないということです。直接的に、言葉や行動、ジェスチャーを通して表現してもいいし、エネルギーを変換させて、芸術、詩、ダンス、熱烈な手紙を書く、講演などで伝えていくなど、思いやりに満ちたアクションで外の世界に向けて表現していくこともできます。

以上、ここでの実践と練習は、どんな風に日々の気持ちを表現しながら自分は生きているのだろうか、ということです。現在の自分の感情表現にどのような要素が欠けていて、何を補えばよいのかを見極めるのです。自分の気持ちについていつもベラベラと言葉を費やし過ぎている自分に気づいたら、次からは、その感情を体内に留めるような意識で過ごしてみましょう。身体レベルで感情を強く感じるのなら、その感情を絵に描いてみたり、言葉によって表現してみましょう。緊張感やストレスによって感情を押し込めてしまう傾向が強いなら、マインドフルになり、特に緊張感を感じている体の部位に意識を向け、そこに内在する感情を探ってみましょう。さらには、あなたの尊敬する人が一体どんな風に感情を表現しているのかを観察して、その人の感情表現のレパートリーを参考にしながら、良い部分を取り入れることもできます。

ワークショップやクラスで生徒たちに向けて、ヘルシーな感情表現の実例デモをして見せることがあります。「なんて優雅なんだろう。どうすればそうなれるの？」などと生徒によく言われますが、これには練習と実践あるのみです。例えば、言葉遣いを学んだり、他の人をロールモデルにすることもお勧めです。最初は、ぎこちなく感じますが、それは当たり前のことで、日々の練習と実践がトランスフォーメーションの真髄です。

感情を花開かせるための実践

チェックイン（立ち止まって注意する）

毎日、または日に数回、自分の感情に注意を向けてみましょう。少しの間、手を止めて、今この瞬間にある自分の気持ちに意識を集中させるのです。それはどんな気持ちですか？　身体のどの部分にそれを感じていますか？　どんな思いがそこに伴っていますか？　何を求めているのでしょうか？　あなたの今抱いている感情のために、どんな栄養を与えてあげると良いでしょう？

尊重

恐れ（あるいは、怒り、悲しみ、喜び、思いやりの心）をひとつ選んで集中し、一週間尊重してみましょう。その感情を、毎日のエクササイズとして実践に取り入れていきます。

定義

下記の［　　］に、あなたの人生経験に基づく例文を書き入れてみましょう。

恐れは、［　　　］です。
怒りは、［　　　］です。
悲しみは、［　　　］です。
喜びは、［　　　］です。
思いやりとは、［　　　］です。

感情

あなたに恐れ（あるいは、怒り、悲しみ、喜び、思いやり）を感じさせることを（出来事、人物、物など何でもよい）最低十項目挙げてみましょう。

感情と舞う

恐れ（怒り、悲しみ、喜び、思いやり）を躍りで表したらどんな風になるでしょうか。少し時間をとって試してみましょう。動きの体裁や、まわりからどんな風に見えるかなどは一切考えないでください。身体から湧き上がるがままにしてみましょう。この感情について身体レベルで分かっていることを、動きという体の声を聴くことによって教えてもらいましょう。

感情の形

恐れ（怒り、悲しみ、喜び、思いやり）を表現していると自分の思うポーズをとってみます。それぞれの感情には、多様な形があるので、時間をかけて取り組んでみましょう。ひとつめの〈恐れ〉についての学びを深めるために、恐れの体勢（ジェスチャー）や形を見つけて、それを実際に試し、そのままの状態でしばらくの間留まってみましょう。それから、次の体勢へと移ってみて、またそのままの形を少しの間保つ、という流れで繰り返していきましょう。いろいろな体勢を次々と試しながら、十五分ほど、〈恐れの舞〉を踊るのです。このように、ポーズやジェスチャーを通して感情を可視化させることは、多くのことを教えてくれます。身体にストーリーを語らせることになるのです。

身体の感覚

恐れ（怒り、悲しみ、喜び、思いやり）を感じる時に、身体レベルで感知する感覚の例を挙げてみましょう。そのリストを壁に貼ったり、日記に書きとめて、新しい感覚を感じる度にそのリストに付け加えていきましょう。

自分のなかの物差し

恐れ（あるいは、怒り、悲しみ、喜び、思いやり）について、自分の家族、文化や、実体験から学んできたことを、少なくとも十項目ほどその感情について挙げてみましょう。「泣き虫」などと幼少期に言われたかもしれませんし、他者が恐れ（怒り、悲しみ、喜び、思いやり）をどのように表現するのかを目撃したことが原体験になっているかもしれません。また、あなたが恐れ（怒り、悲しみ、喜び、思いやり）を感じた時に、周囲の人がどのようにあなたに接したかが今のあなたに強く影響しているかもしれません。自分のなかで明らかな物差し（習慣）となっている項目の横には、「明」のマークを、また、暗黙のうちに身につけてきたお約束ごと（観察して学んだ暗黙の了解、ルール）の横には、「暗」の印を記入しておきましょう。新しいルールを見つける度に、追加していきましょう。

感情表現

恐れ（あるいは、怒り、悲しみ、喜び、思いやり）がある時に自分のする行動を、少なくとも十項目挙げてみましょう。一日を通してあなたがその感情について行動することをつぶさに観察しながら、一枚のリストを作っていきましょう。そうやって、あなた特有の表現方法の傾向に気づいてみましょう。また、どんな種類の行動をあなたのリストに付け加えていきたいですか？　どのようなものをもっと多く、または少なめに表現したいでしょうか？　表現方法の枠を広げてみましょう。自分のためにならない表現方法を止める練習もしてみましょう。

他者の感情表現

他者が恐れ（あるいは、怒り、悲しみ、喜び、思いやり）を体験している時や、表現している時に、あなたがすることを、少なくとも十項目挙げてみましょう。普段人と接している時の自分の様子を観察しながら、自分が周りに対してどんな対応をしているかチェックし、リストに加えていきましょう。そのプロセスで、対応の仕方で変えたい点があればそれについても別途書き出してみましょう。

感情の声をひろう

これは一人、または、友人とすることができます。まずは静かな場所を見つけて落ち着きます。それから、恐れ（怒り、悲しみ、喜び、思いやり）を感じる許可を自分自身に与えてください。そして、その感情に話をさせてください。「私は、（あなたの名前）の恐れ（怒り、悲しみ、喜び、思いやり）です」という一文から始めましょう。あなたの恐れ（怒り、悲しみ、喜び、思いやり）が伝えたいことに耳を澄まして、感情を第三者と見立て、存分に語らせてあげましょう。感情に、あなたとの関係、あなたの人生で果たしている役割、あなたから必要としているものを打ち明けてもらうのです。ゆっくりと時間をもち、伝えたいことが表出するまでじっと耳を澄ましてみましょう。

このエクササイズを一人で行う場合、感情からのメッセージを記録したい方は録音することをお勧めします。

恐れ（あるいは、怒り、悲しみ、喜び、思いやり）の気持ちに代わってペンを持ちます。そして、あなたへのメッセージを受け取り、それを言葉に書き落としてみましょう。そして、あなたからもその感情に対して返事を書きましょう。

恐れ（怒り、悲しみ、喜び、思いやり）と対話してみましょう。

気持ちとの関係

あなたの恐れ（怒り、悲しみ、喜び、思いやり）との関係を絵で描いてみましょう。

関係性をより深めていく

自分と、恐怖（あるいは、怒り、悲しみ、喜び、思いやり）との理想的な付き合い方、関係について、自分の希望を書き出してみましょう。

次のように、あなたの感情たちとの間に新たな約束を取り交わしてみましょう。

私が恐怖（あるいは、怒り、悲しみ、喜び、思いやり）を感じている時、これから私は次のことをします。

____

____

____________________。

他者が恐怖（あるいは、怒り、悲しみ、喜び、思いやり）を感じている時、私は次のように振る舞いたいと思います。

＿＿。

この契約書を目に付くところに貼っておきます。感情たちとの新しい関係を築くためにも、約束したとおりのことを実践できるように日々勤めていきましょう。

精神性（スピリット）

それぞれの感情は人生に役立つ、あなたの精神性（スピリット）のツールであることを知ることを許しましょう。あなたの恐れ（怒り、悲しみ、喜び、思いやり）がどのようにあなたやあなたの精神性のために日々仕えているのか絵に描いてみましょう。

アルター（聖なるスピリットに捧げる空間）

あなたの恐れ（あるいは、怒り、悲しみ、喜び、思いやり）用の空間を作ってみましょう。その感情を神聖なものとして奉り、捧げ物を見つけます。大自然や、身近な自然のなかから拾ってきたもの、または、生活のなかで見つけたもの、もしくは、手作りの品などを供えて、その気持ちを尊重してみましょう。

クリエイティビティー

自分の感情、または、ある特定の感情とよりよい関係を培うための自分のオリジナルなエクササイズを作ってみましょう。定期的にまとまった時間をもつよう努力し、継続してそのエクササイズを実践してみましょう。

あなたのホールネスと感情を同時に感じてみましょう

あなたの内側で感じている感情、あるいは、今、この瞬間に、もっとも強く感じているある特定の感情に意識を向けてください。次に、あなたの全身——足、頭、前面、背面、側面——すべてに意識を向けていきます。同時に、呼吸にも意識を向けましょう。あなた全体という大きな空間の中でどんな感情であっても受けとれるように、あなたの身体が感情の入れ物となるようにします。今度は、あなたの全身という大きな入れ物を感じながら、そこを満たしている感情がどのようなものか、あらためてじっくり味わってみましょう。そして呼吸やマインドフルネスを送り込んでみましょう。「私は、あなたがそこにあることを知っているから」と、その気持ちに向かって語りかけてみましょう。いつにも増して拡張した意識下から、思いやりの心をもって、その感情に接してみましょう。

第3章◉こころの領域

ホールネスの第三番目の要素として、〈こころの領域〉が挙げられます。この領域は、想い、イメージするもの、記憶、態度、思い込み，期待、信念、価値づけ、哲学などさまざまな要素を含みます。これらを通して私たちは、自身および世界について知っていくことができます。

意識的になってみると、時には同じ考えばかり幾度となくこころに去来することに気づくかもしれません。この繰り返しのメッセージは、私たちの人生の質や内容に大きく影響しています。不幸なことに、私たちの考えの大半は、子どものころに学んだ世界観や、正しくない情報、信ぴょう性を確かめもせずに思い込んでしまっていることをベースにしていることが多いものです。そして、ほとんどの場合、私たちのこころの活動とは、日々の生活の意識外で行われているのです。この無意識下での私たちの精神構造は、言ってみれば、拡大的なものである一方で、限界をもたらすものであり、また同時に、創造的なものである反面、破壊的なものであったりします。

こころの役割は、知ること、区別すること、判断することや、違いを理解することです。こころは、全体的であるものを、各部分に分離し、個々に名前や意味づけをします。ここでの実践の目的は、あなたのなかの、ごく自然な、なかなか変わらないこころの在りかたを止めさせることではなく、あなた特有のこころがどのように働いているのか、何がこころにそのような態度、判断、意味づけをしているのかを意識できるようになるということです。そうやって、こころの活動の幅を広げていくことにより、新たに意味づけをしていけるようになったり、思いもよらない思考、イメージやビリーフ（信念）を取り入れていくなかで、あなたの精神性は開花されていくことでしょう。

人生に対してのベーシックな問いかけ*

私たちはこの世界についてほとんど何も知らずに生まれてきます。乳児期や幼児期に、ものすごい速さで情報を吸収していくのです。私たちの精神構造をかたちづくる態度やビリーフ（信念）の大半は、家族、文化や個人的な体験をベースに成り立ち、発育の初期段階に葛藤を感じた基本的、また心理的な自分への問いかけが元になっていることが多いものです。これらは、理性的な部分が完成する以前に、自動的に行われるものです。この初期段階の経験は、人生全般に深く影響し、たいていの場合、意識的にはアクセスできないものですが、この時期の経験こそ、私たち自身や世界についての態度やビリーフを形成しています。

帰属性(belonging)

無意識レベルで私たちがもつ初期の問いかけは、この世界は安全かどうかというものです。つまり、私は生きていても大丈夫だろうか？　自分のためのスペースはあるの？　といったものです。発育初期段階では、人は周囲の環境と一体で、区別のない存在ですので、内面（自分の中）と外の世界（自分の外）との違いが分かりません。ですから、そのような段階においては、外の世界が安全地帯かどうかについての情報は、すなわち、私たち自身が大丈夫なのかどうかを意味します。そのこころの経験が自分にとって良いものであり、安全な環境で、自分を歓迎してくれるものであったり、快適感を得られるものである場合には、無意識のレベルで乳児は次のように結論づけるのです。

生きているってよいことだ。人でいるっていいことだ。
身体に在るって、感情があるって、いいことだね。
この世界はいいところだよ。
私の居場所はちゃんとあるんだ。
私は歓迎されていて、ここは安全なところ。

一方、初期の経験が自分にとって良くないものであったり、荒々しく接せられたり、乳児の自分

＊この項目はフィル・デル・プリンス、ハコミ学院におけるシニアトレーナーの性格戦術についての講義をもとにしています。巻末のリソースを参照してください。

が歓迎されていないように感じた場合には、次のような精神構造が形成されてしまうかもしれません。

この世界は危険なところ。
なんか私って間違っているみたい。
自分の居場所はどこにもない。
私ってどうしようもない人間
人間でいるって、悪いことだ。
私の思い、感情や感覚って危険かも。

自分が、間違った両親や異なる惑星に生まれてきてしまったように感じているクライアントと数多く接してきましたが、このように感じている方たちの多くには、帰属しているという基本的な安心感が欠如しているように思います。「この世界は安全でない」、「私の居場所はない」といった固定観念（コアビリーフ）は、私たちがフルに、また、幸せに生きる能力に、根源的に、同時に深く影響を与えます。このような否定的なビリーフ（信念）が強い場合には、日々の生活や、人生そのもの、感情、身体の中に宿る生きる力や、人間関係における未知なること、創造性に内在する感動からも引きこもってしまいます。時には、生きていること自体がとてもつらく、死すら望んでしまうかもしれません。

ローレルは未熟児として生まれ、数カ月間を保育器の中で過ごしました。生存のために侵襲的な医療行為を受けなければならなかったのです。その当時、医師たちは、乳児とは、神経系システムが未発達であるから痛みを感じないもの、と信じていたそうです。大人になってもローレルは、繰り返し拷問を受けているようなひどい悪夢に苛まれ、絶えず傷つけられことに大きな恐怖感を抱いていました。彼女はとても感受性が豊かで、精神性と芸術性をも兼ね備えた女性でしたが、彼女曰く、「地球につながれていること」がどうしても腹立たしく思えるのでした。何気ない日常生活、例えば、何を着るとか、何を食べるかといったことからして、とても億劫に感じるのです。世界を危険な場所としか思えず、残酷なこと、世界にはびこる暴力や環境破壊に怯えるばかりの日々。野獣のような側面こそ、人間の証としか思えずに、終始そのことばかりを考えてしまうのです。人と関わることが困難だったローレルは、世界と自分がまるで〈ガラスの壁〉で隔たれているような感覚を、間違った惑星に自分は生まれてしまったのだから仕方がないわね、と冗談交じりに嘆くほどでした。

私と行ったセラピーでは、ローレルがたとえ異なる惑星から来た魂であっても、今生ではこの地球で生活しているのだということをまずはしっかりと自覚してもらい、この世界でリラックスしていけるように、なにかお手伝いをさせてくださいと、お願いしました。そうして、ローレルは、最も基本的な触れ合い（プライマリーコンタクト）について学び始めたのです。プライマリーコンタクト――「あなたはここにいるんだよ。あなたは歓迎されているの。私はあなたと一緒よ」――においてて重要なことは、あるがままの自分という存在が、他者にきちんと認識されることです。つまり、他者が、自分の存在のあるがままを喜び、要求や期待を寄せることなく、存在にただ共感をして、それを鏡のように映し返してくれることです。これは、最も基礎となる絆（ボンディング）の体験であり、自己感覚やこの世界に自分の居場所があると感じることができるようになるための土台づくりなのです。

ローレルにこのような安心感、彼女自身との繋がり、また、周囲への所属感を経験してもらうことがセラピーの焦点でした。私は彼女にマインドフルな意識を向け、時間をかけて、ゆっくりと、優しく、気持ちを落ち着ける触れ合いや言葉をかけていきました。彼女のなかで、多くの感情や感覚は、勘違いをされていたり、強く批判されていたり、名前すら与えられていませんでしたので、新たに、感情や体験をふさわしい名前で認識したり、快適さや親近感を感じるものを積極的に自分の生活に取り入れていくことができるように援助しました。このような新しい体験を通して、ローレルは、安全と安心感がこの世界にはあるのだということを学び始め、自分が連帯感を感じる人たちと一緒にできる活動を見つけ始めました。また、こみ上げてくる感情や、身体感覚にも少しずつ耐えられるようになり、思ったよりも自分は強いということを学び、そして、人生には、怖いことと同様に、美しいことも共存しているということを認めるようになりました。

まだ自分は勉強中だとローレルは言いますが、彼女の「自分は間違った惑星に来た」という感覚は、「間違った文化に住んでいる」へと変化していきました。孤独感というエネルギーを、理想的〈感受性、安全性、繋がりを大事にした〉文化を創造するためのエネルギーとして変換しながら彼女は今日も実践に励んでいます。

自分のなかの帰属感や、その意味を意識的に扱えるようになると、コアビリーフ〈固定観念〉や態度をよりよく知っていくことができます。例えば、自分に問いかけてみましょう。あなたは今、生きていて、人間でいて、どんな感じがしていますか？　この地球、周囲の人との関係、そして、この惑星にいることに対して、あなたはどんな風に感じているのでしょう？　どのように他者と繋がっていますか？　この世界はあなたにとって安全なものですか？　すべてに対して生き生きと感じながら生きることを自分に許していますか？　それとも、何かがずれているように感じているのでしょうか？

自分のコアビリーフや態度をみつめ、その原因を理解するにつれ、新しい経験をもとにした新たなデータを収集できるようになります。あなたが自分の人生には〈つながり感〉が欠けていると気づくことができてはじめて、〈連帯感〉を求めはじめることができるのです。きっと、自分がもうすでにコネクトしていることや、人物を認めることを何が妨げているのかをも発見できるでしょう。自分のなかにある生きる力をあらためて感じられるようになり、自分自身と外の世界との関係を探索することができるようになれるでしょう。

先述のローレルの場合、外界との境界線を感じるために彼女は自分の皮膚の表面を意識することを学ばなければなりませんでした。最初は、ローレルにとって、そのような接触ですら不快であり、不安感、パニック感すら感じることもありました。しかし、練習を重ねるにつれて、境界線の継ぎ目が実はこころを落ち着かせてくれるものであると感じられるようになり、やがて、自分の皮膚に触れる空気さえ心地よく感じられるようになったのです。その結果、この世は自分を歓迎する力、エネルギーそのものとしても存在しうるのだと気づき、自分の居場所を見つけていくことができるようになりました。

心身の滋養（ナーリシュメント　nourishment）

人生の初期段階では、乳児は生存のために必要不可欠なケアと愛情のすべてを他者に依存しています。世話をする側は、赤ちゃんの発するシグナルだけを頼りに、そのニーズを満たしていかなければなりません。この時期の赤ちゃんは、まだ世話をしてくれる人に感謝を感じることはできませんが、無意識のうちに自分のニーズは満たされるものかどうかを学んでいます。もし、世話をする人間が、自分のニーズを、正確に、また、十分に満たしてくれたり、必要なタイミングで提供してくれたり、また、それらに否定的なメッセージを加えたりせずにケアしてくれた場合には、以下のようなビリーフ（信念）がかたちづくられるでしょう。

この世界は、自分のニーズを満たしてくれるものでいっぱいで、協力的なのだ。

自分は援助されるに値する。
自分に必要なことは、満たされる。
この世界は私の必要なものを与えてくれる。
私のためのものは十分にある。
満足感を味わっていいんだ。
自分のニーズを自覚して、それを伝えることで、私は満たしてもらえる。
世界の豊かさは自分にも与えられるものである。
私が受け取る滋養は、自分にとって本当に必要なものだ。

養育者が、子どもの依存性を受け入れられない場合、例えば、子どもからのシグナルを受信せずに、親が一方的にその子にとって必要だと思うものばかりを押しつけたり、子どものニーズの一部しか満たさなかったり、その子の感じている必要性を批判したりなどすると、次のようなビリーフが形成されます。

私のニーズは満たされない。
自分のためのものは十分にはない。
自分は援助に値しない。

欲しいものは、決して得られない。
必要と感じることは悪いこと。
誰にも自分のニーズを見せてはいけない。
この世界は殺伐としている。
世界に豊富にものはあるけれど、自分のためにはない。
私の受け取る滋養は、自分が必要だからではなく、誰かが必要だと思うものだ。
私は絶対に満たされない。

成長するにつれ、他者から得られるサポートは、しばしば条件付きのものとなっていきます。誰かが優しくしてくれたり、協力的でいてくれるためには、自分がしなければならないことがあるというメッセージを子どもは受けとっていくからです。「いい子だったら、夕食にピザを作ってあげるね」、「部屋を片付けたら、新しいおもちゃを買ってあげるから」、「服を汚さないようにできるまで、新しい素敵な服を買うのはお預けよ」などです。まだまだ親に生存上に必要なものを提供してもらわなければならない時期なのですが、親は、交換条件に子どもが何をしなければならないのかを教え込むのです。

交換条件として何かを頼まれるということは、子どもの自立を促し、自己ケアができるように導いてくれることもあります。例えば、「夕食を作るのを手伝ってくれる?」、「あなたがほしい新しい自転車を買えるように庭の芝刈りをしてお小遣いを稼がない?」、「一生懸命働けば報われるのよ」などです。しかし一方で、「あなたにこんなにしてあげているのに、どうしたら親に対して腹を立てられるの?」、「そんなに書き取りがダメで、どうやって将来生活できると思ってるの?」、「私があなたにしていることを秘密にしていたら、あなたは私の特別な友達でいられるんだよ」などといった、つじつまの合わないメッセージや、子どもをコントロールしようとするメッセージを受け取る場合もあります。

このようなメッセージは、私たちが必要なものを得るためにしなければいけないことについての固定観念(ビリーフ)を形成します。例えば、疑わずに忠実に周囲に従うことでのみ、自分のニーズが満たされてきた人は、自分を犠牲にしながら他者に即応するようになります。反対に、自分のニーズを伝えた時に、無視されたり、相手のいいように扱われた人は、他者を自分のいいように取り扱おうとしたり、自分のニーズを隠すことを学ぶのです。

私は、養育者から虐待を受けてきた数多くのクライアントにセラピーを施してきました。そのような方々が受け取ってきたメッセージは、ケアとは、虐待が伴うものである、ということです。そして、大人になっても、当時の経験と似通った人間関係をもちがちです。例えば、私のところに来たある方は、幼少期に性的虐待を受けていました。彼女は自分を当然助けなければいけない人々にさえも自分を性的に提供することを学んでいたため、学校の先生、医者、彼女の虐待的なパートナーとの離婚のために雇っている弁護士とさえも肉体的関係をもっていました。彼女にとって、ケアとはセックスを意味していたのです。

このようなパターンを学び直すことは困難でしたが、少しずつ、彼女の性的な脆さを利用することなく彼女を助けようとケアを提供する男性との関係が築いていけるようになれました。これは彼女にとって重要なステップであったため、クライアントとの間にしっかりとした一線（バウンダリー）を引くことのできる男性の心理セラピストによるセラピーを続けるように援助し、その後、彼女はセックスなしにケアを受けることについて飛躍的な改善を得ることができました。

赤ちゃんは、成長するにつれて動き出したり、欲しいものがあるということを意識しはじめたり、それをおねだりすることを学び、手に入れようとしはじめます。子どもは、自分を取り巻く環境が、自分のなかで新たに芽生え始めている自立心を援助したり、自分のことは自分でできるように世話してくれるものであるかどうかを見極めようとします。時には、養育者が、乳児期にはしっかりと世話をしてくれていたけれど、子どもに自立心がでてくるにつれて、それを援助しない場合もあります。または、子ども側に自立の準備が出来上がる前に、自立を強制される場合もあります。そういった意味でも、セルフケアと外の世界からのサポートとのちょうど良いバランスを保つことがよりよい人生を生きるために大切なのです。

自己ケアについての良い情報を得ながら育った人たちは、次のようなビリーフ（信念）に辿り着きます。

私はやればできる人だ。
自分のこと、自分でケアできるよ。
できないことがあったら、助けてもらえる。
お互いに助け合える。
チームとして頑張ることができる。チームへの私の貢献は価値あるもの。
願いに向かって進めるし、そのためのリソースはきっと見つかるよ。

クライアントのひとり、セレスタは、数々の素晴らしい才能にあふれた人で、実際、ほとんど非の打ち所のない方でしたが、周囲に助けを求めることのできない自分に気づきました。助けの必要ない状況である限り彼女は大丈夫でしたが、たまに、グループで取り組むプロジェクトなど、仕事上、他者に助けを求めなければいけない場合があり、それが大きな頭痛の種でした。「しっかりとやり遂げるには、自分でしなければいけない」が彼女のモットーだったため、チームで仕事を分担する効果的なやり方や、助けが必要だと他者に伝えるすべも知りませんでした。周囲からサポートを得ることや、他者の才能を生かすことを学ぶことは、彼女にとってはとても難しく思えました。そのため、他の人に仕事を任せることができず、プロジェクトのほとんどすべてを一人で抱えていたので疲れ果てていました。彼女は、助けを求めることについて、次のようなビリーフ（信念）を持っていました。

誰も信用できない。
誰も私を助けたくない。
誰の邪魔もしたくない。
助けを求めることは、弱いこと。

幸か不幸か、セレスタは他者からの助け無しには生きていけない状況に陥りました。交通事故のため、八週間もの間、全く動けず、完治するのに半年もかかったのです。服を着せてもらったり、食事を食べさせてもらったり、買い物に行ってもらったり、車で送り迎えをしてもらわなければなりませんでした。仕事においても、自分にしかできないと思っていた重要な仕事を同僚に依頼し、同僚の才能を信頼しなければいけませんでした。大変で、つらい時期でしたが、セレスタは、他者を頼りにできることや、友人が喜んで彼女を助けてくれるということ、そして、彼女の脆さは弱さではないことを身をもって学べたのです。

一方、クライアントのケイラは、自分自身でできるということを周囲に信頼してもらえていないという気持ちを抱いて成長してきました。彼女の家族は、それは支援的で、彼女が傷つかないように気をつけるばかりで、彼女が自分自身のために何かをするために必要なリソースは与えなかったのです。誰からも「できない人」とは言われませんでしたが、誰にも重要なことを任せてもらえなかったという意識があったために、彼女は自分はできない人間なんだと思い込んでいました。彼女は賢く、学歴もありましたが、自分の生活をサポートすることができず、結婚するまで親から経済的な支援を受けていました。彼女の夫も成功したビジネスマンでしたので、ケイラの親に引き続き、経済的援助を通して、夫婦の決断も彼が一人でしていました。結婚生活二十年後に、ケイラは夫の反対を押し切って、私が教えるマッサージの学校に入学し、そこで初めて、主婦以外の自分の才能を発見し、自分の夢に向かって歩み始めました。クラスメートも、彼女の必要としていることを尊重し、それを信頼することを励まし、彼女が他者の権威に自分を委ねそうになった時にはそれを呼び止めました。

人生の大半を人任せにしてきたケイラにとって、最初は自分のために行動することは不安でした。長年持ち続けてきた自己能力についての固定観念（ビリーフ）を見直さなければいけませんでしたが、それにも耐え、援助があっても、それに頼る必要はないことを学びました。周りからの助言に感謝をしても、それに従わなくてもいいということも学び、自分の成し遂げたことをベースに得た知識と、自己援助に繋げていくための内面の感覚を発達させていったのです。

心の滋養（ナーリシュメント）について、自分の精神構造に気づく練習を深めるにつれて、セルフケア、他者へのケアや、周りからケアしてもらうことについての自分の思い込みや態度を学んでいくことができます。

ケアを受けることについて、あなたの考えやビリーフ（信念）はどのようなものでしょうか？この世界はあなたをサポートしてくれるものですか？　自己ケアについてどのように考えていますか？　身体的、感情的、精神的にあなたにとっていい事をしていくことに対してどう感じますか？　他者をケアすることについてどう感じますか？　他者や地球に依存していることについてどう感じていますか？　まわりの人たちの幸運に対してどんな感情が湧き上がってきますか？　自分にとって良い事にもかかわらず実践できていないことがあるなら、なにが原因で日々の生活に取り入れることができないでいるのでしょう？　あなたのなかで、自分と感謝との関係はどのようなものですか？

こころの滋養（ナーリシュメント）に関する私たちのビリーフ（信念）、態度、記憶やイメージを意識的にみてみると、この地球上での生活のすべてが相互依存の関係のなかで成り立っていることに気づかされます。この地球が、私たちの生存を大きく支えていること、そして、自然に存在するものも人工的なものも含めて、すべてのものが地球由来のものであるということが分かるでしょう。私たちは、地球に自分たちの存続を委ね、他者、動物、植物、鉱物にも日常生活の基本的なものを依存しているのです。あなたがどんなに自分は独立して、自立していると思っても、また、あなたがどんなに孤独感を感じていても、この地球上に、そもそも独立して存在し得るものはないのです。

与えること。そして、受け取ること。この両者は、とても神聖な行為です。生きる糧（ナーリシュメント）を与え、そしてそれを受け取ることを学ぶこと自体が、私たちの人生を豊かにしてくれ、他者やこの世界にあるものと自分との関係を深めてくれます。自分と糧（ナーリシュメント）との在り方を意識的に見つめることで、この世界がいかに私たちを満たしてくれる場であるかを実体験できるのです。そのなかで、人生の味方や糧、サポートといったもので私たちはますます満たされていくことでしょう。

パワー(power)

子どもが少し大きくなって、より自立し、セルフサポートもできるようになっていくにつれて、周囲の世界に影響を与える自己のパワーも増していきます。そのことが次の課題となります。これまで、子どもは周りからのサポートに対してどう対応するかについてみてきましたが、ここでは、周りの人たちが自分にどう合わせてくれるものなのか、また、変わってくれるものなのかについて学びます。まずは、自己の独立心について試していくのです。「私は周りと違ってもいいのだろうか?」、「嫌だ!と言ってもいいのか?」、「私のことを世話してくれる人に同意できなかったり、反抗したりしても、まだ私を愛していてくれるのだろうか?」、「周囲の人々は私の個人的な限界や境界線（バウンダリー）を尊重してくれるのだろうか?」などといった問いかけを発しながら、子どもは、自分がどれだけ自立した存在なのかを知っていくのです。

この時期の親業には、子どもに自立と力を味わわせることを許すことと、現実的な限度（リミット）や境界線（バウンダリー）を与えることとの微妙なバランス取りが必要とされます。このあたりの発育段階では子どもは、自分の力を経験して「嫌！」と言うことを学び、思うがままに他者と異なることを表現できることが大切です。子どもは、身体、個性、自分の必要と感じるものが尊重されることで、愛情とは、従順を条件にして得られるものではないと知ります。周囲は時には自分のために計画などを臨機応変に変えてくれさえするものである、ということを実感することも大事です。同時に、力には限界、限度があることも学ばなければなりません。例えば、養育者は、子どもに何が必要なのかを時には子ども以上に知っていることもあります。ですので、他者の感じるニーズも大事なのだということや、自分の行動が周囲の行動に影響する事実を子どもが知っていくことは大切です。養育者が抑圧することなく、子どもに力と自立を容認してくれた場合には、子どものなかで、次のような態度が発達します。

世界に影響を与えることができる。
ありのままの私でいていいんだ。
私の個人的な限界はきちんと尊重される。
自分の怒りを怖がらなくていい。
私は強くてもいいんだ。

自分を主張していいのだ。

残念ながら、多くの親が、この発育段階のもつ意味を理解できずに、本当の意味で子どもを支援することに難しさを感じているようです。自立心にあふれた子どもの自己表現を、「反抗的なもの」と勘違いしてしまうのです。この、「反抗的な子どもの態度」に対して、「親こそがいつも正しい」とか、「親がいつも勝つ」といったアプローチで力の争いをしては、子どもの力を抑えつけようとします。大人が常に子の力を押さえつけたり、親の権力を乱用すると、以下のような思い込みが子どもの内に育つでしょう。

私は無力だ。
何をやっても、言っても無駄だ。
誰も私を尊重してくれない。
愛されるためには自分らしさを諦めなければならない。
自分らしくいてはいけない。
自分の本当の感情は隠しておこう。
人は私を傷つけるもの。
たとえその人が間違っていても、力がある人には順応すべき。

誰も私に耳を傾けてはくれない。
自分には何も変えることはできない。
希望がない。
何も決して変わらない。

産みの親から性的に虐待されてきた六歳のマリアンを養子に引き取った家族を訪問した時のことです。一緒に夕食を食べている間、マリアンは頼まれることすべてに対して「イヤ」と答え、何も共有したがりません。養父母は、「子どもは反抗するべきではない」、特に客人の前ではご法度であると考えていたので彼らは赤面しました。私の仕事は、マリアンが新しい家庭に馴染めるよう支援することでしたので、こう説明しました。マリアンに虐待を行った家族は、彼女がバウンダリー（一線）を保つことを許さなかったのです。そのためマリアンは、二歳から四歳にかけて子どもが自然に経験する自己主張や自立の発育段階をきちんと経験できませんでした。ですので、いかに、「イヤ」とか、「私のもの」と言えることが、今のマリアンにとって重要かということや、権威のある人物に盲目的に順応する必要はないと教えることが虐待予防の鍵だと伝えたのです。

彼らのなかで、養女マリアンへの理解が深まるにつれて、「イヤ」や「私のもの」といった自己主張できる能力は、生きていくための大切な能力であって、マリアンが自己のパワーを再発見していくために必要なプロセスなのだと認識するようになりました。

一方、必要以上に子どもの怒りや自己主張に応じてしまったり、簡単に〈駄々こね〉に根負けしてしまう家族もあります。そのような場合には、子どもは、自分の怒りや、ニーズ、行動を包含できるだけの強い一線（バウンダリー）は存在しないと思い込んでしまいます。子どもは本来的に、大人とは子どもよりも強い存在だと知っていますので、子どもが大人よりも常に強い立場にあった場合、そこで受けとるメッセージは、子どもにとって混乱した、また、とても恐ろしいものなのです。

私の娘、リサがちょうど四歳ぐらいのころでしたか、おやつにマシュマロを一袋全部食べたいとせがんだことがありました。リサは、それが彼女に必要なことだと確信していました。ですが、当然、親として、リサの健康管理は私の仕事であり、おかしを大量に食べることは体に良くないと諭しました。それでもリサはせがみつづけて、駄々をこね、しまいには「お母さんなんて大嫌い！」と怒り狂う有様でした。容易ではありませんでしたが、娘の健康のために必要なことを自分は知っているのだという親としての立場を思い出しながら、リサが彼女の怒りにあるがままに寄り添える時空間を与えました。一時間くらいたった頃、ようやく平静を取り戻したリサは、部屋から出て来て、「ママ、大嫌いじゃないよ。ただ、本当に怒っていたの。他に何て言えばいいのか分からなかっただけなの。ママが、私の健康のために気をつけてくれているって知っているよ」と話しかけてきてくれました。時間をかけてですが、このように、リサは腹を立てた時に自己表現する適切な方法について学んでいきました。

養育者が、子どものパワーを怖がる場合もあります。そのようなケースでは、子どもは自分のパワーで人を操作することを学びます。つまり、自分の〈脆さ〉を極力避け、一方で他者の〈脆さ〉を利用することを覚えるのです。やがて、自分が周囲に与える影響を認識できなくなり、また自分の行動の影響に対して責任がもてなくなってしまうのです。

人を惹きつけるような、チャーミングなビル氏は、奥さんからセラピーを勧められて私のところに通い始めました。彼の奥さんは、ビル氏が彼女のニーズや感情を軽視して行動することがあると憤慨していました。セラピーを続けるにつれて、自分の周囲に与える影響について学ぶことが彼の目下の課題としてみえてきました。そこで私はビル氏にマインドフルになって内面を見つめていただきました。その状態で、「あなたは私に影響を与えますよ」そう私が言った瞬間、どんな反応が起こるのかを見つめてもらいました。彼の反応は、彼にとっても、私にとっても、驚くべきものでした。ビル氏は一瞬にして、激怒を感じ、私を絞め殺したい衝動が頭をよぎったのです。このような怒りを彼は過去に感じたことがなく、自分を恐ろしく感じました。彼は、自分はいい人間だと思いたかったし、周囲からもそのように見られたいと感じていました。セラピーを続けるうちに分かったことは、彼は、誰よりも自分自身を恐れていたことでした。特に、周囲に対する自分の影響力を恐れており、そのような力の扱い方に当惑していたことに気づきました。

ビル氏には父親の陰が薄く、彼の母親は三人の男児の子育てに翻弄されていました。そんな家庭環境で放任されて育った末っ子のビル氏は、母親から隠れたところでは何をしても大丈夫なのだということを学びました。母親が彼の行動をなにか問い詰めても、彼は嘘をついてごまかし、また、母親はどんなに馬鹿げた言い訳であっても、彼の嘘を鵜呑みにするだけでした。ビル氏は、自分の身勝手な振る舞いを容認し、彼の子どもじみた嘘を見抜けない両親を恨んでいました。人の道に外れた行動を取った時には、ちゃんと責任を取るように教えてほしかったのです。私とのセラピーを通して、このような彼の「いい人」ではない側面をやっと誰かに、特に、そのような側面を怖がらない相手に見つけてもらったことは、ビル氏にとって大きな安堵感をもたらすものだったようです。ようやく、彼は少しずつ自分の行動を制御することができるようになっていきました。また、自分に課したそれらの限度（リミテーション）の狭間で彼は安心感を得ていきました。

幸運にも、ビル氏は奥さんを深く愛していたので、彼は自分の持つパワーを、愛情深く、成熟した関係を築くために使うことを習得しました。今の文化において、その影響力をあまり考慮することなくパワーはとかく過大評価されがちです。それゆえに、パワー（権力）を乱用する人たちは、自分の生きる姿勢や、その行動を吟味しません。事実、虐待者には、社会的に地位の高い人間が多いものです。このようなパワーの乱用から子どもや自分自身の身を守るためには、私たち一人ひとりが自分自身に本来備わる力を見つけ出し、子どもにもそのような力を見つけるように教えることがとても重要です。つまり、自分に必要なことを自覚して、自分と人との一線を尊重しながら自分を表現するということです。また、他人の意見に安易に同調せずに、自分の中の真実を語るべき時もあることを知りましょう。そうやって、自分の行動が周囲に与える影響をしっかりと観察し、子どもたちにもそのようにあることを許容することが大事なのです。

権力（パワー）について知るにつれて、自分の他人への影響や、他者の自分への影響についての思い込みが明らかになっていきます。

あなたは、自分の持つパワーについてどう感じていますか？　自分の脆さについてはどのように思い込んでるのでしょうか？　他者の脆さと、他者の権力についてどのように感じていますか？　自分のリミット（限界）についてどんな態度をとっていますか？　自分と人との一線（バウンダリー）についてどのくらい知っていますか？　あなたの個人的な一線が尊重されている時には、どのように感じますか？　そして、それらが侵害された時には、どう感じますか？　他者のもつ一線や、相手のリミット（制限）や、その方の感情をどのくらい気づいていますか？　あなたは自分のパワーを人に与えてしまいがちですか？　何かにつけてコントロールしようとしてしまう自分はいませんか？　権力のある人についてどのように感じますか？　たいていの場合パワーに順応してしまうタイプでしょうか？　それとも、反射的に反抗してしまうタイプでしょうか？　内に秘められたあなた自身のパワーに気づいていますか？　その力に従ってみたり、そのパワーを活かすようにあなたは努めていますか？

パワーを得るということは、自分の行動に責任をもつということ。現実的な制限を認識しながら、自分と他人との一線（バウンダリー）をも同時に尊重するということです。周囲からのパワーに押し込められて私のところに来るクライアントの方々が、どのような経緯で、そのような悲惨な虐待を受けることを人生に許し続けてきたのかを知ろうと本人が探り始めた時、セラピストとして私は心から嬉しく、その方のためにお祝いをしたくなります。なぜなら、そのような探究心は、自分自身のパワーを見つけはじめたサインだからです。権力の乱用者の行動は、我々の責任外ですが、自分自身の行動は、自分の責任下にあるものです。そして、そのような虐待から身を守るためにできることを行うように自分を変えることは、自分次第なのです。そして、自分自身のパワーを取り戻す次なるステップは、すべての人に等しく秘められている自分のなかの虐待者にもなりうる可能性を認識しつつ、他者へ影響を与える自分のパワーを理解することです。

自分の存在価値（worth）

これまで学んできた発育段階を経て子どもの内に、周囲が自分をどう感じているかについての思い込みや信念が形成されていきます。さらに成長するにつれて、様々なことを試みたり、自分のパワーを主張していきますが、ここで、私たちの〈すること〉が課題として急浮上してくるのです。このころになると子どもは、新しいことを試したり、新たな能力を習得しようと奮起します。学校に通い始めたりして、家庭外での生活がどんどん広がっていくのもこの時期です。この頃に、養育者が、自分の努力に対してどのように接してくれたのかは、私たちが将来的に何かをする際に味わう感情の基礎となります。この時代に大切なことは、本人が自分のアイデアや創造性（クリエイティビティー）を価値あるものと感じられることです。周囲に見守られながら意見を丁寧に聞いてもらうことはとても重要です。自分の努力は十分であり、間違っても大丈夫だという安心があり、そして人は完璧である必要はないことを学ぶ必要があります。もう一つ大切なことは、私たちのあるがままの状態が大事であることです。つまり、適度に休息を取るなど、リラックスしても大丈夫なのだという安心感があり、何かを最後までやり遂げるプロセスそのものが、成し遂げる結果と同様にかけがえがないということを知る必要があるのです。この時期に、親が子どもに気をかけて、子どもの努力をサポートしたり、励ますことで、次のような信念が子どもの中で育っていきます。

私はいい人です。
私は尊重されている。
新しいことを試したり、いろいろなこと模索することができる。
完璧である必要はないんだ。
私は、自分がする行為によってではなく、私のままですでに愛されている。
私のしていることは十分に良いものだ。
ありのままの私が愛されている。
人は私を気にかけてくれている。

私の自己表現は価値あるものです。

残念なことに、現代社会では、私たちの価値は、往々にして、私たちが成し遂げた結果によってのみ評価されがちなものです。また、ある特定の分野での達成ばかりが過大評価されがちです。人としての生来の〈価値〉を支援されてこなかったような幼少期を送った場合には、次のようなことを学ぶかもしれません。例えば、「女の子よりも男の子の方が大切に扱われるものなんだ」、「何か特別なことをしない限り親には気にかけてもらえない」、「成績のよいことこそ何よりも大事だ」、「家族の世話をすることよりも仕事の方が価値がある」などです。このように、私たちの存在価値に関する原体験から、思考、態度、信念（ビリーフ）等の様々な精神のありようが形成され、これらが、私たちの日々の生活に大きく影響しているのです。

具体例を参考に、さらに学びを深めていきましょう。仮に、成果ばかりが強調される環境では、私たちが今ここにあることが困難になります。つまり、将来や、次に起こることばかりに気を取られてしまい、人生に瞬時起こっている現実の体験からかけ離れていってしまいます。「あとこれさえ終わらせたら」という気持ちに囚われ続け、人生が過ぎ去っていくのです。そうして、実際に何かを達成した時ですら、その成果を味わうことなく、次のことにチャレンジし始めるのです。

キースさんは、過労が原因で私のもとに通い始めました。話し合ううちに、キースさんは、たとえ疲労回復をしても、彼の生活の質は向上しない事実が明らかになりました。学生時代から長年、一日に十二〜十六時間も彼は勉強や仕事をしていました。キースさんは成績が優秀でしたので、競争率の高い有名な高校に入学することができました。自分よりも学力のある生徒たちに囲まれることは初めての体験でした。長い時間勉強しなければならなく、それでも、常に授業についていけていないように感じていました。「自分は落ちこぼれだ。自分の愚かさがバレてしまう」という思いが、学期ごとに少なくとも一度は、彼を襲いました。そして、このようなパターンのまま、彼は有名な大学に進学し、そこでも、全ての教科で平均一〇〇点という好成績で卒業しましたが、その時点で彼は胃潰瘍に悩まされていました。

仕事においてもこのパターンは続きました。同僚は、彼同様に頭が良く、競争心に溢れていました。キースさんは仕事熱心でしたので、部署でもトップの座を保っていましたが、それでも、満足することができませんでした。力を抜けば、すぐに他の誰かの業績に破れ、彼の座が奪い取られてしまうのではないかと常に不安感を抱いていました。

まるで彼の生活パターンとバランスを取るように、彼の奥さんは、人生のシンプルなことにも満足できる女性でした。今得ているよりも多くのお金を欲しいとも思っていませんでしたし、もっと大きい家に住んだり、より素敵な車に乗れることにも一切興味はありませんでした。彼女がキースさんに求めていたことは、もっと家族と一緒に時間を過ごしてほしいということだけでした。リラックスしてもらいたかったし、一緒に外出をしたり、公園を散歩したりと、すでに人生で彼が手にしていることを楽しんでほしいと望んでいました。しかし、キースさんがリラックスしようと試してみても、何か大事なことを忘れているような感覚に囚われてしまいました。彼にとっての「休息」は、ハーフマラソンをしたり、テレビを見ながら読書する程度のものでした。彼がセラピーに通い始めた当初は、いくつかの仕事のプロジェクトが思うように進まず、疲れ果てて、眠れない状態でした。

セラピーを通して、薄紙をはがすようにですが、キースさんは本当の意味での休息を味わえるようになりました。そうして、狂的なペースでの生活のリズムの原因である、次のようなビリーフ（固定観念）に気づきました。

少しでも立ち止まったら、何かを見逃してしまうに違いない。
ペースを落としたら、全てがめちゃくちゃになってしまう。
仕事が全てだ。
誰よりも秀でていなければ、誰も私のことを気にかけないだろう。
このプロジェクトさえ終われば、全てが上手くいくだろう。
休暇がある八月に、休息するさ。
今手がけていることをこなすには、家族との時間を犠牲にしなければいけない。

徐々にですが、彼のなかの上記のような思い込みによる家族、特に子どもへの悪影響が彼にとって明確になっていきました。子どもたち自身が抱く自分たちの自尊感情によくないメッセージを刷り込んでいるのではないかと思いはじめたのです。そうして、たとえ一一〇パーセントのエネルギーを注ぎ込まなくても十分に良い仕事ができるのだということを学びました。じっとしていることが苦手だったキースさんは、動きながら瞑想を行う気功のクラスにも参加するようになりました。昇級を課題にしないで中国武道を楽しむようにもなり、生活のペースを落とすことの大切さや、一つずつ物事を成し遂げていくこと、何かを成し遂げた際には、それをしっかり味わうことを習得していったのです。

次にご紹介するジェーンさんは、キースさんと同様に、自分が価値ある人だと感じることを切望していましたが、全く違う方法でそれを得ようとしていました。彼女の場合は、常に飛びぬけてユニークな服装をしたり、誰よりもおもしろい話を語れるように努力したり、聞いたことがないような強烈な人間関係を築いたり、メロドラマのような間一髪といった出来事に溢れた生活を送っていました。変化に富んだ生活こそが人生を謳歌している証だと感じていたのです。彼女が私のところに通い始めた理由も、私が「とてもすごい癒し手」と聞いたからというものでした。第一回目のセラピーはまるで渦潮に巻き込まれているようなものでした。私がほとんど介入することなく、彼女は自ら、感情を強く感じたり、センセーショナルな情報を発見したり、今までにない大きな気づきを得たのです。

回を重ねるにつれてジェーンさんは、切実な問題を毎回のセッションで話さなければ、私からの興味を失ってしまうとの固定観念を持っている自分に気づきました。もちろん、そのようなことは決してありませんでしたが、彼女の育った環境では、大きなドラマや危機一髪の出来事がほとんど唯一、親の気を引けるチャンスだったのです。しかし、どんなに大きなドラマを作り出しても、彼女の必要を満たすだけの親からの愛情に満ちた眼差しは得られなかったのです。ジェーンさんの主な固定観念は次のようなものでした。

誰も私のことを分かってくれない。
私がひどく病んで初めて、周りは私のことを気にかけている様子を見せてくれる。
人は、大きな感情にだけ注目するものだ。
ほとんどの人にとって、私は手に余る存在だ。
決して、誰も私を愛してくれないだろう。
みんなは、私よりも素晴らしい（幸せ、賢い、かわいい）だ。

ジェーンさんは今までに得てきたような、周囲から一目置かれる注目とはまったく異なるタイプの愛情に実は飢えていたのです。丁寧に話を聞いてもらったり、彼女を理解していることを示してもらったり、生活のささいな変化に気づいてもらったり、それらすべてを尊重してもらいたかっただけだったのです。キースさんと同様に、生活のペースを落とすことを習得する必要が彼女にもありました。そして、彼女の場合、特に、感情の渦を鎮めることを学び、彼女の人生を常に混乱させていた様々な出来事を落ち着かせていくことが大切なポイントでした。

生きているということは、まさに、奇跡そのものなのです。私たち一人ひとりは、それぞれ固有でユニークなエネルギーをたたえています。真価についての学びを深めるにつれて、あなたのありのままの存在やあなたの行動に連動した価値を含めた、あなたすべての値打ちに関する思い込みやビリーフ（信念）がハッキリとしてきます。

自分自身の存在価値を感じられていますか？　何が自分を価値あるものと感じることを妨げているのでしょうか？　他者の存在価値も意識していますか？　それとも、相手とは常に競い合っていると感じていますか？　常に周囲よりも優れていなければならないと感じていますか？　自分の真価を他者に安易に手渡してしまっていませんか？　何があなたにとって本当に価値あるものなのでしょうか？　価値についてどんなことを学んできましたか？　あなたの現在の価値観は自分のために本当に役に立っていますか？　今この瞬間に秘められている人生の奇跡を感じていますか？　それとも、過去や未来に生きているのでしょうか？

存在価値についての練習をすることによって、本来の自分へと軌道修正することができ、同時に、周囲が本来の姿であれるようにお手伝いをすることができます。学びを深めるにつれて、自分が人生にもたらすことや、人生が自分にもたらすことなど、人生の意味が明確になっていきます。

個人の過去の歴史の役割

人生に起きるさまざまな出来事や、そこで味わってきた過去の学びが、今を生きる私たちの世界観のベース、つまり、人生の青写真となります。言い換えると、生きるためのルールの基礎となります。人生経験は、自分自身に対する見方や、自分を取りまく環境への向き合い方、信念（ビリーフ）をかたちづくるものです。母親、父親、恋人、夫婦や子どもとはどうあるべきか、といったことや、自分とはどのような存在なのか。また、希望、信仰、愛、自由、約束（コミットメント）、責任、セックス、お金、価値観、神聖さといった事々を、自分がどのくらい理解しているか、同時に、自分とそれらとの関係、さらには、生きる意味すらも、ある意味、すべてが私たちの人生に起こった過去の出来事によって形成されているのです。成長する過程で自分に向けられた言葉がけや、どのように扱われてきたのか、他者が周囲からどのように扱われていたか、といったことを観察してきた集大成が、自分自身、他者、取り巻く世界との関係を形成します。

例を挙げてこの点を深く見ていきましょう。聡明で才能に長けたケートさんは、男の子を望む両親のもとに一人娘として生まれてきました。待望の男児に恵まれなかったと失望した父親は、女の子には役に立つことは何も教えられないと決めつけ、ケートさんがエリートになったり、財産の管理などできないと信じ込んでいました。ケートさんが家業に興味を示したにもかかわらず、父親はそんな彼女を支援しませんでした。それでも彼女は自分の能力を疑い続けました。ケートさんは五十歳になってようやく、金融に関する決断を行うようになりました。それでも彼女は自分の能力を疑い続けました。彼女の能力は一目瞭然でしたが、彼女と父親にだけはそうではなかったのです。

続けて数例みてみましょう。ミック氏の母親は統合失調症でした。そのために、大人になった現在も、ミック氏は常に感情的に過敏な女性に惹かれてしまいます。ですが、ガールフレンドのごく当たり前の情緒反応にも過敏になってしまうのです。

アンさんの人生の目的や考え方は、彼女の両親のそれと大きく異なっていました。それゆえに、自分は馬鹿であると思い込むようになっていきました。

ロバート氏は、肌の色が異なるだけで会ったこともない人たちを嫌うように幼い頃から教えこまれていました。

身体的虐待を受けたケースでは、過去の傷がより顕著に現在に影響を与えます。現在、数え切れない人々が、破壊的な性的、身体的虐待の記憶によって苦しんでいます。それについての研究も数多く行われています。それぞれの被害者の記憶の正確さについての疑問はあるでしょうが、それをさておいても、研究発表に目を通す限り、身体的虐待や精神的虐待、性的虐待が実際に行われていることは明確で、そのようなむごい虐待が被害者と加害者の双方に深く影響を与えていることは明らかです。例えば、自分の意見を発言することで子どもの頃に体罰を受けた記憶のあるライターは、その才能を活かすことに悩み苦しんだ時期を体験しています。また、子どもに性的虐待を加えてしまう男性は、彼自身の幼少時の性的虐待経験が原因でした。加害者になってしまう自分への憤りから、虐待を行っている最中の記憶を無意識下に押し込めてしまっていました。

癒されていない身体や性の虐待経験は、将来の人間関係に大きく影響します。癒されないままに大人になった被害者は、ポジティブな人間関係を選択する能力にダメージがあり、虐待者を人生のパートナーとして選び、再び被害者となることが多いものです。このように虐待が次の世代へと受け継がれていくのです。

人は〈知っていること〉をもとに生きていきます。ある女性は、幼少時代にひどい体罰を受け続けて育ちました。そのため、現在のパートナーがどんなに彼女を感情的に手荒く扱っても、「でも身体は虐待されていないから」と、自分の状況をまだ幸運なものだと思うのでした。パートナーとの関係に不満があり、彼女にもっと優しく接してくれる男性と出会うことを切望していましたが、馴染みのある過去の経験から何かが根本的に変化することを想像することすらできませんでした。彼女の場合、我が子が生まれて初めて、感情的な虐待によって被るダメージの大きさを認識することができました。

過去を変えることはできません。いつになっても、自分に起きたことは事実です。たとえ覚えていなくても、過去の事実が消えることはないのです。東洋医学の治療に携わってきて、こと身体の症状には、古い傷、否定されつづけてきた願望や、精神的な苦しみが深く潜んでいる例を数多く見てきました。人は自分が今歩んでいる道のりを理解するために、そして、現状を正確に知るための示唆を得るために、過去を振り返ろうとするのです。

子を授かり親になることほど、自分の過去と直面せざるを得ないことはありません。自分が理想としている信念とは裏腹に、幼少時代に聞かされた言葉を我が子に発してしまう時ほど、悲しいことはありません。私もストレスの多い時には、無意識にですが、私の家族の在り方を再現してしまったことがありました。変わることを意識して、練習する道を選び、初めて、幼少時代に学んだ反応の仕方ではなく、今の私のものの考え方や、心理学の知識や、得た気づき、精神的な信条を大切にした自分なりの反応をものにしていくことができました。

私たちの過去には、癒しを必要とする傷とともに、今まで周囲に気づいてもらえなかったり、育ててもらえなかったりした私たちの本来持っている可能性も埋もれています。つまり、否定し続けられ、いまだ開花していない部分です。だからこそ、過去の傷を負いながらも、人は、自分の癒される方法を心の底から切望しているのです。自分の精神性をガイドとして自分自身を導いていくことができるためのツール（道具）を人は求めているのです。セラピー中、クライアントが不安の感情が押し寄せてくるために過去を直視できない時があります。そんな時に私はセラピストとして、〈あなたは、過去に起こったことをもうすでに知っているんですよ〉ということを伝えます。過去の個人史や、なおも生き抜いてきた内なる強さや智慧は、私たちの中にすでに存在することを思い出せるように導くのです。

幼少時代に受けた傷は、癒されるものです。過去の傷を思い出して、人それぞれ固有の〈ストーリー〉を語ることによって、ホールネスな存在に近づく道を見つけようとしているのです。だからこそ、人は無意識のレベルで、傷を負った状況を再現するのでしょう。私の友人、サラ・インガマンは著書"Soul retrieval"と"Welcome home-life after healing"の中で、家族史や伝統文化といった歴史との繋がりがとかく希薄な今の私たちにとって、個人史とは、過去や経験から得た智慧とつながるための重要な役割を果たしていると言及しています。私たちの過去の記憶が、夢や身体の症状、ひらめき、気づき、衝動や何らかの破壊的な行動として表れてくる時もあります。場合によっては、意識的に過去に目を向けて、体験してきたことや、その体験から得た信念や思い込みを見つめていくこともできます。

過去を振り返ろうとすると、怒り、恐れ、悲しみを味わうことがあります。これはどれも当然の感情で、虐待やネグレクトの持つ意味深さを私たちに伝えてくれているのです。回想するうえで大切なことは、過去に起こったことについて、相手を責めることが目的ではないということです。マインドフルな意識状態で個人史をなぞることで、今の自分が抱えている固定観念や問題態度の根を深く理解できるようになり、同時に、自分で課した制限や、心からの切望に気づき、それらに対してあたたかい思いやりの感情が持てるようになることが大切です。そうやって、過去の傷を癒しながら、より統合的な、ホールネスな存在へと成長していくことが過去の傷を回想する真の目的と言えます。

本書で提案する個人練習を継続していくことで、過去の体験から得た智慧や自分の本来の強さを発見できるでしょう。過去を変えることは不可能ですが、私たちの過去への接し方、過去に対しての意味づけなどが確実に変わっていきます。自分自身の過去との関係が変わり、気づきや思いやりの心をもって接することができるようになれば、今まで忘れ去られていたり、取り残されてきた自分の大切な要素を見つけたり、再び繋がっていくことができるようになります。

家族の限界（limitation）

ここでは、枠組みを広げて物事をとらえ、自分の過去を見つめる方法をみてみましょう。自分を狭い枠に押し込める〈固定観念〉にしばられている方は、そのことに気づくにつれて、家族に対して怒りを感じ始める場合があります。不公平なことに対して腹を立てるのはごく自然で健康的なことですが、怒りが成長の妨げになることもあります。癒しと本来の力を取り戻すために、〈家族の境界図〉などの手法を用いて、個人の過去を大きな枠組みの中で理解していきます。

私たちの精神性は、本来的に、私たちをホールネスな状態へと導こうとしています。それは、私たちの限界をも包容しつつ、その限界を大きく乗り越えていこうとする拡大的な性質をもっていま

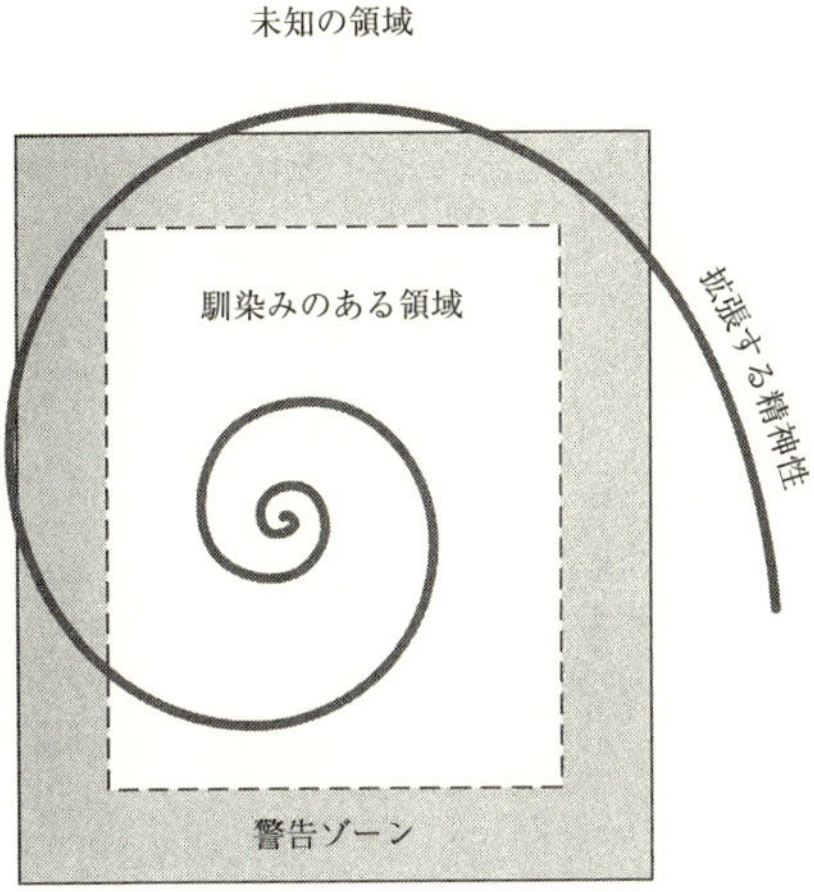

す。生まれたての赤ちゃんは、広がろうとする存在そのものですね。成長する、この世界について学んでいくというプロセス自体も拡大的なものです。一方、家族は、彼らが知っている範囲内で、この世界や、私たち（身体、感情、こころ、精神性）や、他者について教えようとします。私たちはある程度の年齢まで、どのようにこの世界に存在すべきかといったことを家族から学んでいきます。一般的に、こういった情報が親の世代から新しい世代へと、新しい情報を付け加えつつ受け継がれていくものです。これが、図にあるように「馴染みのある領域」です。

どんな家庭であれ、何かしらの限度はあるものです。それが、感情を自由に表現できないことであったり、暴力を使って怒りを表すことかもしれません。または、愛情表現が下手だったり、人との違いを尊重できなかったり、スピリチュアルな繋がりが持てない家庭もあるでしょう。創造的になることを嫌ったり、深いレベルでのコミュニケーションが苦手だったり、お互いをありのままに受け入れることが難しい家族もあります。なかには、お互いの一線（バウンダリー）を尊重できなかったり、現実と向き合うことが困難な家庭もあります。このような家族の限界が虐待行為として表面化したり、放任主義として表現されることもあります。子は本来、好奇心旺盛で拡大的な存在ですので、何かが間違っていれば直感的に感じとり、自然に、このような家族の制約の壁を乗り越えようと試みます。

制約の壁の向こう側にあるものは、馴染みのない「未知の領域」です。例えば、代々、銀行を経営している家族の子息が芸術家になりたかったり、芸術家一家に育った人が、コンピューターのプログラマーになりたいと望むことなどがこのケースにあてはまるかもしれません。または、感受性の強い子どもが感情を押し込め合う家族の一員として生まれたり、怒りっぽい子どもが怒りを恐れている一家のメンバーに加わることもあります。身体感覚が乏しい、知的な両親のもとに生まれた子が、本よりもスポーツに興味を示すこともあります。三世代も続いて性的虐待が行われていた家庭に、そのような虐待のサイクルを積極的に止めようとする子が授かる場合もあります。

このようなことは、単に家族への反発という訳ではなく、私たちの中の、常にホールネスへと近づこうとする精神性（スピリット）の本質的な傾向です。理想的なシナリオは、それぞれの家族が自分たちにとって〈馴染み深い限界〉を認識し、我が子が新しい領域へ向かって歩み始めることが、その家族にとって、より全体性に導かれた家族になるために必要だと気づくことです。家族にできることは、未知の領域へ飛び出そうとしている子を励ましながら、信じて見守ることなのです。

しかし、残念ながら、多くの場合、親は、子が未知の領域に近づこうとする時、直接的、間接的に警告を鳴らし、子どもを叱咤して、結果として子の道のりを閉ざしてしまいます。ほとんどのケースで、親に悪気はなく、親が未知の領域についての経験が乏しかったり、それを恐れているために、必死にわが子を守ろうとしているのです。または、親自身も虐待されたり、放任されて育ったために、子が健全に育つために必要なことを与える術を知らない場合もあります。

「怪我するわよ」、「馬鹿げているね」、「赤ちゃんみたいに振る舞わないの！」、「誰もあなたの気持ちなんか気にしてないよ」、「それはちょっと怖すぎる」、「大変すぎる」、「あなた何様だと思っているの？」などのメッセージはどれも、子どもがその家庭で得ることのできなかった可能性――冒険、安全性、尊重、感情や自分のベストでいること――を求めた時に、子が感じ取るメッセージです。これらのメッセージを、子どもは意識無意識のうちに、親の自分への接し方や、周囲の人々のやり取りを観察するなかで習得していくのです。

子どもが家庭の中で、その家族のもつ限界を探求しようとしても許されずに支援されなかった場合には、馴染み深い領域と未知なる領域の間に「警戒ゾーン」が形成されます。そこは、名前のごとく、間違いを正すことへの警戒心や、叱咤されると感じてしまう空間です。ＳＦ小説のワンシーンに、宇宙開拓者が、ある地域に近づこうとした時に、いきなりアラームが鳴り出し、電気がフラッシュして「警告！　危険！　危険地区に進入しつつあります！」などの装置が自動的に作動するなんてことがありますよね？　それに似たものだと思っていいでしょう。

大人になるまでに、このような警戒心はしっかりと刷り込まれてしまうために、それが自分の中に存在することにさえ無意識な人がほとんどです。そのために、自分が心底望むものであっても、反射的に、まだ体験したことのない可能性ということで回避してしまうのです。なにか人生が大きく変わろうとして、未知の領域に向かって進もうとしているのに、このような意識無意識のレベルの警告が自分の内側で鳴り出し、不安に感じたりして、恐怖におののくことがみなさんにもあるかと思います。でもそれは、「神聖な恐怖心」なのです。精神が開花することへ素直に身を任せなさいと教えてくれる囁きなのです。ですから、自分では何か法を犯しているように感じたり、悲運が差し迫っているように感じるかもしれませんが、それでよいのです。それは、「警戒ゾーン」に足を踏み入れた証拠であり、未知の領域に降り立ちつつある兆候であり、馴染みのある家族の限界を乗り越えようとした時に感じるものなのです。

これから、人生の大きな転機を迎えた方々が作成した「私の家族の限界地図」を数例挙げますので参考にしてみてください。

繰り返しますが、どのような家族であれ、何かしらの限度を抱えています。それは人が人である宿命とでも言いましょうか。一度にすべてのことを成し遂げることは不可能なので、そういう目線では、このような限度が悪いことであると言い切ることはできません。言葉を変えると、リミット

真剣な交際関係を望んでいるクリスさんのケース

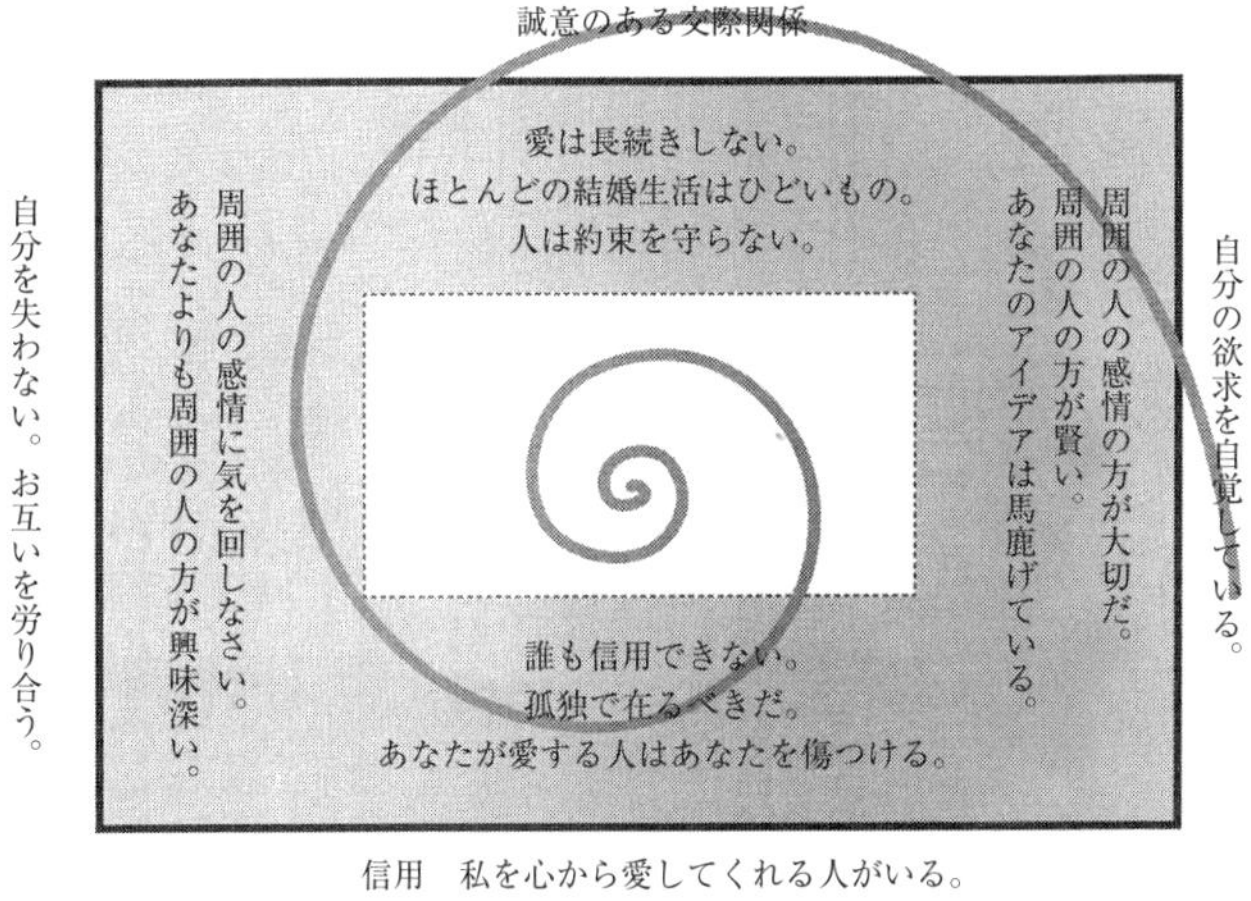
誠意のある交際関係
愛は長続きしない。
ほとんどの結婚生活はひどいもの。
人は約束を守らない。
自分の欲求を自覚している。
周囲の人の感情の方が大切だ。
周囲の人の方が賢い。
あなたのアイデアは馬鹿げている。
誰も信用できない。
孤独で在るべきだ。
あなたが愛する人はあなたを傷つける。
周囲の人の感情に気を回しなさい。
あなたよりも周囲の人の方が興味深い。
自分を失わない。お互いを労り合う。
信用　私を心から愛してくれる人がいる。

幼少時代に受けた身体的、性的虐待に癒しを求めている
ジュードさんのケース

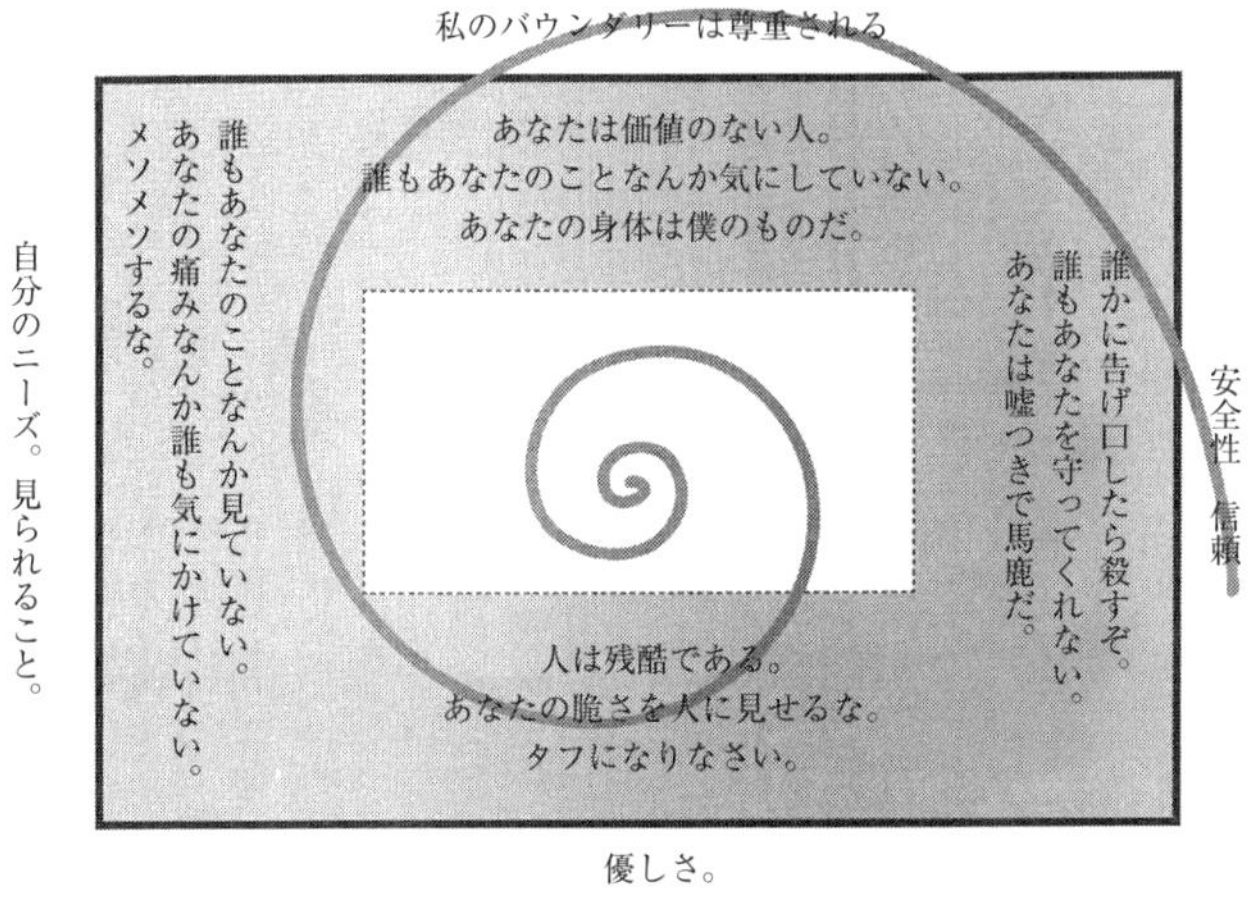
私のバウンダリーは尊重される
あなたは価値のない人。
誰もあなたのことなんか気にしていない。
あなたの身体は僕のものだ。
安全性　信頼
誰かに告げ口したら殺すぞ。
誰もあなたを守ってくれない。
あなたは嘘つきで馬鹿だ。
人は残酷である。
あなたの脆さを人に見せるな。
タフになりなさい。
誰もあなたのことなんか見ていない。
あなたの痛みなんか誰も気にかけていない。
メソメソするな。
自分のニーズ。見られること。
優しさ。

ゲイである自分を容認できずに苦しんでいる、
若いポールさんのケース

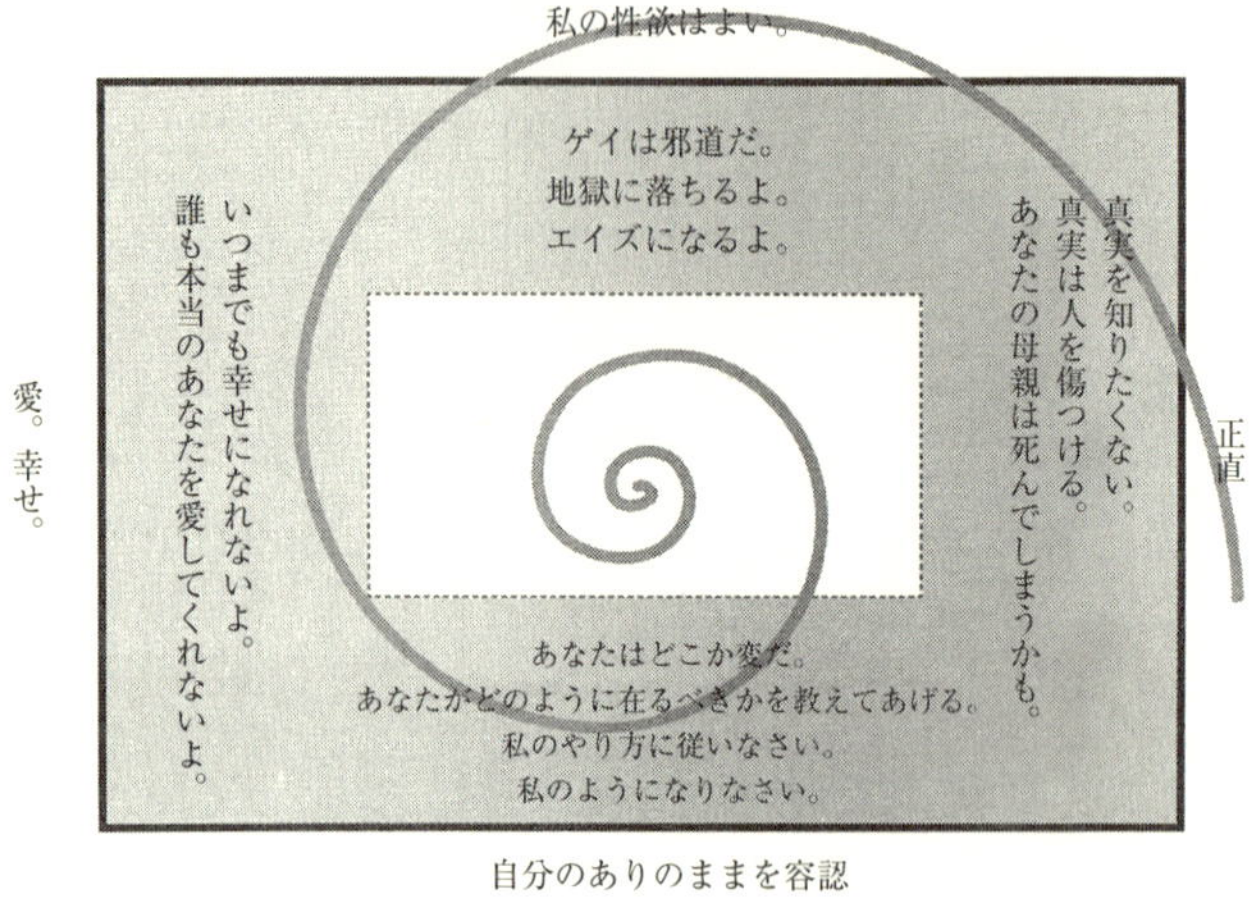
私の性欲はよい。
ゲイは邪道だ。
地獄に落ちるよ。
エイズになるよ。
真実を知りたくない。
真実は人を傷つける。
あなたの母親は死んでしまうかも。
正直
いつまでも幸せになれないよ。
誰も本当のあなたを愛してくれないよ。
愛。幸せ。
あなたはどこか変だ。
あなたがどのように在るべきかを教えてあげる。
私のやり方に従いなさい。
私のようになりなさい。
自分のありのままを容認

この本を執筆することを決意した時の私のケース

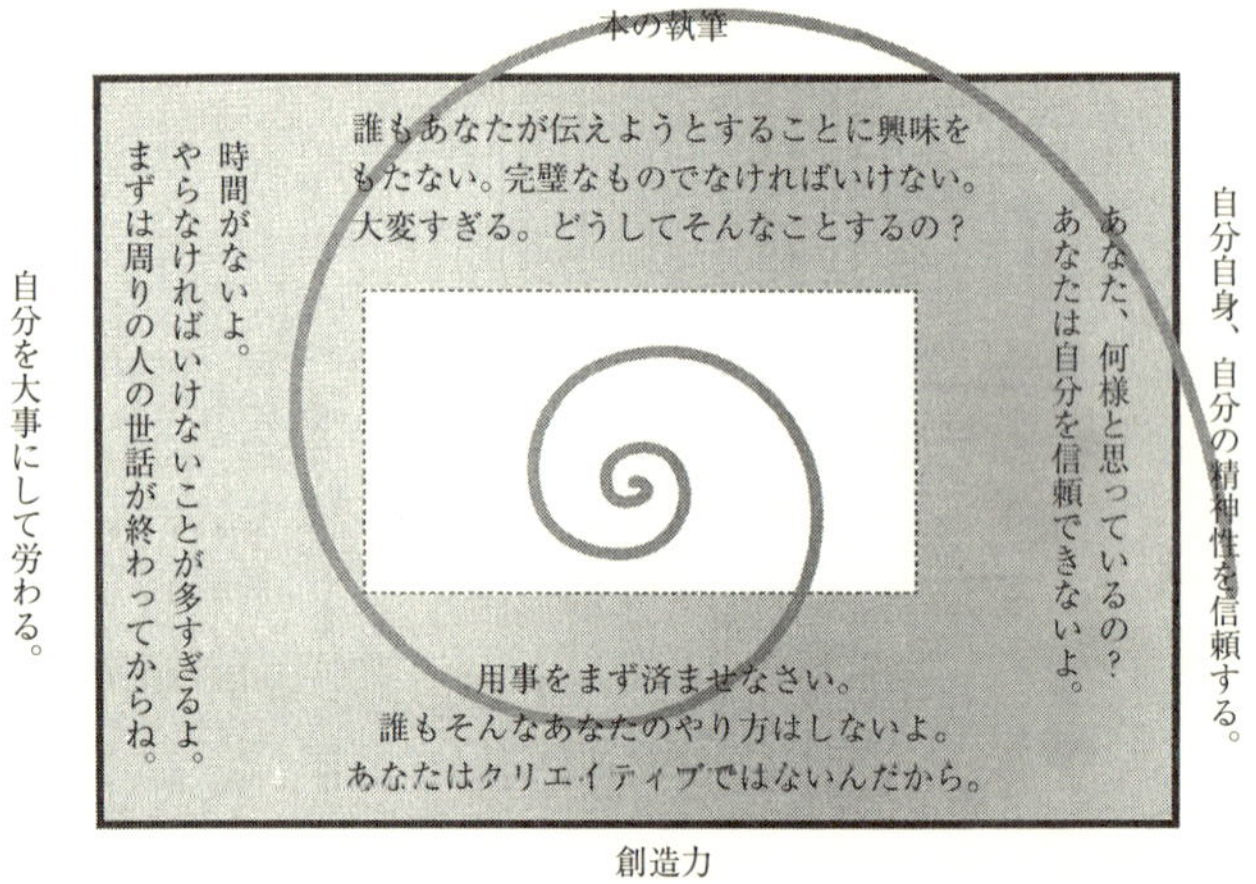
本の執筆
誰もあなたが伝えようとすることに興味を
もたない。完璧なものでなければいけない。
大変すぎる。どうしてそんなことするの？
あなた、何様と思っているの？
あなたは自分を信頼できないよ。
自分自身、自分の精神性を信頼する。
時間がないよ。
やらなければいけないことが多すぎるよ。
まずは周りの人の世話が終わってからね。
自分を大事にして労わる。
用事をまず済ませなさい。
誰もそんなあなたのやり方はしないよ。
あなたはクリエイティブではないんだから。
創造力

があるからこそ、私たちは家族として、人として、よりよい在り方を求めたり、それを乗り越えたりする活力が湧き出てくるというものです。このような限度があることによって、私たちの求めるものを明確に表すことができたり、私たちの精神性（スピリット）が開花したいと切望している本来備わる才能や自分の素質を知ることが可能になります。

私は、自分の過去のために、愛娘にしっかり教えてあげられないことがあると思っています。たとえ、それを私がどんなに強く願っていたとしても、です。娘が自分の力でそのような限度を乗り越えていくことを心から望んでいますし、彼女が未知の領域へ踏み出す時に、自分は障害になるのではなく、彼女を励ます言葉をかけることのできる存在でありたいと願っています。きっと、娘は私のもつ能力の枠を超えていくことでしょう。その時には、家族というシステムの外にあるリソース（資源）に導かれることも大切です。

私の家族の歴史を紐解いていくと、長い歴史の中で、アルコール中毒症、身体的、感情的、そして性的虐待、放置、ネグレクト、完璧主義、人種差別や、性差別など現代社会に普及している問題が点々と見受けられます。このような家族の限界に対して、思いやりの心をもって接するという学びを意識的に深めていくうちに、私に分かってきたことがあります。それは、親や祖先たちは、たいていの場合、悪気はなく、ただ自分たちが知っているやり方で最善を尽くして行っていたということです。もちろん、今も、そのような家族の限界に対して、怒りや悲しみ、絶望感を感じます。しかし、過去から受け継いできた「警告ゾーン」から抜け出して、私のなかのホールネスな感覚から生きられるようになっていくにつれて、自然と、思いやりの心をもてるようになりました。

英語のコンパッション（思いやりの心）は、「共に苦しむ」という意味ですが、私たちの思いやりの深さの度合いは、自分自身の苦しみに寄り添う能力や、そのことへの理解度に根ざしています。そして実際には、思いやりの心とは、家族の押し込まれた制限よりもはるかに大きいものなのです。私の場合、家族史には不健全な要素が含まれていたことは事実ですが、愛情、勇気、インスピレーション、誓い、犠牲、忍耐力、ユーモア、好奇心、そして物事を変えようとするやる気などの健全な要素も多々含んでいる事実に目を開かせてくれました。

今の時代、私たちのほとんどが、何かしらの問題を抱える家庭環境に生まれ育つと言われています。確かにその通りでしょうが、一方で時代とともに〈健全な家庭〉に対する意識の転換があることも事実です。その意味で、家族のリミットとは、私たちの生きる文化のリミットだと言えるでしょう。喜ばしいことに、私たちは限界の枠を常に向上させています。昔と比べて情報や知識を豊富に身につけることができますし、向上に必要な様々なリソースもますます増えています。私はそのような豊富なリソースに心から感謝していますし、そのお陰で、家族の限界を乗り越えることができました。ただ、自分自身や多くのクライアントと一緒にワークをしてきて思うのは、たとえどんなにリソースや知識が豊かにあったとしても、家族の限度を乗り越えていく道は決して容易なものではないということです。自身を俯瞰するということ。それは、自分のなかの気高いものから、目を背けたくなるものまで一切を包含したまるごとの自分を見つめるには、何よりもやる気が必要です。経験したことのない未知の世界へ飛び込む勇気も大切です。そして、最も重要なことは、日々の実践を行う、という強い決意です。

個人の歴史を乗り越え、次のステップへジャンプ

私たちの時間との関係

「過去は過ぎ去ったものなのに、今さらなぜ掘り返すの？」これは、セッションで過去を振り返るように促された時や、他者がその人の家族史を振り返ろうとしている時に、多くの方の中に湧き上がってくる気持ちです。確かに、過去は過ぎ去ったもので、それを変えることはできません。でも、よく考えてみると、時間とは捉えどころのない、とても不思議なものです。どれだけの人が、実際に、今のこの瞬間をしっかりと生きているのでしょうか？　ほんの少数の人たちが自分の意識のすべてを今この瞬間に向けているのが世界の現状で、多く人の場合、過去や未来に生きているということがほとんどかもしれません。

もし時間を図で表してみたら、それは、このようなものでしょう。

人によっては次のように生きているかもしれません。

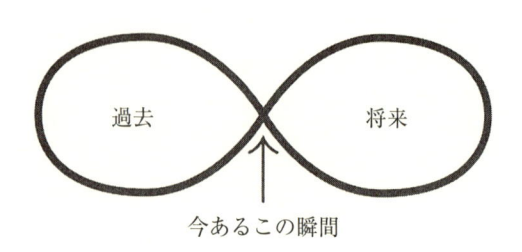

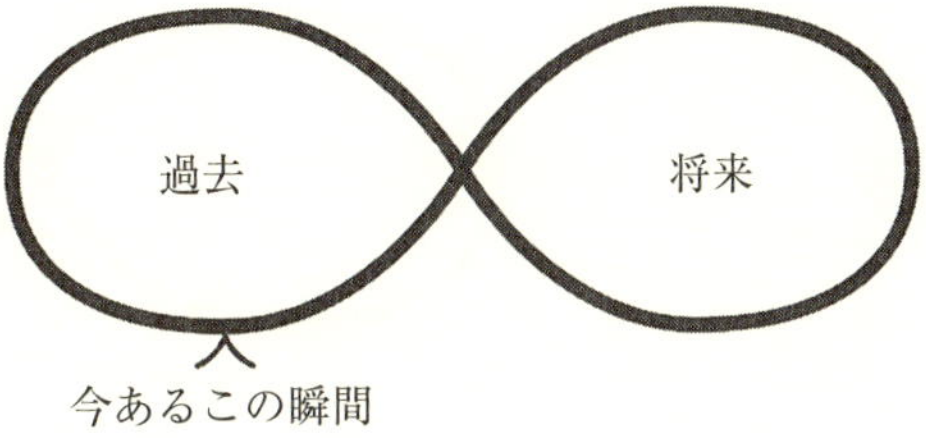

今を生きていると自覚していても、癒されていない過去に悩まされているかもしれません。過去の体験を通して目の前の出来事を見つめているので、実際には過去に生きていると呼べる状態です。

そして、過去と似通った現在を作り上げていることも多々あります。

また、人によっては次のような生き方をしている場合もあります。

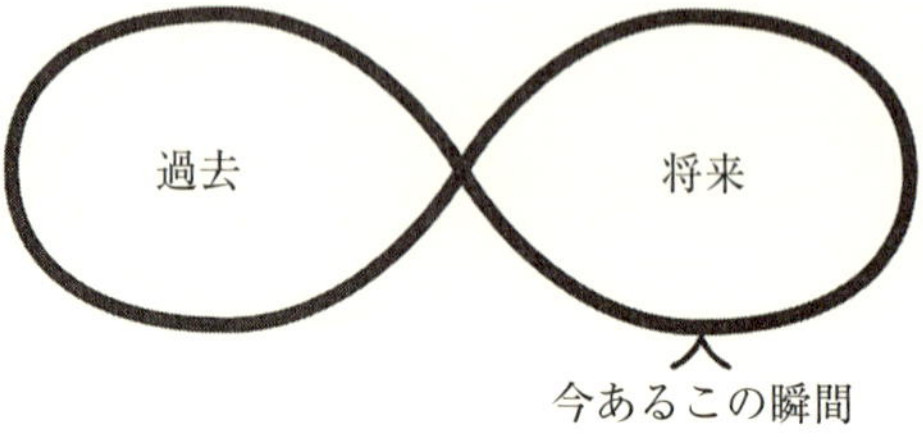

この場合では、将来起こるであろうことばかりに意識が向かっているのです。例えば、給料が上がったら、バケーションに行ったら、卒業したら、この本の執筆が完了すれば、私の抱える問題を解決できたら、ソールメートが見つかったら、傑作を描き上げたら……などと、将来のある時点で幸せを感じられるであろうことを期待しながら今を生きているのです。今この瞬間に自分は何を味わっているか、どこに存在しているかといったことには深い洞察を向けないままだと、仮に目指し

ていた目標が実現したとしても、満足することはなく、むしろ、がっかりしている自分がいるかもしれません。

　過去に囚われ過ぎることも、未来を気にし過ぎることも、どちらも人生を謳歌するチャンスを見過ごしていることに気づかれると思います。私の場合の〈今のここ〉とは、この文を執筆しながら、窓からの木漏れ日、庭に色とりどりに咲いている木々の花、小鳥のさえずり、椅子にふれている体や、横に寝そべっている愛犬のことなどです。あなたの場合でしたら、本書を読みながら感じているあなた自身の感覚のことです。それは、あなたの呼吸への意識や、体、感情、考え、精神的な切望、周囲の人たちや環境など、今住む世界におけるあなたの居場所についてです。

　もし、私たちが毎日、意識的に時間を割いて、今この瞬間だけに集中をし、刹那に味わう自分の感覚に気づき、寄り添うように習慣づけていければ、まったく違った世界が開かれていくでしょう。今この瞬間はとても奥深いものであることを知り、一つ一つの体験やそれを味わう自分自身を、ありのままに受け止め、耐え、そして、愛することができるようになるでしょう。平和な感覚に満たされて、自分が必要としていることにも気づくことができるようになり、それを満たすために小さな軌道修正をしていくことができるようになるのです。同時に、私たちは周囲のものすべてを分かちがたく繋がっていることがハッキリと分かるでしょう。そして、たいていの場合、〈本当に悪いこと〉は私たちに対して実は起こっていないのだということにも気づくでしょう。また、未来が、私たちの目前で、一段ずつ広がっていくのを感じることでしょう。

将来の計画を立てる時、自分の必要なことやしたいことと、今この瞬間において深く繋がっていると、物事がスムーズにいきます。直面することを何もかもコントロールしようとする代わりに、起きる事象のすべてに対応できるリソースが、すでに私たちに内在していたり、周囲に存在すると知りましょう。今あるこの瞬間に生きることで、時間の受けとめ方も変化していきます。それは、私たちが先祖を通して過去に繋がり、子孫を通して未来へと繋がる〈楔〉であり、今この瞬間だけが、自分が直接体験できるものであって、自由意思で存在できるとても特別な瞬間であるということを理解することにほかなりません。

今あるこの瞬間に生きる能力は一夜にして身につくものではありません。マインドフルになることを忘れていることにふと気づいては立ち戻りと、日々の練習によってのみ、育てられていくものです。時間をかけて練習を積み重ねるうちに、より深く、よりありのままで、今あるこの瞬間に存在することができるようになります。一週間の練習後には、より深く今あるこの瞬間にいることができ、一年後にはもっと深く、十年後、十五年後にはさらに深い能力へと少しずつ向上していくものなのです。私たちが癒されてから練習を開始するものではなく、同様に、時間ができてから始めることでも、本書を読み終わってから練習をするものでもないのです。今から始めましょう。マインドフルネスの練習には、今あるこの瞬間にいられるということは必要不可欠なものです。

自分への励ましの言葉がけ――アファーメーション

否定的な精神状態にかける前向きな言葉をアファーメーションと呼びます。私の場合、例えば、自分のおかれた状況が安全ではないと感じている時には、「私は安全です」という言葉をかけますし、金銭面で苦心している時には、「私には十分にお金があります」と声をかけたりします。

ハコミセラピー（心理セラピー）の一環として、本章の「基本的な問いかけ」の項に載せた言葉がけをクライアントに対して使うことが私にはあります。これらは、クライアントにとって心の滋養となる可能性に満ちています。ですが一方で、アファーメーションと同様に、現時点でのクライアントの固定観念（ビリーフシステム）や、体験している世界の枠外である場合もあります。セラピー中にこのような言葉がけをする理由は、クライアントを励ますことが目的ではなくて、クライアント自身が、自分に向けられた癒しの言葉に対してどのように反応するのかをマインドフルに観察してもらうためなのです。自分にとって馴染みのある体験や固定観念から外れた、認識の枠外にある言葉がけを耳にした時に、自分の中に何が起こってくるのかを観察できるように、いつも以上にゆったりとした気持ちで向き合ってみると、様々な反応に気づきます。例えば、その言葉に反発したり、警戒したり、身体に何かしらの反応が起こったり、何か強い感情が出てきたり、ある記憶を思い出す場合もあります。また、どうして心の糧になるはずの言葉が自分には素直に受け止められないか、その理由がこころに浮かんでくるかもしれません。

これは癒しの現場に長く携わってきて感じることですが、アファーメーションは、ずっと潜在意識に潜んでいた自分のこころの反応を観察するためにのみ価値があるようです。仮に、どんなに

「私は愛されている」と繰り返し自分に言い続けたとしても、愛されているように感じることのできない自分の一部にしっかり耳を澄まさない限りは、いくら唱え続けても長い目でみたメリットはないものです。実際に、そのようなアファーメーションを繰り返したために逆に愛されていないように感じている部分が強化される場合もあるのです！

私たちを制限してしまう要素がすべてそうであるように、「愛されているように感じられない部分」にもそれなりの理由があります。たいていのケースでは、これらの要素は、傷ついていたり、放置され続けた要素であったり、何かを伝えようとしているものであったりします。そして、私たちが愛情をもって寄り添うことを必要としているのです。ですから、このような要素の体験を否定したり、無視したり、反対してしまうと、私たちの気を引くまでどんどん大きくなっていきます。これは、ありとあらゆる全ての症状に共通することです。このように傷ついた部分は、癒しを求めていて、癒されることによって、ホールネスの状態になることができるのです。つまり、全人的な存在になるということは、私たちの全ての諸要素や、原体験を包含するということです。今はまだ愛せない自分の〈部分〉にも、優しさと愛情を注ぐことを日々練習したり、このような思い込みをもつにいたった原因になる状況へ、悲しみや怒りばかりでなく、同時に深い思いやりをもつ練習をしましょう。そして周囲からの愛情を素直に受け入れられるように励むことによってはじめて、「自分は愛されているんだ」と体感できるようになっていきます。このような体感は、言葉だけによるアファーメーションよりも数倍効果的です。繰り返すようですが、否定的な思い込みを持っている自分の部分を否定したり、押し出そうとしたりする代わりに、そのような思い込みを理解しようと努め、思いやりの心で寄り添い、そのような思い込みがあるには何かしらの理由があると認めることで、人は癒されはじめ、ホールネスな存在へと近づくことができるのです。その時点でアファーメーションを自分に聞かせれば、それをそのまま受け止めることができるでしょうし、本当の意味で、私たちの心に栄養を与えてくれるようになるのです。

上記のようなプロセスを経て癒しの道を歩まれた例をご紹介します。喫煙中毒で悩まされていたコレッテさんのケースです。セラピーを続ける中で、仕事場や人間関係において、いつもまわりの言うなりになっている自分に気づき、傷ついている自分への怒りと悲しみが喫煙と関係していることを知りました。「だまされやすい人」だと自分をなさけなく感じており、そのような悲観的な状況に陥った時に、怒りを感じては喫煙していたのでした。喫煙を望む自分の一部に寄り添ってみると、その部分が、実は非常に激しい存在であることをも発見し、彼女はとても驚きました。その部分は怒りであって、本当には禁煙などしたくなかったのです。まるで、コレッテさんの強さの一切が、禁煙をしない！と決意している部分に集約されているようでした。もし私が、彼女の禁煙を望む部分にだけセラピーで寄り添っていたものならば、このような大切な情報を見逃していたでしょう。また、彼女の中の非常に激しい部分に反抗されて、セラピーのプロセスが台無しになっていたかもしれません。

コレッテさんの禁煙への目標をサポートするためには、まず、喫煙せずにいられない彼女にとって、喫煙行為がどのような役割を果たしているのか知る必要がありました。それによって、彼女のニーズがもっと建設的なもので満たされるようにお手伝いができるからです。前述のとおり、コレッテさんは、自分の中のとても強い部分を知り、大変うれしそうでした。そのような強さを対人関係にも生かしていくことが彼女の目標となりました。パワーを示すことのできる自分を培うにつれて、彼女の中の喫煙への欲求は自然と消えていきました。

一つ大切なことを付け加えておくと、アファーメーションのメッセージが現実のものとして起きた時、それに気づくことのできる自分づくりの練習も必要だということです。この点について、セラピスト仲間のフィルさんは自分の体験談から語っています。

僕には、〈この世界には、助けなんて存在しないんだ。何もかも自分でしなければいけないんだ〉という強い思い込み（コア・ビリーフ）がありました。今までずっと、このような思い込みを共有できそうな友人ばかり選び続けていました。かなり長い時間をかけて、この否定的な固定観念が、「助けがやってきてくれることもある」という前向きな信念に変えられるようにワークしてきたつもりでした。ある時、車が故障してしまいました。車の修理はもともと好きだったのですが、その時は、どこが悪いのか全然見当もつきません。これは参った。ほんとうに、助けが必要だ！と思ったので、大学キャンパスへ行き、車にくわしい友人を探しました。事情を話したところ、友人は、修理ができると思うとのことでしたが、学期末試験の勉強のため来週までは忙しいと言いました。僕は、彼が今自分を助けられないことに対して落胆もせず、「分かった」と言って家に戻りました。そして、また車に詳しい別の友人を訪ねました。彼も、「たぶん車を直せると思う。一緒に修理できる時間を改めて決めようよ」と言ってくれました。私は、ちょっとがっかりしながら帰宅しました。その時、ハッとしたのです。二人目の友人との会話や、彼の装いなどを何となく覚えているだけで、彼が私に言った言葉は何にも思い出せないのです！　彼は助けてくれるって言ったっけ？　僕が電話をするんだっけ？　それとも、彼が連絡をくれるのだったっけ？　そうなのです。せっかく助けがそこに存在していても、僕自身が記憶できる〈助けの可能性〉は、それほど頼りなく、おぼろげなものだったのです。

貯金箱の例を使って、このような制限された記憶（selective memory）についてもう少し深く説明しましょう。生きにくくするような、制限するビリーフがある場合には、心理的にそれ専用の貯金箱があると思ってみてください。仮に、「助けは存在しない」という固定観念を持っているとします。その固定観念通りの状況に陥る度に、「やっぱり」と無意識レベルで思い、「助けはなし」と書かれた貯金箱にお金を入れるのです。「助けあり」と書かれた貯金箱を持ち合わせていないために、たとえ誰かが助けてくれると進み出てくれたとしても、その出来事を自分でマークすることができないのです。この世界には「助けあり」と「助けなし」が共存しているのが現実のはずですが、自分の固定観念に相反する肯定的な経験の存在に気づいてあげることができないのです。

その点、マインドフルネス（意識的に観察すること）はそれを可能にしてくれます。今ある現実の経験が、制限された固定観念に沿わない場合に、「助けあり」の貯金箱にお金を入れることを可能にしてくれるのです。「誰かが今日は助けようとしてくれた」とか、「自分のことを気にかけてくれているみたいだし、助けようとしてくれている人もいる」と気づくことができるのです。私の同僚のフィルさんの言葉を借りれば、「この世界に心の糧になるものがないわけではないんだ。どうしたことか、私たちがそれを受け入れられないような壁を持っているんだ」という訳です。私たちの中のそういった傾向はとても強く、時には、自分の固定観念に沿うような状況になるように、無意識のうちに現実を捏造してしまうほどです。

ここで大切なことは、まず、様々なことが起こりうるのがこの世界だと理解することです。つまり、自分の予測に沿わない可能性についてのスペースを自分の中に意識して、そのような出来事が起きたら、その事実をまずは認めるのです。例えば、助けがある時もあるし、助けが存在しない場合もあるのです。そうすることで、どのような人や状況を生活に取り入れることを自分に許していけばいいのかといった生きる選択肢が増えていくのです。

知らないということ

自分の過去についてずいぶん長い間取り組み続けた人たちが最終的に私のもとにセラピーを受けに来られることがよくあります。セラピーの中で、記憶を取り戻したり、自分の中の失われた部分を発見したりして、過去の傷についてのデータを集めます。そして、ある時点では、過去を越えて、まだ知らない、足を踏み入れたことのない領域へと入っていくことが必要となります。同じ傷について、毎回次々と新しい情報を持ち出してくるクライアントには、「これ以上証拠物件が増えても裁決は変わらないのよ」とお伝えします。そのような方は、まるで、ありとあらゆる記憶を掘り起こすことができた時点で、ようやく自分を信じることができるようになると思っているかのようです。人は、証拠が多いからと言っても、自分を容易に信じるようにはなれないもので、日々の練習によってのみ段階的に可能になっていきます。

証拠が全部揃い、すべての気づきを得られれば、人生が自動的に変わっていくだろうと期待しがちなものですが、実際にはそうではなく、気づきは、深いレベルでの変容（トランスフォーメーション）のほんの一歩です。深いレベルで変容するためにワークをしていくうちに、ある地点で、必ず誰しも、分岐点に立つことになります。一方の選択肢は、過去、どのようにして自分が必要としていたものが得られなかったか、また、過去を振り返ってどのように傷ついたかを探索し、そのようなことに関連する別の記憶や新たな感情を発見することです。そして、もう一方は、私たちがこころから切望していることを得るために前進していけるかどうか、その可能性について探索していくことです。両者とも重要ですが、異なっているものです。

願っていることに向かって進む道を模索していくということは、「警告ゾーン」を通って、未知の領域に踏み入るということです。このようなプロセスは、なかなか勇気のいるものです。それは、幼少時代に起こったことは、たとえそれがどんなに嫌なものであったとしても、馴染みある領域を越えた時に何が起こるか分からないという未知の状態よりも安全に感じられるからです。また、ただの〈気づき〉から、練習という動きの領域に入っていく訳ですから、ある意味で、重労働なのです。この時に大切なことは、まず、知らないという事実に慣れることです。まだ自分は何も知らないということに対しての自分の考え方や、感情、態度について馴染み深くなっていくことが最初の第一歩です。

ここで、少し時間をとって、あなたが新しい事を始める時に、どんな状態であるのか見つめてみましょう。

人それぞれ自分なりの在り方で新しい状況に突入していきます。自分特有の新しい出来事への接し方は、私たちは、未知の領域へ踏み出す際に感じる自分の反応についてヒントとなるでしょう。長年セラピストを養成していて気づいたことですが、クラスで学ぼうとしている課題を知らないことを恥ずかしく思う生徒が結構いるのです。特に、学力の高い学生たちの中にこの傾向があり、経験と練習を通してしか学べないことさえも、最初から自分は知っているべきだと自分自身に期待しているようなのです。多くの場合、そのような生徒たちは、ワークを練習している姿を私に見られることを恥ずかしがります。ワーク中に間違いをする面を見られたくないからです。恥をかくことが怖くて、授業で分からないことがあっても質問もせずに、せっかくの私というリソースがありながらも使わずじまいに終わってしまうのです。

私たちの生きる今の世の中を一言で表すなら、早熟の文化と言えるでしょう。知らないことや新米でいることが、嫌でたまらないのです。なにもかもを今すぐに欲しいと願いがちで、本当の意味で心の準備ができていない時でさえも、そのように願ってしまうのです。週末のたった二日間のワークショップに参加しただけで、多くの気づきを得て、一夜にそれらをマスターできることを期待してしまうのです。「早熟の悲劇」とでも呼びましょうか。時間をかけて一つ一つのステップを経験することを自分自身に許すことができない私たちの文化がある一方、別の文化においては、何事においてもマスター（達人）となるには、長い年月の修行が必要不可欠であると認識されています。

本書の課題である「ホールネスに至るための練習」も、一夜では実らない、段階を一歩ずつ踏んでこそ可能となるハードワークです。どんな気分であっても練習に立ち戻る。どんな考えが頭によぎったとしても、常に練習に戻り続けることが必要です。その意味で、毎日のワークが必須なのです。それは自分自身への深いコミットメントであり、同時にそれは、深い充足感が得られるプロセスでもあります。このようなワークを通して得られる変化は、私たちに力を与え、心を奮い立たせてくれます。そして、練習を続ける中で、ホールネスな存在として生き、それを体験するには、達人になるまで待たなくてもいいことに気づくことでしょう。なぜなら、私たちの真の心――精神性（スピリット）――にはいつでもどんな時でもアクセスすることが本来できるからです。

こころの領域が目覚めるための練習

チェックイン

まずは、日に数回、その時々に浮かび上がる思いや、イメージ、記憶、態度、意味づけ、思い込み、期待や哲学といったものに意識を向けていきます。自分がどんな風に自分自身に話しかけているのかにも気づいてみましょう。生活の中で、自分が自分に対してどのような態度で接しているのでしょう？　今あるこの瞬間で、人生に関する問題に対して自分はどのような思い込みを持っていますか？　今経験している体験について、自分でどのような意味づけをしているのでしょうか？

ルール

次の項目についてあなたが家族から学んだルールや、態度や、信条（ビリーフ）などを少なくともそれぞれにつき十項目以上挙げてみましょう。

帰属性（belonging）

心の栄養（nourishment）
力（power）
存在価値（worth）

それらのルールは、「お前は本当にダメだね」や、「願っている通りのあなたにいつかきっとなれるから」など親から直接的に聞いた言葉であるかもしれませんし、周囲の人々の接し方を観察して間接的に習得してきたルールかもしれません。直接的に学んだルールの横には，「明」を、間接的に観察を通して学んだものには、「暗」と記入しましょう。新たに気づいたルールがあればいつでも付け加えることができるように、手の届く場所にこのリストを保管しておきましょう。

関係

次の項目とあなたとの関係を絵に描いてみましょう。

帰属性（belonging）
心の栄養（nourishment）
力（power）
存在価値（worth）

フリーライティング

次に挙げる項目についてフリーライティングをしてみましょう。

あなたの居場所があった時
心の底から自分にとって必要な栄養を得たと感じた時
自分の力をしっかりと感じた時
あなたの存在価値をハッキリと感じた時

貯金箱

あなた自身を制約していると感じる思い込みを以下の項目の中から一つ選んでみましょう。そして、一日という時間の中で、その思い込みと相反する経験をした時や、そのビリーフを揺るがすような肯定的な体験をする度に、そのことに気づき、しっかりと認識するように心がけましょう。

帰属性（belonging）
心の栄養（nourishment）
力（power）

存在価値（worth）

自分の中のニーズに捧げるダンス

身体の趣くままに、理性にコントロールされないままに、動きを通してあなた自身を表現してみましょう。以下、四つの項目はどれも人として基本的に必要なものです。自分の中のそれらのニーズは何をあなたに語りかけていますか。踊りを通して表してみましょう。

帰属性（belonging）
心の栄養（nourishment）
力（power）
存在価値（worth）

アルター（聖なるスピリットに捧げる空間）

以下の四つの項目は、人としての基本的なニーズです。その中から一つ選び、それを尊重するために、捧げるアルターをつくってみましょう。

大自然や、身近な自然から拾ってきたもの。または、生活のなかで見つけたもの。もしくは手作

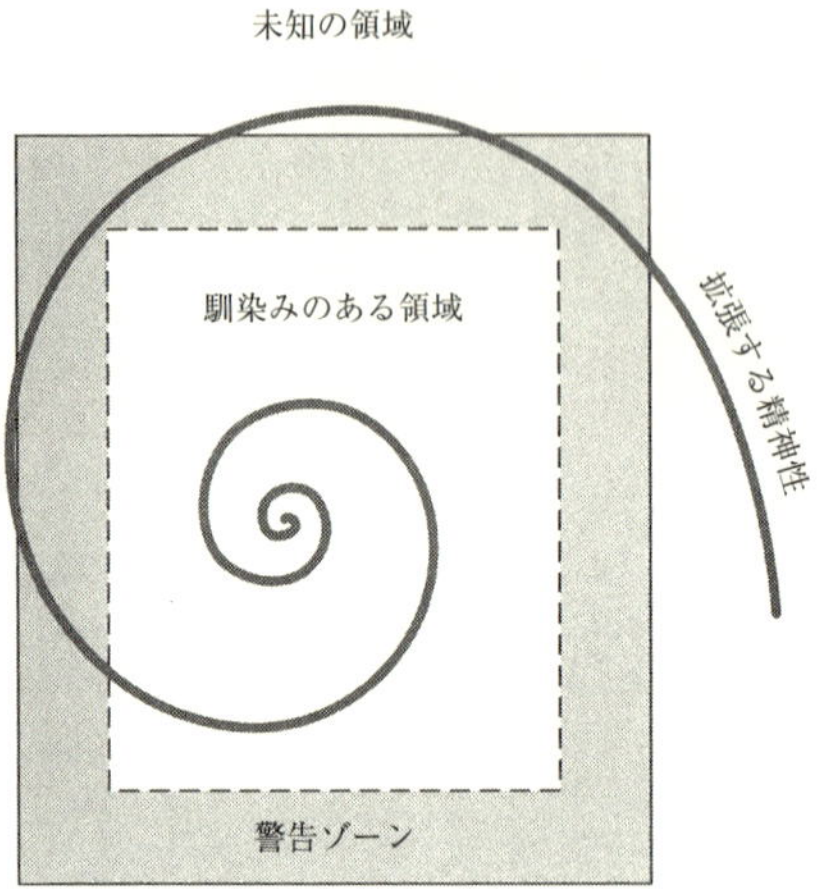

りの品などをそれぞれのアルターに供えてみましょう

帰属性（belonging）
心の栄養（nourishment）
力（power）
存在価値（worth）

それぞれの家族が抱える限界を表す地図

上記の家族の限界を表す図を参考に、大きな紙にあなた自身の家族の限界を示すマップを描いていきます。

自分自身の家族について書き入れていきましょう。〈未知の領域〉の欄には、あなたが現在ワークをしている目標を書き入れましょう。例えば、「仕事を見つけたい」、「もっとクリエイティブになりたい」、「もっと運動をする」、「喜びに溢れた人生を歩みたい」など、身体的、感情的、スピリチュアルな面に関する目標です。

〈馴染みのある領域〉の欄には、あなたの家族が、どのようにこれらの目標に接するかを書き入れましょう。それらの目標について、どのようなロールモデルがあったのかも書き入れてみましょう。それは、肯定的なものかもしれませんし、反面教師的なものかもしれません。

色の濃い欄は、〈警告ゾーン〉です。これらの目標について、家族から学んだルールや警告などを書き入れていきましょう。それは、直接的に学んだものかもしれませんし、家族の後ろ姿を見て学んできたものかもしれません。現在のあなたの生活は、これらのルールや警告にどのような影響を受けているのでしょう？　振り回されているとしたら、その代わりとなるような、もっと支援的なメッセージとは一体どのようなものでしょうか？　あなたのゴールの横にそれを書き入れてみましょう。

時間との関係

日々の中であなたは、過去、今あるこの瞬間、未来のうちの、どの時点に生きているのでしょう？　第三者として、あなたの人生のストーリーを書いてみましょう。どの時点の過去が、今のあなたにとって最も重要なのでしょうか？

また、あなたの将来についての要約も書いてみましょう。将来において、何が最も大切な要素ですか？　それらの要素は、あなたの希望や待望に関連して一体何を物語っているのでしょうか？

現時点のあなたの人生についての要約を書いてみましょう。現在において、何が最も大切な要素なのでしょうか？　それらの要素は、どのようにあなたの過去に関連しているのでしょう？　また、どのように将来に関係しているのでしょうか？

今あるこの瞬間の現実

一日を選んで、今あるこの瞬間に生きながらその一日を過ごしてみましょう。過去の出来事や将来に意識が飛んでしまったら、その度に、今あるこの瞬間に戻ってきましょう。あなたの身体の中に在るあなたという感覚がどんなものかを全身で感じてみましょう。マインドフルに、そして、ゆっくりと深く息を吸ったり、吐き出したりしてみましょう。同時に、意識的に周囲を見渡してみましょう。感情、思い、感覚、待望、幸せな感覚など、あなたの内面で起こっていることを細やかに見つめてみましょう。そして、光、色、表面の質、音、周囲に存在するすべての命あるものなど、あなたの周囲に起こっていることをもゆっくりと見つめて一日を過ごしましょう。

今この瞬間、ここにある、ということについて思うままに書き出してみましょう。

今というこの瞬間、ここにいることが心地よいと感じている〈場〉を自分の中に見つけ、寄り添ってみます。その場は具体的にどんな風に感じられるところですか？　その地帯はあなたに何を語りかけているのでしょう？　その、心地よく感じる自分だけの安全地帯にいつでも戻ることができるように練習してみましょう。

未知の領域

新しい状況下で、あなたはどんな風に感じ、何をするのかについて、〈新しいことに関して〉というタイトルで、一、二ページ分、一気に書き出してみましょう。身体に湧き上がる感覚はどのようなものでしょうか？　新しい状況において起こりがちな感情はどんなものですか？　あなたは、その新しい状況について、一体どんな考えや、態度、ビリーフを持っていますか？　また、そのような未知なる状況について、自分がどのようなルールを学んできたのかについても書き出してみましょう。そして、そのような既存のルールと、実際にあなたが体験している今の現実とを比較してみましょう。

未知の領域に在るための練習

未知の領域にいる時の感情や感覚に耐えることを練習してみましょう。マインドフルに息を吐いたり吸ったりしながら、あなたの気づきを身体の中に保ってみます。そこで湧き起こる感情に向けて呼吸を送り込み、あたたかい眼差しを持ってそこに寄り添いましょう。そして、身体の中にそのような感情が存在できる空間を作ってあげてください。

本来、あなたのこころは、完璧なホールネスです。あなたの中の個々の思い、態度、信条（ビリーフ）は、あなたの真の心の可能性のうちのほんの小さな一部分にしか過ぎません。そう、それが現実だと認めてください。日々の生活の中に好奇心をもっと取り入れましょう。物事をなんでも簡単に決めつけないで、情報を集めることから始めるとよいでしょう。物事を決めつけてしまう、そんなあなたの部分に立ち止まり、次に、「この状況は他にも何かを私に伝えようとしているのか？」と自問してみてください。

クリエイティビティー

あなたの心、または、あなたの心の一要素と、よりよい関係を築いていくための実践アイデアを思いつけますか。次に、定期的にその実践をしていける時間を持ちましょう。

あなたのこころの中にある、ホールネスを感じてみよう

こころは、物事を識別したり、分類したり、判断を下したり、考えや信念（ビリーフ）を抱く役

割を持った私たちの大切な一部分です。そのこころにあなたの意識を向けてみましょう。もしくは、今この瞬間にあなたの意識を引いているこころの一要素だけを集中的に見つめてもかまいません。まず、自分の呼吸を感じます。次に、身体全体にも意識を向けていきます。脚、頭、前面、背面、側面など、今この瞬間に全身を同時に感じてみるのです。そして、あなたの身体と、あなたの感じる意識は、あなたの心をすっぽりと内包する容器だと想像してみましょう。あなたの中の全人的な、ホールネスであり、大いなる意識（consciousness）の中に、あなたのこころが丸ごと抱きかかえられているような感覚になるのです。そして、あなたという大きな器の視点から、あらためてあなたのこころのつくりを認識してみてください。また、より拡大されたあなたが、思いやりをもって、あなたのこころに触れてみましょう。

第4章◉拡大的な精神性（スピリット）

ホールネスとは精神性の領域そのものです。私たちの精神性は、身体や、こころ、感情から離れては存在しておらず、私たちのあらゆる部分に浸透しています。そして同時にすべてを統合しているものです。糊のように私たちの諸要素のすべてを繋ぎとめているようなものです。一見、私たちは個性豊かな人間味にあふれていますが、同時に、まぎれもなく私たちはこの宇宙、ホールネスの一部であり、それを可能にするのが私たちの精神性（スピリット）なのです。

様々な解釈をされている「精神性（spirit）」という言葉ですが、英語では、ラテン語の「呼吸」という言葉に由来しており、内側と外側の世界のすべてを包含する私たちの在り方を意味するとも言われています。そこでは私たちは、一個人というよりも、何かより大きなものと繋がっており、拡大的、拡張的に存在しています。

物理学者のデービッド・ボームは、現実を「流動状態の確固たるホールネス」と表現しています。また、仏教では、全体とかけ離れた「我」は存在しないとされています。私たちの精神性はこのことをよく理解していて、私たちが自分自身に課している目の前の限界を乗り越えた先にある素晴らしいものへと至るように常に働きかけています。そうやって、この世のありとあらゆるものが帰属しているホールネスという名の母体（マトリックス）に誰もが共鳴できることを知らせようとしているのです。

英語の癒し（heal）という単語は、古典英語の「ホールネス」を意味する単語に由来しています。心理セラピストとして、また東洋医学の医師としての仕事を通してハッキリと確信していることがひとつあります。それは、すべての病には、精神、身体、こころ、そして感情の諸要素がそれぞれ含まれているということです。東洋医学では、人間は精神と身体が一致する存在だと捉えています。こころと身体が一体なように、こころと身体と精神性もまた一体なのです。

クライアントによって私のもとに持ち込まれる苦悩の多くは、自分のなかのスピリチュアリティーへのケアをおざなりにしてきた結果、心身の症状として現れたものがほとんどです。精神性を無視した今の時代、日々の暮らしのなかで自分のなかの精神的要素を養う技法は失われつつあります。そのため人々は心身の諸症状に苦しむだけではなく、空虚感に襲われたり、絶望感や何か自分より大きな存在に繋がりたいといった思いに常に駆られているのです。

長い間癒しの現場に携わってきて感じるのは、治癒の一環として、クライアントのなかのスピリチュアルな要素を高める必要性が年々増しているということです。クライアント自身の精神性が癒しのプロセスをリードしてくれますので、私は彼らの表現するものに注意深く耳を傾けるようにいつも心がけています。その人の精神性こそが、人生で起こる苦難や、制限を乗り越え、深いレベルでの変容を可能にしてくれます。また、精神的な切望感は、周囲に助けを求める自分を産み、自己成長に適した本、先生、癒し手へと自分自身を導いていくのです。精神性は、「警告ゾーン」を越えて未知の領域に入っていく過程で、私たちの道のりをもガイドします。このように、私たちのなかの精神性は、常に癒しへと、ホールネスな存在へと私たちを導き、本来の自分を知ることができるように促しているのです。

私がセラピーの際に行うスピリチュアルワークは、クライアントに自分を探求してもらうという形式で行われるもので、ある特定の宗教行為ではありません。宗教は人間が作ったスピリチュアルな練習であって、精神性（スピリット）ではありません。実は、自然や人との関わりの中、そして日常生活のあらゆる面において、精神性を直接的に経験することが私たちにはできるのです。

さて、ここでいう〈探求〉をどのようにスタートしていくとよいのでしょう？　私は、自分のなかの精神性に対する感情や、想い、態度などを見つめていくことから始まると思っています。そのような感情、想いや態度はそもそもどこからきたのでしょうか？　そうやって、日常生活でどのように具体的に現れているかをみてみます。次に、日々の暮らしの中で、自分の精神性を発動していこうと意識的に動いていきます。つまり、自分の内面や周囲の世界にある精神性をきちんと認識し、自分がスピリチュアルな存在であることを思い出させてくれる要素に気づき、積極的に日々の生活の中へと取り入れていこうとする姿勢をかためます。そしてさらなるステップで、自分の中で「これだ」と思うスピリチュアルな実践を自分なりに深めていきます。それは例えば人によっては、スピリチュアルな師と出会い学んでいくことかもしれませんし、スピリチュアルなコミュニティーに関わり活動をしていくことかもしれません。

精神性との関係を見つめてみましょう

精神性と自分との関係は、文化、家族、個人の体験から習得してきたものに大きく影響されています。例えば、幼い頃から私たちはさまざまなかたちで、聖なるものとはどのようなものであるか教えられてきたかと思います。また、神聖なものとの関わり合い方についても学んできたことと思います。死後の世界への考え方や人生観、人としての本質的な価値や、それらに対して振る舞うべき態度などについても、生き方の基本的ルールと同じように、育った環境や宗教によって本人のなかに深く織り込まれています。またあるいは、私の家族がそうであったように、スピリチュアルな要素のまったくない環境で育った人もいるでしょう。

いずれにせよ、個々の家族の精神性への基本的態度が周囲の文化に影響されているということは確かです。特に、世俗的なことからスピリチュアルなものを分け隔てる文化や、世俗的なものにばかりに多くの時間とエネルギーを消費する文化は影響力が高いです。現代社会を一瞥してみたら、個人や家族、地域社会のあらゆるレベルにおいてこれは明らかです。

では、人のスピリチュアルな要素とは一体何なのでしょうか？　それは、インスピレーション、クリエイティビティー、繊細さ、思いやり、気前のよさ、感謝、不思議、好奇心、正義感、叡智や愛など、人によって様々なことと思います。残念なことですが、人生や家族の中で、自分にとってはかけがえのないスピリチュアルな部分を周囲に認めてもらえないままだったとセラピーの途中で気がつくクライアントや生徒を私はあまりにたくさん見てきました。自分のなかの最も拡大的で、健全なエネルギーに満ち溢れた部分に気づいてもらえなかったり、それらが育つように家族からサポートされなかったことを嘆き悲しむ人は多いです。人が深いレベルで変わったり、癒されたり、深いレベルで出来事や物事を理解できるようになったり、思いやりを持てるようになるための最大の原動力はその人のスピリチュアルな部分です。その意味で、精神性がネグレクトされることは、虐待による最も悲惨な結果であると言えるかもしれません。しかし、ここで大切なことは、人の精神性は決して傷つかないということです。それは、精神性の素質は、確固たるホールネスだからです。虐待によって傷つけられたのは、人の精神性へのアクセス（繋がり）の部分です。つまり、自分と精神性との接続部分がダメージを受けたという訳です。そのような場合には、私たちの精神性との繋がりの再構築が必要で、これが癒しのワークと私の呼んでいるものです。必要なことは、日々の練習を通して、スピリチュアルな要素と繋がるアクセスロードを強化していくことです。幸運なことに、そのための道はたくさんありますし、私たちの精神性は私たちにその存在に気づいてもらうことを常に待ち続けています。

精神性（スピリット）の発動（働きを高める、活性化する）

精神性（スピリット）は、ある日不意に信じられないような奇跡とでもいえるかたちで私たちの人生に立ち現れてくることもあります。一方で、意識的になり、日々の暮らしのなかで、自分と精神性との関係を深めていくこともできます。最初のうちは、日常生活においてスピリチュアルな部分と繋がるように意識することから始めていきます。日々の忙しさにあって私たちは、宇宙そのものにもなぞらえることのできるホールネスと繋がっている自分を忘れがちになります。だからこそ、この繋がりを意識的に感じるように努めることはとても大事なのです。自分自身への誓いと言ってもよいでしょう。

自分が精神性と繋がっている存在であることを思い出させてくれる物を日常生活の中に積極的に取り入れることも役に立つでしょう。英語の「mind」という単語は、よく「こころ」と訳されますが、ギリシャ語の「精神（スピリット）」を意味する単語に由来します。こころという単語は、人の感知する能力、思考、記憶だけではなく、意識する能力をも含みます。東洋医学においても、本来の「こころ」は、気（エネルギー）のクリエイティブでスピリチュアルな具現化であるとされてます。

私のセラピールームには、芸術作品や、大自然のなかから拾ってきたような造形美や、人から貰ったもののなかで精神性との関わりを深めてくれるものなどがそこここに飾られています。どれもこれもが美やマインドフルネス、思いやりなど、精神性の恩寵を私にあらためて思い出させてくれるものばかりです。それらに触れると私は自分自身やクライアントのうちに拡張的に広がっている大切な部分に繋がることができ、すべきことをしやすくなります。私にとってこのような物質たちは精神性の具現化そのものであり、スピリチュアルな意識状態やマインドフルネスに繋がりやすくなるための小道具として使っています。

現代社会を生きる私たちは、物を得ることが幸せの証だと捉えがちです。そのことすらも自分の中で意識されないままに生活を送っていることもあります。満ち足りた気持ちになりたくて買ったはずなのに、しばらくして箪笥の隅にしまいっ放しになっている物はありませんか？　よく考えないで何かを買っても、結局は何の利益もありません。その代わり、暮らしのなかで、その物が自分にとって何を意味するのかについて深く知ろうと思ってみましょう。そうやって、スピリチュアルな意識を高めてくれるものや、本当の意味でこころに幸せをもたらす物を見出し、それらを生活の中に取り入れていきましょう。

そもそも、すべての物にはスピリチュアルな要素が含まれているので、どんなものであれ、精神性を思い出させてくれるものになり得ます。精神性の領域では、いかなる物でも役に立つ可能性があるということです。セラピーでも、スピリチュアルな要素を高めるための物は、クライアントによって千差万別です。自然界からの物質であったり、スピリチュアルな言葉がけやアート作品であったり、大切な人の写真やインスピレーションを感じる人物そのものという場合もあります。そうやって選ばれたものはその人にとって神聖なものであり、精神性と自分とを繋げてくれるものなのです。

セラピーでは、自分が選んだ自分にとって神聖なものから伝わってくるメッセージに耳を澄ますように促します。そして、受け取ったメッセージを必要な時にいつでも思い出させてくれる触媒として、意識的にそれを日々扱うようにお勧めします。精神性との関係が深まるにつれて、さらに新たなメッセージが得られるように心がけることも忘れずにお伝えします。自分にとって神聖なものとは、勇気、真実、変容、愛、思いやり、寛大さ、正義感、美など、この世界に存在する有形無形のスピリチュアリティーのさまざまな特質が具現化されたものなのです。

このような練習を重ねていくうちに、自分が必要としていることは実はシンプルであることに気づくことでしょう。幸せになるために新しい物質を得るかわりに、自分の精神性との関係を深めていくうちに、自分がすでに持ち合わせているものの中から自分と精神性との関係を深めてくれるものが見つかることもあるかもしれません。そして、日常の中で精神性との繋がりを思い出す時間をあえてつくり、その時間を積み重ねていくことで、どのように生活が変わっていくかに気づいてみましょう。それは、神秘的なかたちで現れるかもしれませんし、ごく平凡なものとして感じられるかもしれません。

スピリチュアリティーを高める

自分のなかのスピリチュアリティーを深めていくに従って、何か特別な気づきを得ようとする姿勢から、継続可能なスピリチュアルの実践へと移り変わることがあります。そのことに気づいた時、私の人生はとても大きく変わりました。事実、本書はその点に目を向けてもらうために書いたものです。

精神性（スピリット）を発動させる練習を毎日しようと決意すると、はじめのうちは、精神性の素晴らしい側面に触れることも多いでしょう。例えば、その流れるような現実化の顕現の数々に触れるかもしれません。あるいは、人生を大きく変えるほどの深い洞察力を得たりするかもしれません。それは、まるでお願いをするだけで、精神性が私たちを常に導き、道を切り開いてくれるかのようにスムーズです。日々の生活は、まるで魔法のような共時性（シンクロニシティー）に満たされ、幸せな気分に浸ることができ、実践継続へのやる気が湧いてきます。ところが、道のりを進んでいけばいくほど、たいていの場合このような顕著なスピリチュアリティーとの接触はしだいに減り、日常生活の平凡さに辟易するようになります。この時点では、絶望感を感じたり、迷ったり、精神性との関係を引き裂かれたように思います。生活の中に精神性を積極的に取り入れようとするやる気を根源から失ってしまうかもしれません。でも、この時こそが、スピリチュアルな実践における大切な一過程なのです。

精神性を高める毎日の練習は、私たちの精神性との関係を深めます。これは、瞑想や祈りなどのある特定なスタイルをとった精神的鍛練かもしれませんし、師との関係を築き深めることかもしれません。または、スピリチュアルなコミュニティーに参加することかもしれません。いずれの場合にも、精神性の存在を強く感じている時に実践することは簡単です。ですが、精神性との繋がりをあまり感じられない時であっても実践し続けることはとても大事です。これは、なかなか容易なことではありません。

ここで練習の価値や目的についてみてみましょう。スピリチュアリティーを高める実践は、自分のなかのマインドフルネスや平静なこころの状態、信念を深めることにとても役立ちます。また、内側の精神性を高く保ちながら、それを生活の中に活かすための原動力にもなります。そうやって精神的に、より豊かな未来へと私たちを導いてくれるものが日々の実践なのです。それを継続することで私たちは、たとえ自分がどのような気分にあっても、常に私たちの確固たる精神性がホールネスという流動体のうちに存在していることを実感できるようになっていくでしょう。

私たちの想念やインスピレーション、信念、あるいは自分より大きな存在への信仰、または、すべてのものと繋がっているといった感覚は、すべて精神性の一側面であり、それらは流動的に動き続けています。規則的に行うスピリチュアルな実践は、そのような流動性をも受け入れる器のようなものだと思ってみてください。途切れても、脱線しても、何度も何度も実践の道に戻ればいいのです。継続していくことで、自分自身のありようや、今進むべき方向を知ることができます。その中で、許す心や忍耐力、勇気や決意などを得ていけるものです。繰り返しますが、実践が簡単に感じる時もあるし、困難に感じる時もあるものです。とにかく、規則的な練習を続けることで、精神的に私たちは成熟していくことができます。

師の役割

スピリチュアルな師とは、精神的叡智へとアクセスする機会を提供してくれる人です。また、私たちの道のりをガイドしてくれたり、時には慰めてくれることもあります。インスピレーショナルであり、良きロールモデルである場合もあるでしょう。私たちのスピリチュアリティーを高める行程を長いドライブに例えるなら、師は経験から、私たちに道しるべを教えてくれたり、私たちが今どの地点にいるかを示してくれます。深いレベルにおける、最も拡張的な私たちの部分を鏡のように映し出してくれる存在と言ってもよいでしょう。

ティク・ナット・ハン師は、私にとってかけがえのない先生です。五十年以上スピリチュアルな実践をされている方で、そのために、直観や安心感が人柄として醸し出されています。先生というだけで、何千年間も実践され続けているいにしえの実践と繋がることができますし、深いスピリチュアルな実践を基にした実用的な叡智も教わることができます。先生は特に、精神的要素を日常生活に取り入れることに尽力され、家庭、社会、そして地球レベルで直面している諸問題に対してスピリチュアルな実践を継続中です。

インスピレーションの宝庫である師は他にもたくさんいます。例えば、チベット仏教の先生方は、人々の意識や変容（トランスフォーメーション）について詳しく教えを説いています。聖母の顕現として世界的に知られるマザー・メーラも尊敬しています。また、愛や社会への貢献を積極的に行っている世界の様々な宗教と、その宗教を説く師にも感銘を受けています。幼少期に精神性の種を私に植えつけてくださったキリスト教の先生方にも感謝しています。人が本当の意味で解放されることに生涯をかけているスピリチュアルな師を思う度に、私は感謝で胸が一杯になり希望が見えてくるのです。

コミュニティーに属して精神性を高める

一人ひとりのスピリチュアルな実践をサポートするのがスピリチュアル・コミュニティーです。具体的には、精神性を深める教えについて話し合ったり、日々の実践を励ましあったり、困難なことを一緒に取り組んだり、社会に貢献したり、個々の道のりを共有しあったり、共通する精神的土壌を有形無形に築いていったりします。誰かと一緒に行っていくことで実践は行いやすくなりますし、より規則的に、より長く継続できるでしょう。このようなコミュニティーで、多数のメンバーと同じ実践に取り組むことで、メンバーは安心感や連帯感による強さを感じることができます。また、グループレベルでの精神性への決意は、パワフルなエネルギーとなります。コミュニティーは精神性が私たちに教えていることを実際に生活の中に取り入れて生きていく鍛練の場でもあります。コミュニティーはメンバーの孤独感を緩和し、より大きなホールネスの一部であることを実感できる場ではありますが、同時に大きな挑戦でもあります。

ティク・ナット・ハン師の率いるコミュニティー、プラム・ヴィレッジは、平常は修道院ですが、夏の期間だけ世界中から数百人を越える一般のマインドフルネスの実践者を受け入れています。訪問客が到着してまず取り組むことは、日々の生活の中でティク・ナット・ハン師のマインドフルネスの教えを学ぶために、精神的コミュニティーをまっさらな状態から築いていくことです。調理や配膳など集団で行う役割体験を通して、頭で学ぶ講義ではなく、実践を伴ったスピリチュアル・コミュニティーの在り方が学べるのです。他人同士が共に働きながら、コミュニティーにはつきもののチャレンジをどのようにして力を合わせて乗り越えていくのか、相手のニーズに対してどう気を配るのか、何か問題が生じた場合にはどのように対処するのか、コミュニティーの一員であることの容易さや困難さを体験を通して学ぶ意味はとても大きいです。

きちんと機能しているコミュニティーでは、人は学びを深め、成長することができ、深いレベルで変わることが可能です。周囲と関わる際の自分の中のぎこちなさを緩和できたり、過去の傷を癒したり、周囲の人との関係を困難にする私たちのありようを正すことができます。これは容易ではありません。しかし、スピリチュアル・コミュニティーに参加すること自体が実践とも言えるでしょう。

精神性へのアクセスロードが多種多様であるように、スピリチュアルな師や、コミュニティー、実践方法も星の数ほどあります。肝心なことは、自分に合ったものを見つけていくということです。あなたが精神性の領域と繋がることができるものは何でしょう。そのような精神的な繋がりは、深い充足感や平安をもたらしてくれるはずです。スピリチュアルな存在としてのあなたを発育させ、成長を促し、深めていけるものを見つけていきましょう。あなたをサポートしてくれるものであり、癒しをもたらしてくれるものであるとなお良いでしょう。それは、あなたの本来の自分として人生を経験することを妨げている何かに対して挑戦していくものかもしれません。そして、精神性について学ぶことは誰からでも可能なものですが、師を常に近く感じられることとの大切さは計り知れないものです。あなたの心を揺り動かすような方で、人間性が深く、あるいは、人の性（さが）に対して思いやりのある方がまわりにいますか。精神性を高めるために毎日の実践を続けていて、精神性に導かれているような生活を送っている方がいるかもしれません。

日々のスピリチュアル・ライフ

精神性は日常生活からかけ離れたものではないことをもう一度ここで確認しましょう。仕事や子どもの世話、日々の雑用と別のものではないのです。私たちが、感情を表現したり、心理的な発達を促したり、身体をケアすることと別次元ではないのです。

私たちは周囲と繋がりながら、身体、感情、心理的な諸要素、家族や仕事などを含めた現実世界で生きています。そのようなあり方を見つめようとはせずに一見スピリチュアルに見えることを実践している場合があります。クライアントのディーン氏のケースは分かりやすい例です。ディーン氏は精神性を高めようとし、実践を献身的に数年間続けていましたが、それでも不幸に感じていました。彼がセラピーを始めた頃は、孤独感とうつ状態で、痛みを感じているようでした。彼には自分の感情や身体が必要としていることを察知することが困難であったために、自分の症状さえも認識できないという状態でした。

今あるこの世界を、あまりに痛々しく残酷なものとして感じていたために、現実逃避の目的にスピリチュアルな実践を行っていたのです。つまり、世渡りの言い訳としてスピリチュアリティーを使っていました。例えば、唯物主義に偏り過ぎているからと言っては仕事を辞めたり、「彼女はあまりスピリチュアルではない」と思ってはガールフレンドと別れる決心をしたりしていました。そして、周囲の人やあらゆることにも欠点を見つけがちでした。実際、彼のスピリチュアルな実践のあり方は、他者と親密な関係を築くうえで妨げとなっていました。皮肉なことに、彼の身体の生存にさえも悪い影響を与えるほどでした。彼独自の「精神世界」は、言葉では表せない程にすさんだ家庭環境に耐える逃げ道として、彼が十代の時に造り上げたものでした。その世界には、彼の深い傷も埋め込まれており、彼はオリジナルブランドのスピリチュアル・プラクティスによって、その傷から長い間避け続けていたのでした。

セラピーを続けていく中で、ディーン氏は彼の精神生活はどこかで凍りついたままであることに気づきました。そして、現在の生活ではもはや健全に機能をしていない態度や感情をベースに生きていると思うようになったのです。そして彼は、本来の精神性とは、もっと拡張的で、活力に満ちた生命力そのものだと感じられるようになりました。そこで、そのような本来彼が持っている精神性に、痛々しい過去の傷を癒してもらうことにしました。「自分のなかのスピリチュアルでない部分」を認め、うしろめたく感じていた身体の部位や特定の感情のなかでジレンマに陥ることにも終止符を打ちました。そうやって今ではホールネスの実践自体が彼の日々の練習そのものとなりました。

続いてミッシェルさんのケースをご紹介しましょう。彼女は、針灸にスピリチュアル・エネルギーを活性化させるツボのあることを知り私のところへ通い始めました。話を聞いていくうちに、長年スピリチュアルなことを求め続けているにもかかわらず、心から満たされた経験がまだないことが分かりました。瞑想や、チャネリングなどを試みてみたり、精神世界の本を読み漁ったり、ワークショップなどにも積極的に参加して、教会や様々なスピリチュアルグループにも入会したことがありました。しかしいつも一つの実践を継続することが難しく、実践を不快や平凡に感じ始めるとすぐに止めていました。彼女は、身体や日常生活に則してスピリチュアリティーを高めることが困難なようでした。実際彼女は、スピリチュアリティーは身体から離れて行うものだと思い込んでいました。そのために、日常生活におけるスピリチュアルな実践を継続できずに、彼女は精神性を深めることができないままでいるようでした。

そこでセラピーでは、ミッシェルさんが希望していた針のつぼではなくて、彼女が大地にしっかりと立って、身体の内に存在している自分を実感しやすい急所を中心にケアしていきました。セラピー後の彼女は輝いていて、「今までに経験したことがないぐらいに自分の精神性との繋がりを感じているわ」と語りました。身体の中にありありと存在する自分を感じる経験が彼女には欠けていたのです。しっかり身体に根を張ったうえで精神性を感じることで、より深く自分と繋がることができたミシェルさんは、ようやく本当の意味でホールネスを体験できたと言います。

くり返すまでもないことですが、精神性とは、もともとホールネスな存在です。それは私たちをよりしっかりと精神性に根付かせ、完全な状態へと導こうと、私たちの未熟な部分や放置されてきた部分を育ててくれるのです。実際、理性、感情、身体のいずれかに偏った生き方をしている人がとても多いので、セラピーの現場では、クライアントの未成熟な部分にセラピストとしてまず気づき、そこが育っていくように私は手を添えていきます。そんな風に、セラピストがクライアントに寄り添うのとよく似た在りかたで、精神性も私たちのために絶えず働いています。例えば、精神性は、私たちの注意を体へと向けさせたり、感情をもっと深く理解できるように仕向けたり、こころのあり方次第でマインドフルネスになれるように常に私たちを導いてくれています。そしてさらには、私たちのなかの完全さをも悟らせてくれます。これは難しいことです。なぜなら、どんなに惨めに感じている時でさえも、人間というものは、もうすでに自分が知っていて馴染みのあることにしがみついているほうが楽に感じられるものだからです。たいていの場合、私たちは、自分の中で巧妙に隠されていたり、放置されていたり、傷ついている部分をあえて見つめようとはしません。それでも自分をホールネスな存在として育てていくことで、私たちは全体（ホール）として、真に癒されていきます。

スピリチュアルな練習の成果はどのように測ることができるのでしょう。私は、それは、この現実世界をいかに存分に生き生きと生きているか、または、自分のなかのあらゆる部分のすべてを精神的向上の活力に変えていけるか、その包容力の深さによって測ることができると思っています。私たちがスピリチュアルであるために、この世界から離脱する必要はないのです。大事なことは、どのようにして精神性を今の人生でいかすことができるのか、です。つまり、「死」といった身体の限界を受け入れながら、自分の中の精神性を歓迎し、その精神性を行動によって現実化させていくのです。私たちのなすべき最も大切な取り組みは、身体の中に精神性の感覚を絶えず保ち続けることであり、感情やこころの状態について精神性からいつでも情報を受け取ることができるように培うことです。この地上は精神性の輝きに満ちています。その奇跡ともいえる顕現の数々に気づいていける自分になりましょう。そんな自分へと導いてくれる精神性こそ、顕現そのものであり、同時に物事が具現化していく場、マトリックスなのです。

拡大する精神性（スピリット）をどのようにして培うか

チェックイン（立ち止まる）

毎日一回、または日に数回、自分の精神性（スピリット）に目を留めてみましょう。少しの間、動く手を休めて、自分のなかの精神性に意識を集中させるのです。あなたの精神性が望んでいることとはどんなことですか？　あなたのスピリチュアルな恩寵とは一体なんでしょう？　意識を精神性に向けるとどんな気持ちですか？　それはどんなメッセージをあなたに送っているのでしょうか？　一日のなかで、あなたの精神性への意識はどのように変化していくように感じますか？

定義

下記の□に書き入れてみましょう。

精神性とは、＿＿＿＿＿＿＿＿です。

精神性との関係

あなたと精神性との関係を絵に描きましょう。

精神性に対する態度やルールとして、あなたが家庭環境から学んできたと思うものを最低十項目挙げてみましょう。

あなたのスピリチュアルな道のりを第三者の立場からストーリーとして書いてみましょう。「私」でなく、「彼」や「彼女」を主語にしてみます。

あなたをあなたの精神性とを繋げてくれた人物、モノ、体験について書き出しましょう。それ（その人）はどのようにそうしたのですか？

あなたを精神性と繋がることを妨げた人物、モノ、体験について書き出しましょう。それ（その人）はどのようにそうしたのですか？

日常生活でのあなたにとっての精神性の役割を説明してみましょう。

あなたがこころから望んでいる精神性との関係を書き出しましょう。

精神性を発動させる

あなたの中でスピリチュアリティーを喚起させてくるような神聖なモノを、自宅、仕事場や車などの空間に積極的に取り入れてみましょう。それらの物体を通して伝わってくる精神性からのメッセージに耳を済ませてみましょう。

精神性を高め、その実践を促すために、家の片隅（本棚の一段でも）を飾ってみましょう。

アルター（聖なるスピリットに捧げる空間）

あなたの精神性のためのアルターをつくってみましょう。日々、想いをこめてそこに接するように心がけましょう。そうすることで、その空間が活き活きとしてきます。一度捧げたものを下げたり、新たに加えたりしてみましょう。そうすることで、あなたの精神性との関係が変わったり発展していくのを感じることでしょう。

尊重

精神性を尊重するために、一日という時間を費やしてみましょう。精神性のために休みを一日とるのであれば、どのように精神性があなたを導いていくのかに注意深くなりましょう。または、仕事を休まない場合、その日の労働を精神性に丸ごと捧げるつもりで働いてみましょう。そして、そのような姿勢がどのように仕事に影響するのかを見つめてみましょう。

内面に存在する精神性

内在する精神性とあなたがしっかりと繋がっている時、あなたはどんな状態ですか？　どんな感覚ですか？　思いつくままに書き出してみましょう。どのような想い、態度、信念がそこにはありますか？　内なるあなたの精神性はどんな特質を秘めているでしょうか？　あなたの精神性はどのように日々の生活に表れていますか？　あなたという存在を通して、精神性はどのように行動を起こしているのでしょうか？

一日を通して、自分の精神性に繋がるための時間を意識的にとってみましょう。精神性があなたに対して語りかけられるようにしてあげましょう。精神性があなたを通して表現することを許してあげましょう。

スピリチュアルな実践

スピリチュアルな実践とは、精神性との関係を深めていくために日々行うことです。

スピリチュアルな実践を行うひと時を毎日持つようにしましょう。たとえ十分程度であっても大切です。例――瞑想、祈り、何かを深く見つめる時間、自分の中のスピリチュアルな部分を伸ばそうとしたり、精神性を発動させようと取り組んだり、聖なる場で時間を過ごしたり、教会へ行ったり、何かに貢献したり、儀式的なことをしてみたり、精神世界の書物を読んだり、いつもの自分の行動枠を超えた大きな世界との繋がりをもつようにしてみたり、本著に出てくるエクササイズを行ったりと、人によって、その日の気分によって、季節によって多種多様でしょう。

クリエイティビティー

精神性とのよい関係を育てるために、自分だけのオリジナルエクササイズを設けてみましょう。定期的にまとまった時間をもつよう努力し、継続してみましょう。

精神性を通して、ホールネスと繋がる感覚を味わいましょう

あなたの精神性に意識を向けてみましょう。次に、あなたの全身――足、頭、前面、背面、側面――すべてに意識を向けていきます。同時に、呼吸にも意識を向けましょう。あなたの身体が精神性の一部となれるように、また、身体が精神性の表現そのものであれるようにしてみましょう。あなたの精神性は細胞一つ一つに織り込まれています。あなたに関わるありとあらゆるものがお互いに関係をもち、どの部分とも離れていないという状態です。そして、その意識状態は、どのような

気づきとなって自分のなかで感じられていますか？　感じるままに表現してみましょう。

パート2
トランスフォーメーションの諸要素

心理セラピーや東洋医学の癒しを始めた頃、私はあることに気づきました。それは、クライアントの大半は何かしらよりよい方向へと変わっていきましたが、私にとって真に根源的な変化を遂げたと思える方は、全員ではないどころか少数派だということです。もちろん、全員がそれぞれに気づきを得ましたし、自分の必要としていることも明確にしていました。また、何が問題であるかについても理解できており、何を変えなければいけないかもそれぞれに把握していました。それにもかかわらず、気づきの後に、それを持続するような根本的な変化をした人は多くはありませんでした。ほんの一部のクライアントだけが、気づきからさらに一歩進んで、自分の切望する人生に向かっての行動を起こし、積極的に反応（response）していきました。そのような飛躍的なジャンプができた方たちは、最初こそ新しく思えた行動や馴染みのなかった反応が、彼らの中で次第に自然なものとなり、それらが十分に日常生活へと浸透していった

（↖）

のです。

「心理的な、スピリチュアルなトランスフォーメーション（深いレベルの変容）って一体なんだろう？」という疑問が私の中で湧いてきました。「人生そのものや自分自身を変容できた人々が実践していて、そうでない人々がしていないことは何なのだろう？」、「トランスフォーメーションの過程におこる諸要素って一体何だろう？」という問いかけが私の中で始まったのです。

英語のトランスフォーメーション（transformation）という単語は、ラテン語の〈再び形成する〉という言葉に由来します。これは、私自身の体験も含め、多くの方のトランスフォーメーションの過程を長年観察してきて私がこころから納得する点です。深いレベルで変わったという人は、共通して、「全く新しい自分になれた」ように感じていました。そして、その過程を細かくみてみると、そこには本章で挙げる共通した要素が含まれていました。

第5章◉トランスフォーメーションへの扉

心理学の世界では、人が自分のこころのあり方や行動について意識的になることを「気づきを得る」としています。気づきを得た時、あなたはトランスフォーメーションという扉の前に立っています。〈マインドフルネス〉と〈意味づけ〉（物事の解釈の仕方）は、それを現実化するための方法です。

〈マインドフルネス〉を別の言葉で簡単に説明すると、今この瞬間に自分がしていることや、感じていること、考えていること、言っていることをあるがままに見つめるための実践方法です。中立的な立場で、批判することなく、ただあるがままを観察するのです。マインドフルになって、私たちのホールネスの諸要素である身体、感情、こころのあり方や精神性に対して意識的になってみると、自分の諸要素と自分とが、今どんな関係に在るかを発見できたり、そのベースとなっていることについても理解できるようになっていきます。

〈意味づけ〉は、自分自身や周囲の世界、日々の暮らしの中での出来事と、自分との関係の基盤をつくります。自分の内面や外の世界の出来事に対する私たちの解釈のあり方は、次の行動を決める重要な鍵となります。自分自身や周囲の世界についてどう感じるかにも影響しますので、パワフルな道具と言えるでしょう。また、意味づけをどうするかは、個人の健康にも大きく影響があることはすでにさまざまな研究によっても立証されています。

意味づけの仕方は人によって千差万別です。人はそれぞれ固有のメガネを通して世界を見ているのですから当たり前のことです。家族の思い出話を語り合っている時でさえ、語り手によって大きく解釈が異なりショックを受けたことはありませんか？　私たち一人ひとりの意味づけの方法が、出来事全体の見方や、記憶でさえも色づけるのです。生きていく中で人は様々な出来事の意味を求め、集め、それらを基にして、自分の生活全般を定義していきます。

情報の溢れた現代では，人生にちらばった出来事の意味を拾い集める能力すらも失いつつある人が多いです。自分のこころなのに、読み取ることができなかったり、身体からのシグナルを受け取れなかったり、周囲の人の言葉もそのままに聞き取ることができないといった状況です。そのために、こころを麻痺させ、事実を否定したり、絶望感に苛まれています。この時点で、自分探しの目的で心理セラピーを受け始める人もいます。〈本来の自分とは何か〉を再発見するための旅立ちです。より充実した人生を送ることができるようにと、また、自分との関係をよりよくするためにと、一歩を踏み出したのです。一方、こころがどこか満たされなかったり、実生活が心身ともに破綻してしまった時点で初めてセラピーを受け始めるケースも多いです。

クライアント自身が気づきを得ることに焦点を置く心理セラピーが大半ですが、それだけで人が深いレベルで変容することは滅多にありません。もちろん、セラピーを通して、自分の行動の理由やその傾向などを理解し、素晴らしい気づきを得ることは多いのですが、その後も以前と同じ行動パターンを繰り返してしまうことが多いものです。気づきとは例えば入場券のようなもので、トランスフォーメーションの扉の前に立つことを可能にしてくれる最初の第一歩に過ぎない、このことを忘れないでおきましょう。

デナイアル（否定感情）

気づきと正反対な状態がデナイアル（否定感情）です。それは心理的な防御反応のようなもので、内面的に、またはダイレクトに、現実から自分を守ろうとする作用です。直球で受け止めるにはあまりにも痛々しいと感じられる情報に耐えるためや、問題発生直後に適切に対応できない場合や、どんなことをしても癒すことができなかった痛みを処理するためには有効ですが、そのような状態では、マインドフルネスや、起こっている事の意味を知ろうとする自分のなかの各要素（感覚、身体感覚、感情、考え、スピリチュアルな導きなど）をもすべて閉め出しています。

しかし、新しい情報を歓迎できるような健全で機能的なシステムや状況下では、否定感情は、過去の痛みを処理できるリソース（資源）を見つけることで変化していきます。新しい情報と照らし合わせてみると、デナイアル（否定感情）を手放さずにいることは居心地の悪いものとなり、自分とかけ離れていることによる痛みの方が、真実を受け止めることに伴う痛みよりも一層深刻なストレスだと認識するようになるからです。

これは残念なことですが、現在、文化の多くはデナイアルを基盤に成り立っています。その意味で、物事が健全に機能することは許されないという文化の中で私たちは生きています。〈文化的〉という言葉の装いの中で、デナイアルは、嘘やいつわりの形で現れ、私たちから成熟した人間としてのパワーを奪い取り、幼稚で混乱した状態のまま取り残すのです。この種のデナイアルが日常生活に溢れています。例えば、新聞などのメディアが真実を捏造したり、タバコ会社がタバコの害を否定したり、政府が違法な活動に関わっている事実について嘘をついたり、ハリウッド映画のトップたちがひっきりなしにでてくるバイオレンス映像による子どもたちへの悪影響は否定しています。私たちは自分の感覚や内面の叡智を無視して、〈正式〉な情報を信じるように強いられています。このような状態にあまりにも馴れきってしまい、絶え間ない嘘を鵜呑みにすることで、ますます絶望感や無力感が強くなっていることとさえにも気づいていないのです。

このように、文化のレベルでのデナイアルはまず家庭生活へ持ち込まれます。〈臭いものには蓋をしろ〉を実践し、子どもたちの真実や、直感、内面に見える方向性や希望をも失わせていきます。そして、〈知らないものは私たちを傷つけない〉と思い込みながら育っていくのです。デナイアルをこころの防御反応として正しく捉えずに、この世界に生きていく上でごく当たり前の、社会的に正しいやり方なのだと思い込んで生きていくのです。実際に起きていることのありのままを見つめずに、自分の頭から押し出しさえすれば、その苦しみを感じることなく、その後の始末もしなくてよいという錯覚に陥っているようです。例えば、妻や夫がアルコール中毒症であること、子どもが虐待を受けていること、仕事で惨めに感じていることなどを否定するのです。しかし、私たちの精神性（スピリット）は真実を知っていて、何とかして私たちに知らせようとしています。その表れとして、何となく常にどんよりとした気分になったり、元気がなかったり、無力感や失望を感じたりします。または、激情したり、破壊的なやり方で行動してしまったり、身体的疾患が現れるかもしれません。そうやって、絶えず不安に感じながら生活したり、夢や大望などを忘れさったりしてしまうのです。

発育年齢や子どもの必要性を考慮した上で、真実をありのままに語るほうが、嘘をついたり否定するよりも、数十倍もよりよい在り方で子どもは現実と向き合っていくことができます。詳細こそ知らなくても、家族間の問題のために生じる家庭の雰囲気から、子どもは何かが起こっていると感じ取っています。例えば、家族が何かしらの中毒症を抱えていたり、夫婦仲が険悪だったり、子どもの一人が家族のありとあらゆる問題の原因として見なされていたり、継続した虐待が行われていたりするかもしれません。いずれにせよ、子どもは何かがおかしいと認識しています。封じ込まれた家族の秘密を子どもの一人が背負い込み悪夢に魘《うな》されたり、癇癪を起こしたり、何か身体の症状が出たり、常に不安に怯えたり、手に負えないほどの我儘になったり、引きこもったり、時には〈特別にいい子〉になってようやく、家庭問題が一気に表面化する場合があります。

このことについて学びを深めるために、子どもと親を対象にしたカウンセリングセンターに私が勤務していた時の、胸が張り裂けるような悲しいケースをご紹介しましょう。八歳のダニーは癌患者でもあり、ドラッグ中毒症の父親と住んでいました。父親が責任をもってダニーを化学治療に連れて行くことが難しかったので、私のセンターのスタッフがダニーを迎えに行っては病院に連れて行っていました。ある日、私がダニーの家に家庭訪問をした時のことでした。父親は居間で眠り込んでいました。いつもは明るく朗らかなダニーは、その日は沈んでいて、父親に対する悲しみを語ってくれました。父親はドラッグの使用を隠そうとしていましたが、父親がその日もドラッグを使用したことをダニーはちゃんと知っていました。そして、ダニーは癌で自分には残された時間が少ないこともきちんと分かっており、もっと父親と時間を過ごしたいと願っていました。化学療法に父親も同伴してほしいかと聞いてみると、「もちろん一緒に来てもらいたいさ。でも、お父さんを連れては行けないんだ。ぼくがこんな状態なのを見るのはお父さんにはとても辛いんだ。ぼくの治療を見せたら、お父さんも死んでしまうよ」とダニーは答えました。これを聞いて私も涙が溢れてきました。

子どもは、もともと気立てがよく、何かしらに親を助けようとしています。だからこそ、家族の問題を背負い込みながら、〈いい子〉になろうと頑張ったり、家族がよくなるために、そして親が少しでも幸せに感じられるようにと家庭で〈大人〉にならなければと感じたことのある人は多いのではないのでしょうか。

真実がオープンに話し合われた時、子どもはたいていホッとします。感じ取ってきたことの訳がやっと分かるようになったからです。もちろん、大人の抱えている問題のぞっとするような詳細まで話す必要はありません。でも、「お母さんやお父さんは今大変なんだ。でもあなたのせいじゃないよ。今、状況が変わるようにがんばっているからね」など、現状をきちんと認め、簡単でもしっかりと伝えるだけで子どもは安心します。それによって、子どもらしい無邪気な生活を送ることができるようになっていくのです。

もっと深刻な形で家族問題が否定されているケースでは、子どもは嘘をついたり、問題を否定するように強いられています。これは、何が正しくて公平なものかという子どもの感覚を封じ込め、壊れている家族構成の一役を買うことになります。これは、嘘をつく方がいいと教えているようなもので、子どもにとっては混乱するものであり、とても辛いものです。また、真実と向き合ったり、変化が必要なものを変えたりすることは無理だと思い込ませてしまいます。

デナイアル（自己否定や現実逃避）の種類は「大丈夫。ストレスが多いだけだ」などの軽いものから、「アルコール中毒症じゃない」などの深刻なものまで様々ですが、いずれにせよ、否定感情は最終的には機能しなくなる自己防衛反応です。否定することで、自分のある部分を自分から引き離し、人生の出来事に本当の意味で向き合うための能力やリソース（資源）を豊かにしていくことを止めてしまうからです。

自己否定や現実逃避はほとんどの場合恐れが原因で、真実に向き合うことは耐えられないと怖がっていることが多いです。〈知らないこと〉についての恐れはごく自然なものですが、デナイアルが原因する恐れは、個々の過去の歴史の中で真実がどのように扱われてきたか、その経験に大きく影響されます。実際の感情や思いなど、本当の自分について知ることを恐れているのかもしれません。真実は悪いものだと教え込まれていたり、自分の感情や思い、身体や自分特有の精神性の表れがあることは悪いことだと刷り込まれてきたかもしれません。自分から逃げることはできても、隠すことはできないのです。それは、自分とは常にまわりの世界と繋がっているからであり、自分の一部を自分自身や周囲の人から隠そうとする努力は、人生を満喫するために必要なエネルギーを使い果たしてしまいます。

第3章にあるように、デナイアルをやり直して、家族の限界と向き合うことができた後には、〈警告ゾーン〉を通り抜けることができます。そうすることで、安心感が生まれ、自分の置かれている状況の真の姿を認識できる力が湧き溢れてきます。ずっと封じ込められていたものが発見されて、育ち、愛されることを待ち続けてきた自分の部分に出会うことができます。そして真実と向き合うために必要な、内面や周囲にある数多くのリソースを見つける自由を手にいれることができるのです。

こころのゴミ

「目には見えないこころのゴミを吐き出したい」とクライアントはよく言います。そこで私は、「こころのゴミを捨てたいのね。じゃあ本物のゴミを捨てたらどこに行くかな？　集められた埋め立て地のゴミは一体どうなっているか知っている？」と聞くようにしています。

人類学者のウィリアム・ラスジェ*は一九八七年からゴミの埋め立て地の研究を始めましたが、一般的に信じられていることとは程遠い事実を発見しました。重機で土中奥深くまで掘り返してみると、土に還るはずのゴミは、土壌にほとんど還元されていなかったのです。一九七〇年代のステーキがそのまま残っていたり、二十年も昔のアボカドディップや、一九六四年に詰めて捨てられた落ち葉の袋や数え切れない数のホットドックまでそのままの状態で見つかったのです。自然界のように適度に空気や水分に触れたり、混ぜ合わされたりすることのない埋め立て地のゴミは、分解されることなく、次々と地上に積み重なっていくばかりです。

ゴミの永続的な処理方法は、細かく砕いて、水分を与え、空気に触れさせながら堆肥に変えたり、またはリサイクルしていくことです。トランスフォーメーションの過程もまさに同じようなものです。細やかに、注意深くトランスフォーメーションが起こるようにエネルギーを注ぎ込まない限り、〈こころのゴミ〉はそのままの状態で残り、結局、自分や周囲の人々、そして地球までをも汚染してしまいます。

大切なことは、私たちのどの部分もこころのゴミではないということです。ゴミだと思っているのは、自分の中の未熟な部分だったり、癒しを必要としている傷ついた部分であったり、放置され

＊William Rathje, "Once and Future Landfills", National Geographic, May 1991, pp.117-134.

続けていたためにしっかりとした注意を向けてもらう必要を感じている部分や、今の自分にとっては機能的ではなくなった部分などです。トランスフォーメーションをした後は、痛みであったものさえも、智慧や知識、そして思いやりなどの恩恵を与えてくれるものです。だからこそ、自分のあらゆる部分に耳を澄ませ、深い関係を築いていけるように努めることがとても大事です。その関係性のなかでこそ、私たちはホールネスな存在へと至るのです。私たちは私たち以外の存在になることはできません。ただ、個々の強さや制限を内包したこの私たちという存在をまるごとのものとして意識することで、成長し、変わっていくことができるのです。

自分の中のすべての要素をまずは招きいれましょう

デナイアル〈否定感情〉を抜け出し、マインドフルネスを通して新しい意味づけをはじめると、次なる作業として現れるのは、癒しの過程に自分の中のありとあらゆる要素を招きいれることです。パート1で既に学んできたように、ホールネスの基本的要素は、身体、感情、こころ、そして精神性です。どれもが変容や癒しのために献身的に働いています。特にトランスフォーメーションとは〈新しく形成する〉ことなので、これらの要素が必要不可欠です。統合された後も持続するようなトランスフォーメーションが起きると、身体の中では新しい自分を感じたり、こころは一新したように感じ、新しい態度や思い、信念や感情が芽生えることでしょう。そして自分の精神性と今一度繋がりを感じることができたり、もっと深い精神性へと導かれていくようになるのです。

そうは言っても、長い間続けてきた自己否定や虐待などが原因で、自分のあらゆる部分を明確にし、意識的になることが難しい場合は多いものです。例えば、自分のある部分は良いものだけれど、その他の部分は直すべきものだと教え込まれてきたり、無視したりするように刷り込まれてきたからです。例えば、身体に注意を向ける一方で、浮かんでくる感情をないがしろにしたり、感情を味わう一方で、理性を適切に扱うことができない場合があります。あるいは、理性的な面ばかりを使って、感情を置き去りにしていたり、〈スピリチュアル〉でいることばかりに時間を費やして、身体や感情を軽視している場合もあります。そして、自分の長所は好きでも、自分の中の脆さを嫌っていたり、知性だけを重んじて、失敗する度に自己嫌悪する人もいます。あるいは、自己主張できることが嬉しくて繊細さを欠いているかもしれません。自分の中の子どもじみた部分や、脆さ、あやふやさ、能力に欠けているところや、未熟な部分、手のかかる要素を嫌ってしまうかもしれません。それは私たちの養育者がこのような私たちの負の部分に適切に対応しなかったために、親の態度や、虐待や放置さえもあなたに受け継がれた結果かもしれません。

誰しも人は常に自分はできる人だと感じたいものです。自分に対して確信を持ちたいために、痛みや問題のある部分や、放置し続けられたり欲求がある部分に目を向けることが苦手なのです。しかし、陸上選手が簡単なストレッチ運動などでウォームアップだけをし続けていてもダメなように、自分の中の熟練された範囲だけに留まっていては、奥行のない人生を送ることになってしまいます。

自分の中のあらゆる要素を癒しのプロセスに取り入れていくことは、トランスフォーメーションへの重要な鍵です。ホールネスは、身体、感情、こころ、精神性の諸要素から成り立つことを知っていればこそ、それらを歓迎するために、傷ついたり、放置されたままであったり、未発達で上手く物事をこなせない部分や自分の脆さをも包容できる空間を自分の中につくる必要性も理解できるというものです。まるごとの自分を絶えず歓迎するには練習が必要です。まるでプライマリー・コンタクト（最も基本的なコンタクト）のように、自分に対して、「あなたはここにいる。あなたがいてくれて良かった。私はあなたと一緒」とやさしく接するようにするのです。

このような練習を日々積み重ねるにつれ、自分が今までどんなに分断され、ホールネスな存在とは程遠い生き方を歩んでいたかに気づいて愕然とするかもしれません。そして、そのことに対して痛みを感じたり、痛みに隠されていた様々な感情（恐れ、封じ込まれた恥、怒り、苦境での悲しみ、喜び、今開花されつつあるプロセスへの好奇心、自分や他人への思いやりなど）を体験するかもしれません。そこでようやく、自分の本当の考えを理解し始め、自分の態度、思い込み、こころの中の〈絶え間ない会話〉にさえも意識が向くようになっていきます。自分の過去や、今必要としていること、傷や、切望についても耳を傾けることができるようになります。

この時点であなたは、トランスフォーメーションの敷居を跨いだのです。精神性がホールネスへの素晴らしい旅をいつも導いてくれると確信をして……。

あがくのはやめましょう

内面に渦巻く嵐のような争いにあなたは慣れてしまっていませんか？　自分のことをダメな人間とか、怠け者、不合理で弱く馬鹿げていると感じてしまう部分が強くて、それらの正体が一体何で、どこからきたのか、またどんな目的があるのかを知らないままにそれらと戦ってはいませんか？　自分の欲求を無理に抑えつけようとしたり、自分の感情を封じ込める手を緩めたりすると、手がつけられない自分になってしまうとか、悪に満ちた道を歩んでしまうと思い込んでいるかのようです。

自己コントロールできることは、人生において最も大切な反応の一つであるということは周知の事実です。ただ、長年癒しの導き手として人をみてきて感じるのは、本当の悪人はほとんど存在しないということです。途方に暮れ、自分の精神性（スピリット）へのアクセスロードからかけ離れてしまっていた人はたくさんいます。また、本当の自分を知ることを阻止していた周囲からのメッセージに囚われたままという人も多いものです。例えば、「あなたは怠け者だ」、「男の人はあれがしたいだけ」「君は繊細すぎる」、「そんなアイデアが通用するわけない」、「あなたが欲しいと思っていることはクレイジーだ」、「あなたはもっとタフにならなきゃ」、「あなたって深刻すぎるんだよね」、「くだらないやつだ」、「君も私たちと同じようでないとダメ」、「もっと現実的になろうよ」、「いつもあなたは頭でっかちなんだから」、「女性は理不尽なもの」、「周囲の人間のほうが自分よりも大事」、「誰にも頼らない方がいい」といったメッセージをくり返し見聞きしているうちに、私たちはこれが本来の自分だと思いはじめ、世界の現状であると思い込むようになります。上記に挙げた例のうち、ひとつの性質だけに当てはまる人はなく、自分の中の複数の部分がそれらを分担します。例えば、繊細な部分は芸術性に当てはめられて、自分の中の実用的で合理的な側面の落とし穴となってしまいます。また、こころが理性の敵になったり、独立心の必要性が、周囲との連帯感を否定したりすることもあります。各々の要素はそれぞれ、本人にとってベストなあり方を第一義としたルールや思い込みとがあるために、私たちの内面で常に戦い合っては、私たちを内側から引っ張り合うのです。時には、自分の中の最も強い要素が、自分の未熟な部分をまるごとの自分から完全に切り離してしまうこともあります。そして、このような戦場は、育った家庭環境やその家庭の中でベースとなっていた制限（ルール）に似通っている場合が多いものです。

このようなこころのバトルは無意識レベルで行われ、こころの迷いや混乱、恐れ、不安感などを通して表面化します。また、何事も最後までやり遂げることができない人、何かを始めることが難しい人、行動に移すことができない人、約束を守れない人も、こころのバトルが原因しています。同様に、すぐに他人を責めたり、相手に投影したりする行為もこのような例の一部なのです。偏屈さ、混乱、イライラ感、傲慢さ、自己嫌悪感、破壊的な行動、暴力、うつや絶望感などもすべてその表れです。

こころのバトルを意識しはじめると、以下に挙げるような表現をしている自分に気がつくかもしれません。

私は四十五歳にもなるのに、まだ何がしたいのかが分からないなんて信じられない。
この問題はもう解決したはずなのに。
充分に良い自分にはこれ以上決してなれないだろう。
自分でできるはずなのに。
自分の癒しのプロセスは遅すぎる。もっと速くできるはずだ。
どうしてこんな感情を感じなければいけないんだろう？
こんなことぐらい知っておくべきだった。
自分はこのように感じるべきではない。
自分のこの部分が私は大嫌いだ。どこかに行ってしまえばいいのに。
怒り（恐れ、悲しみなどの否定的感情）を克服しようと十分励んでいる。
自分の内面にあるものが怖い。
自分のこの考え方さえ拭い去ることができたら、人生が良くなるのに。
こんなこともうとっくに乗り越えたよ。

クライアントが上記のようなことを口にしたら、それらは内面の葛藤の表れだと思ってよいでしょう。自分の中のあらゆる部分を招き入れてみたところ、表面化してきた自分のある要素が気に入らないというわけです。上記のような発言は、自分のどこかが悪いとか、自分のある部分が壊れているので直さなければといった思い込みが原因となっている場合が多いものです。つまり、恥および間違った完璧主義の表れとも言えます。私たちが恥であると感じる部分は、実は恐れていたり、傷ついた自分の一部であるかもしれないにもかかわらず、今はまだ、それらの要素を歓待できず、癒すことができると信じることもできていないのです。または、恥をかかされた経験を持つ部分だったり、まだ未発達な部分や、上手く扱う能力が身についていない部分かもしれません。一方で、自分の中の最も良い要素を恐れていたり、ベストな部分を逆に恥に思ってる場合もあります。生まれ育った家庭環境で自分の中のその要素が、周囲の人にとっては都合の悪いものであったことが原因かもしれません。もしくは、気にかけてもらえずに放置されていた場合もあります。自分のパワーや繊細さ、思いやり、知性、芸術性の高さ、強さ、直感力、幸福感や人を助けたいと思う心などを煩わしく思ってしまう人たちに数多くセラピーを施してきました。彼らはまるで、力を身につけたり、周囲のサポートや尊敬を得ながら自分の中の最も素晴らしい素質を豊かに育てていく代わりに、また傷つけられないようにと自分のベストな資質をまわりから隠しているかのようです。

変容は、スピリチュアルな実践をしていく中で自然と開花されていくものです。ところが、ある特定の要素を自分の中に持つことさえできればトランスフォーメーションできるのだという誤った思い込みが邪魔をすることが多いものです。我が子に対して、自分よりもさらに成熟した行動を取るよう親が期待してしまうように、私たちは、自分自身に対して、こうあるべきだという一方的な思い込みや、変容の過程はこのように起こるはずだといった自分勝手な考えを抱き、自分に無理な期待をかけてしまうのです。そして物事が自分の予想通りにいかなくなると、自分やトランスフォーメーションのプロセスがダメだったのだと勝手に決めつけてしまうのです。大切なことは、自分のことを正さなくてはならないダメな存在だと見なすかわりに、導きや援助が必要な、発育途上の存在と捉えることでしょう。すべては練習であり、自分の中の忍耐力や思いやり、揺るぎなさを自分に教えてくれるレッスンだと思ってもよいでしょう。

ここで復習をしてみます。トランスフォーメーションの第一歩とは、自分の内面にある葛藤をしっかりと認識することです。例えば、執筆のプロセスはどう進展すべきだと思い込んでいる自分を常に感じながら、私は本書を執筆しました。予定通りに進まない度に、自分を批判してしまう自分の面がありました。日によっては執筆が難しく感じる時があり、書くこと自体に抵抗を感じたり、執筆を先回しにしたり、壁にぶつかったりして苦しんだ時もありました。数週間も執筆に打ち込めなくて、罪悪感と絶望感に悩まされていた時、友人のサンディーから電話がありました。彼女は本を数冊出版した人で、私の執筆を励まし支えてくれる存在でした。私の話を聞いたサンディーは「自分と葛藤しないで。あなたに書く意図さえあれば、執筆していない時でさえ、あなたのどこかの部分が本の完成のために働いていることを信じてみてね」と、私がモットーとしていることを思い出させてくれるようなアドバイスをくれたのです。そこで、自分で作り上げた執筆計画から離れ、自分の中にあるものを絶えず信頼する練習をしてみました。すると執筆がより自然な流れとなり、自分を責めて時を無駄にすることはなくなりました。

クラスのはじめに私は、生徒たちに今この瞬間の自分自身や現状について簡略に、一文程度で語ってもらうことがあります。それを一人ひとりが発表する間、聞き手には、慰めやアドバイス、自分の話や祝辞を慎んで、ただ静かに耳を傾けてもらいます。何も直すことはないし、付け加えることもない。語り手の抱えた〈今の状態のままで大丈夫〉との想いを持ちながら、お互いのありのままを認め、思いやりの心で受け止める時間を共有するのです。次のリストは、語り手が現状を語った簡略なコメントの一例です。


自分の結婚式の日程が決まったのでうれしいです。

喫煙中毒症と葛藤しているところです。

親しかった祖母が亡くなって悲しいです。

パートーナーがエイズだと最近知りました。

卒業後にすることが分かりません。まわりからは早く決めるようにとプレッシャーをかけられているが、まったく見当がつかない状況です。

人生で起こっているすべてのことに心を開けているとなんだか毎日が魔法みたいです。

胸にしこりがあります。そこから目を背けたいです。

セラピーで性的虐待の記憶を癒そうとしています。でも時に、圧倒されてしまいます。

恋しています。

今自分の人生について混乱しているところです。行き詰まっていてイライラしています。

ガールフレンドに腹を立てている。ぜんぜん僕の話を聞かないから。

仕事が順調です。やっと自分のパワーに素直になれたみたいです。

これらに対して、聞き手はマインドフルに耳を傾けながら、語り手のありのままを受け止めるのです。最初はこれは難しいことです。何となく冷たく振る舞っているような、注意を払っていないかのように感じてしまうからです。語られている内容に対して、自分の内面に湧き起こる批判に気を取られているかもしれません。マインドフルネスの実践では、自然と湧き上がる批判や感情、何か行動を起こしたいという衝動に気づき、ただありのままを認め、それ以上には気づいたことに力を注がないのです。気がそれてしまうと、目の前にいる人の中に今起こっている大事なことを見逃してしまうからです。その代わりに、意識の中で「今、私は批判（あるいは、感情、衝動）を感じている」と自分自身に向けて言い、再び目の前にいる人の内側に起きていることに集中力を戻していきます。

このような練習はとてもパワフルなものです。毎週、自分のありのままの現状をグループに伝えます。人生が上手くいっている人もいれば、苦しんでいる人もいます。グループ・プロセスの中で、人生が急激に変わりはじめている人もいれば、もっとゆっくりしたペースで動いている人もいます。

意気揚々としている時もあれば、行き詰まりを感じている日もあります。その週の自分のプロセスにひらめきを与えたものや、阻んだことについても、ありのままにグループに伝え、受け止めるグループは、語り手には何も治す必要はないのだという態度で、それぞれの精神性（スピリット）が開花していく空間を信頼感で満たします。

その結果、グループの参加者の間に深い絆が生まれ、お互いをありのままに受け入れながら、深いレベルでそれぞれと今この瞬間に寄り添い合うあり方を学んでいきます。このような接し方によって、お互いの中にある精神性に触れていくことができます。人生は常に移りゆくもので、辛い時もあれば、快調な時もあるものだということが学べるばかりか、自分自身を信頼するようになり、ありのままの自分や現状を恥と感じない自分を培っていくことでしょう。このような他者とのあり方を学ぶことで、深いレベルで他者に対して耳を傾けられるようになります。さらには、相手からも同様に接してもらうという人間関係のあり方を体験すると、自分自身との関係においてもそのように在れるようになっていくのです。

根源的なトランスフォーメーションを味わった人全員に共通する最も際立っている要素は、彼らはみな、自分自身との戦さを手放したということです。癒しのプロセスのある時点において、まだ自分は未完でパーフェクトではないけれども、ありのままの自分であって良いし、現状で大丈夫なのだと感じるような境地に行きついたのです。自分が自分を容認し、許すことは癒しの中の最も大切なポイントです。

　自分との葛藤を手放した時から、トランスフォーメーションの旅は大きく違ったものとなります。いつも容易なものとは限りませんが、格段に喜びと繋がり感に満ちたものとなります。人生が開花していく過程の自分を自分自身が信頼できるようになり、自分の中の精神性への信頼感も深まります。クライアントがこの境地にたどり着いた時は、セラピストとして心から嬉しく感じます。それは、本人が周囲や内面にあるリソースやツール（道具）を使いこなしやすい状態になったからです。


　あなたも今起きているあなたの現状のまま、本を読み進めていくうちに、この瞬間にたどり着きました。今あなたの置かれている現状でいい点もあるかもしれませんし、気に入らないところもあるかもしれません。いずれにせよ、あなたは今ここにいるのです。今のあるがままのあなたと現状が、今この瞬間に在るあなたなのです。行き先が明確に分かっていなくても、ある程度は意識的に今後の人生の方向性を導くことはできますが、現時点の地点をきちんと知らない限りは、どこに向かっているのか曖昧なままです。

　今この瞬間のあるがままの自分と現状を知って、それを受け止めるという練習は、自分自身への思いやりを育てる練習とも言えるでしょう。その営みは、トランスフォーメーションの中で大事な分岐点です。あなたがもし人生を本当に変えたいのならば、そして、本当に変わりたいのであれば、ありのままの自分、そう、自分のすべての部分（失敗、傷、過去の歴史、夢、希望、天性や夢など）と向き合ってみましょう。そうすることで、もっと自由に自分自身と接することができるでしょう。そうやって、あなたは自分の道のりを自分で導き、同時にあなたの拡張的な側面である精神性とホールネスをよりいっそう信用できるようになり、やがてはそれらと一体となっていくのです。

トランスフォーメーションへの扉を開く練習

トランスフォーメーションへの扉

自分が変わりたいと思っていることに意識を向けます。それは自分の周囲の現状かもしれませんし、あなた自身（身体、感情、こころ、精神性）のことかもしれません。トランスフォーメーションへのあなたの意図を書き出してみましょう。

その願いが叶った場合、あなたの人生はどのように違っているのでしょうか？　そこで生まれる新しい要素を書き出しましょう。

上記のトランスフォーメーションはあなたにとってどのようなことを意味するのでしょうか？
また、どのようなことを意味しないのでしょうか？

意味づけ

自分の人生を振り返って、肯定的だと思える出来事を五つ書き出しましょう。それぞれについて、その出来事が自分にとって意味することを一行にまとめてみましょう。否定的な出来事についても同様にしてみましょう。

デナイアル（否定感情）

あなたの育った家庭におけるデナイアルのあり方を書き出しましょう。

あなた自身のデナイアルのあり方を書き出しましょう。そのようなデナイアルはあなたにとってどのような役割を果たしていたのでしょうか？　上記で書き出したトランスフォーメーションの目標に対してどのように影響しますか？　それは、トランスフォーメーションを遅らせたり、阻んだりしますか？

あなたの中のすべての部分を招き入れましょう

上記の目標に達成するために支えとなる、あなたの中の五つの部分を書き出しましょう。身体、感情、こころ、あるいは精神性のどの要素でもかまいません。その中から、さらに、一番大切なものを三つ選びましょう。

同様に、目標の妨げとなる要素を三つ挙げてください。その中から、最も深刻な二つの要素を選びましょう。

最初に、大きな紙に円を大きく描きます。ケーキを切るようにその円を均等に五分割して下さい。上記に選んだ五点をその一つ一つに書き入れましょう（トランスフォーメーションのために支援となる三点と、逆に妨げとなる二点の要素）。

五つそれぞれの要素について、次の質問に対する答えを書き出しましょう。

その部分のあなたは何をしていますか？

何と言っていますか？

何を望んでいるのでしょうか？

何を必要としていますか？

何を避けているのでしょうか？

自分自身との葛藤を手放す

上記に書き出した五つの要素それぞれについて、各要素とあなたの今の関係とを一言で表してみましょう。トランスフォーメーションの過程では自分自身との葛藤やあがきを手放すことが重要な鍵であるということを前提に、あなたは上記の要素たちとどのような新しい関係を築いていきたいのでしょうか？

各要素について、その要素が自分の中でどのようにしてはじまったのか、成り立ちの経緯やあなたの人生において担ってきた役割について物語として書き表してみましょう。

もし、葛藤し合っている二つの要素同士が会話したとすると、それはどのようなものでしょう？思いつくままに書き出してみましょう。あなたの望んでいるトランスフォーメーションについて両者に話し合いをさせましょう。質問をしたり、お互いについて好奇心をもってみたりして、二つの相反する要素がお互いを知る機会を持たせるのです。二つの要素はお互いのために何ができるのでしょうか？　どのような労りが必要なのでしょうか？　また、どのようなケアをお互いに与え合うことができるのでしょうか？

ありのままの今の自分と状況を受け止めるための練習

日に一度、今のあなたとあなたの現状について簡単に自己コメントをしてみましょう（本章のグループでの実践例を参考にしてください）。説明や言い訳をしなくていいのです。ただコメントするだけでいいので、今のあなたやあなたの現状について、あなたに伝わってくることにただありのままに気づいていきましょう。

周囲に対しても、あるがままのその方とその方の現状を受け止めるように接してみましょう。

アルター（聖なるスピリットに捧げる空間）

〈自分自身とのあがきを手放す〉ことをテーマにしたアルターを作ってみましょう。

クリエイティビティー

トランスフォーメーションの扉の前に立っているあなたを力強くサポートするような実践アイデアを出していきましょう。デナイアルの状態から抜け出せたり、マインドフルになれるようにと自分を支援してくれるものです。また、それらは、自分にとって新たな意味づけができるようになり、自分自身との葛藤を手放せ、今この瞬間のありのままの自分でいられるようになるためのアイデアが良いでしょう。そして、定期的にそのアイデアを実践する時間を持つようにしましょう。

第6章◉行き詰まりの壁

トランスフォーメーションの過程で行き詰まりを感じると、それ以上進むのがとても困難に感じられるかもしれません。どこへも前進しているように思えず、何も変わってないように感じるからです。ただこれは、変容したすべての人が一度は必ず通過するもので、その時の対応のあり方が大切です。行き詰まり感を感じる一方で湧いてくる好奇心に気づきませんか？　何が起こっているのだろう？　どうしてこのような状態になってしまったのだろう？　今の自分は何をすればいいの？と知りたくなるのです。逆に、落ち込んだり、イライラしたり、失望してしまうこともあります。これは、行き詰まった自分に対して、ごく自然なやり方で思いやりと好奇心とをもって接するすべをあなたがまだ知らないだけです。

思いやりと好奇心に満ちて行き詰まった自分に対応すると、そこから多くを学べることに気づくでしょう。現状を受け止めたり、一瞬立ち止まったりすることで、起こる変化を自分の中で統合する必要があるために立ち往生しているのだということを発見するかもしれません。自分自身や変容のプロセスと葛藤している場合もあります。または、次の段階に進む前に、何か特別な注意を注いでもらいたい部分が自分の中にある時にも感じるでしょう。さらに、何かが変わるために必要な資源（リソース）が欠けているために滞りを感じることもあります。

私は、その方が「自分は行き詰まっている」と不満の声をもらした時、とても注意深くなるように心がけています。行き詰まりが腹立たしいことは事実ですが、一方で、その閉塞感には素晴らしいトランスフォーメーションの可能性が秘められているからです。その意味で私は、難関をくぐるためのこの段階が大好きになりました。それが困難な時期で、変わっていくことは不可能だと感じてしまったり、すべてを投げ出したくなったり、失望や絶望感に打ちのめされる地点であることは十分に承知しています。

それでも、〈行き詰まり〉の地点に立ったということは、山場を乗り越えて、トランスフォーメーションの証である拡張的、拡大的な空間に舞い降りることができると数多くの経験から私は確信しています。そのためには、行き詰まり感に気づき、そこから何かを学び取り、リソース（資源）を取り入れながら、その状況に対応していくようにしてみましょう。

変化との関係

人生における変化と私たちとの関係は、人生の移り変わりを私たちがどのように捉えるかに関わっています。人によっては、変化を恐れるがあまりに、不幸なままでいることを選ぶことがあります。状況が変わることに対応できるかどうか不安だったり、状況が好転するだけの価値が自分にあると信じられないために、不満足な生活のままでいる場合もあります。つらい過去の経験や将来への否定的な予測を根っこにした不安感で未知の領域を色づけしてしまっていることもあります。

一方で、安定することに対して怯えるがあまりに、生活を常に変化させようとする人たちもいます。次から次へと苦境や生活の大きな変化に揺り動かされているのです。安定することを否定的に捉えているために、自分を落ち着かせないようにと躍起になっています。

いずれにせよ、私たちの今のあり方は、過去に身につけたものによる影響が大きいものです。それは、その時の限られたリソースの中では、ベストな選択肢だったのです。また、変化に抵抗を感じるのは、自分を守ろうとする防御反応のためです。トランスフォーメーションの過程で、未知なる領域へと進んでいくと、痛みを再体験する可能性のある〈警告ゾーン〉に足を踏み入れることになるのではと恐れているのです。さらには、過去からの警告が聞こえてきて、当時に体験したような痛みを経験する場合もあります。自分を守ろうとする私たちの中のある部分は、そのような痛みから——その痛みがたとえ実際にはなくても——私たちを遠ざけようと必死になるのです。

トランスフォーメーションへの抵抗は様々な形で現れます。例えば、行動を先延ばしにしたり、何か別のことに気を取られたり、空想に耽ったり、じれったく感じたり、完璧を求めたがったり、一度に多くのことに取り掛かっては圧倒されてしまったり、目標から脱線するためにわざわざ何か苦境に陥ったりすることがあります。また、自分の抵抗感を無意識のうちに刺激する人に惹かれてしまう場合もあります。このような抵抗感は、未知なる領域への不安感の表れであり、警告ゾーンから発信される負のメッセージです。結果として、自分や自分の可能性を制限している〈自分の中の思い込み〉を強め、トランスフォーメーションの領域である未知に向かって私たちが進んでいくことを妨げます。

しかし私たちの精神性は常にホールネスであることを求めています。同時に、自分や人生に欠如しているものを追及するように働きかけています。トランスフォーメーションは、人によっては時に、生活のパターンを大きく変えることであるかもしれませんし、逆に、生活に安定感をもたせ現実に根付かせることであるかもしれません。どのような場合でも、トランスフォーメーションの道のりで、人は自分の切望する方向へと進んでいる時でさえも、不安に飲み込まれそうになるかもしれません。それは、私たちが慣れ親しんでいるもの——家族や体験から学んだもの——を基盤にして生活を成り立たせているからです。知らない事よりも馴染みのあるものの方が安心できることは当たり前です。しかし、トランスフォーメーションのプロセスは、心地よい空間から私たちを大きく飛躍させます。

深いレベルでトランスフォーメーションを成し遂げる方は、一時的ですが不安定な時期を通過します。そこでは、馴染みのある従来のあり方では上手くいきません。気持ちがよくないにもかかわらず、まだ新しいあり方が確定していないために、どこかぎこちなく、仮の状態であるように感じられ心地が悪いものです。この居心地の悪さにどれだけ耐えられるかが成功の分岐点となります。

耐えられなかった場合には、行き詰まり感のうちに留まってしまいます。つまり、現状に満足ができず、しかしそれを変えることができない状態のことです。

ここで大事なことは、変化に対する自分の傾向に気づき、取りがちな自分の行動を意識する練習をすることです。マインドフルになって、根底にある変化に対する自分の思い込みに気づくようにします。どのようにそのような思い込みが作られたのか、また、それが今の自分にとってどのように助けとなっているのか見つめてみるとよいでしょう。

そして、変化は段階的におとずれるものであり、それぞれにはタイミングがあることをあらためて認識しておくと役立つでしょう。第一段階はデナイアル（否定感情）の状態で、変化が必要であることにさえ本人は気がついていません。第二段階では、自分がした行動に気づいており、次は違う行動を取りたいと願います。第三段階では、自分のした行動を今この瞬間に気づいているにもかかわらずに、その行動が習慣になっているために止め方を知りません。第四段階では、習慣になっている行動を起こす寸前にそのことに気づいて、違う行動を取ります。最終的には、癖になっている行動は多くの選択肢の中の一つであることが実感でき、それを選ばなくなります。各段階をマスターするにはそれなりの時間が必要です。自分に忍耐強く接しながら、変化に伴う居心地の悪さに上手く対応できるように実践し続けます。

癒しに関する絶望感

壁――内なる絶望感を認識しましょう

絶望を感じることへの恐れはトランスフォーメーションのプロセスで大きな支障となります。誰しも絶望を感じることが嫌いです。だからこそ、その事について考えたり、他人にそのことを話したりすることも嫌です。自分自身からさえ隠している秘密である場合もあり、絶望を感じると、気が狂ったように感じたり、脆く感じたり、コントロールを失くしたように感じてしまうのです。私たちのあらゆる部分の中で、この〈絶望〉の部分こそ、私たちが葛藤を止めることを最も学ばなければならない部分です。これはかなり大変なことです。誰もが無視しておきたい部分だからです。

しかし、クライアントで根源的な変容を体験したほぼ全員が、癒しの過程で、何かしら自分自身の絶望と対峙しなければなりませんでした。ですから、自身の中の絶望感を意識できるようにならない限り、それが生活でどのような役割を果たしているのかといったことや、どのようなリソースが必要であるかといったことを発見するチャンスは限られてしまうのです。そして、絶望を感じている最中に、そのことに気づき、そこにはどのような固定観念が伴っているのかといったことにまで意識が向けられるようになっていくことが大切です。

ここでひとつ、よく私が生徒に行き詰まり感について学びを深めてもらう時に使う〈壁〉というエクササイズをご紹介します。行き詰まるということは一体どのような体験なのか、私たちがどのようにして無意識下で条件反応をしているかを知るためにとても役に立ちます。多くのクライアントをサポートしてきた私の経験から出来上がったものです。現代社会では、行き詰まっている自分を表に出したり、それからさまざまなことを学べることは教わりません。ましてや、他者にそれを目撃されたり、周囲に助けてもらうことは恥ずかしいことなので、最初、生徒は嫌々このエクササイズに取り組みます。

まず生徒に二人一組になってもらい、一人（Aさん）に壁の前に立ってもらいます。ここでは、壁とは、動かない状況――Aさんが変わる可能性はあり得ないと悲観していることや、実際に本当に変わるはずのない現実世界の制限を象徴していると思ってください。例えば、自分を決して容認してくれない親や、身体のハンディーキャップ、亡くなったり別離した人、すでに起こってしまった過去の出来事、制限のある生活状況、癖、中毒症、自分の中の嫌いな部分などです。Aさんには壁の存在を感じてもらいます。そして、Aさんにとって壁はどのような存在なのか、壁から受け取るメッセージに耳を傾けてもらいます。Aさんはそのメッセージを相手（Bさん）に伝えます。次に、Bさんには壁の役になってもらいます。Aさんから伝えられたメッセージをBさんが壁となってAさんに対して声に出して言い続けます。

Aさんには、この〈動かない制限〉と自分とがどのように向き合っているかについて探索してもらいます。Ａさんはどのように感じていますか？　それについてＡさんは何をしていますか？　どのようなメッセージをＡさんは受け取りますか？　これらのメッセージは一体Ａさんのどこから来ているのでしょうか？　このメッセージを聞いた時にＡさんはどのように感じますか？

次のリストは、Ａさんが壁から受け取ったメッセージの例です。

何をやっても無駄。
トライしても意味がない。
どんなにあなたががんばっても、自分（壁）は無くならない。
あなたはダメ（バカ、怠け者、十分ではない、醜い、役に立たない）な存在です。
これからもあなたを愛する人なんてあらわれないだろう。
決して変わらないぞ。
決して上手くいくはずないぞ。
欲しい物は、決して手に入らない。
誰も信じられないよ。
誰も分かってくれないぞ。
誰も気にかけていない。
自分を信じられるわけないでしょ。

人生はつまらない。
この世はひどい（安全ではない、危険な、大変な、孤独な）所だ。
トライしてみる価値はない。
人が離れていくぞ。
お前は天涯孤独だ。
あなたはがんじがらめになっている。

壁に直面した時にＡさんが起こす行動としては、次のようなリストが挙げられました。

より一所懸命になる。
壁を押す。
戦う。
センタリングをする（こころと身体を大地に揺ぎない存在に戻す）。
戦略を立てる。
憤慨する（怒る、悲しくなる。不安になる）。
諦める。
好奇心を持つ。

計画を立てる。
説得する。
自分を責める。
他人を責める。
死にたくなる。
口説く。
否定する。
崩れ落ちる。
無視する。
無気力になる。
怒り狂う。
気をそらす。
一人になる。
壁をより一層大きくしようとする。
壁の影響を実際よりも小さくみる。(minimize)
影響されていない振りをする。
祈る。

壁に自分の人生を自由にさせる。
待つ。
助けを求める。

このエクササイズを通して、内なる制限に対して自分がどのように接しているのかを間近に観察することができます。そして、自分の制限が現実的なものか、それとも幻想であるかに気づくことができます。また、このような制限を築き上げた自分のこころのあり方をも学ぶことができるでしょう。同時に、自分の制限への反応の幅にも気づくことができます。条件反射的なものであったり、何かリソースが欠けていたり、または、新たに育て上げる必要のある部分もあるでしょう。

このエクササイズをした方が口々に言うのは、制限の壁は幼少時代の記憶に基づいた警告やレッスンから実は成り立っていて、今の現実とは程遠い存在であるということです。人によっては、リソースが欠けていた当時に気づかされる場合があります。人生の大切な節目に、必要な情報を得られなかったり、サポートが無かったりしたのです。行き詰まりの壁が、現実世界の限界〈死、病、身体的な支障や損失など〉を象徴している場合や、それらに対して私たちが築き上げてきたこころのあり方を象徴している場合もあります。

この点について例を挙げてみましょう。スーザンさんの壁は、子どもの頃に感じた〈自分は十分ではない〉というメッセージでした。そのため、無意識のレベルで競争的になってしまい、どこかで人と比べてしまう自分がいつもいました。彼女の壁は、彼女より秀でている人が必ずいるという現実をも象徴していました。スーザンさんは自分の反応を見つめていく中で、年上の兄弟と常に比べられてきた悔しさと、そのために自分のベストを尽くすことができなかった悔しさの両方を持ち続けていたことに気づきました。行き詰まりの壁の前では、スーザンさんは憤慨し、イライラ感に満ちて、「何をやってもダメ」というメッセージで頭が一杯になりました。セラピーを続けていくうちに、追いかけたい夢などを垣間見るようになりましたが、それらが行き詰まりの壁とのメッセージと相反していたために、「努力しても無駄に決まっている」と感じては失望し、どんよりとした無力感に沈んでしまいました。また、日常生活においても、見えない壁がどのように表れているかにも気づきました。それは例えば、無気力感に苛まれ、興味のないテレビを見ながらただボーっと座って一日を過ごしたり、仕事で自分のベストを尽くさなっかたり、自分の案が周囲の人の手柄として横取りされたりしていました。

次の例を見てみましょう。ダニエルさんは壁の位置が自分に対して真正面にあった場合には、それを脅威に感ずることなく、むしろ壁と対峙しようとしました。具体的には、壁を押しのけたい感情が湧き、何事も自分の前に立ちはだかることを許さないという態度でした。壁とは彼にとって容赦ないもので、自分やこの世界の限界を象徴しており、決して変わる可能性のないことにも憤慨していました。そこで私が、「変わらないものもこの世界にはあります。唯一変えられるものは、その不変なものとの自分の関係ではないでしょうか？」と意見したところ、私に対してすら立腹しました。〈あなたの頑張りが十分ではない。もっと努力しろ〉というメッセージを壁から受け取っていたのです。

そのことに気づいたダニエルさんは、〈これが僕のモットーだ〉と次に言いました。〈努力さえすればどんな問題でも解決できるし、乗り越えられない難解などはなく、そのためにはどこまでも突き進むべき〉だと言うのです。実際に、ダニエルさんは冒険好きで、大胆でもあり、仕事でもかなり成功していました。山登りや、スカイダイビング、人と張り合うスポーツが好きでした。人生全般で成功していましたが、人間関係では上手くいっていませんでした。彼の押しの強い性格が煙たがられていたからです。しかも、ダニエルさんは乳児の息子を失い、その悲しみにくれる妻の姿に耐えられずに離婚したばかりでした。彼女が今まで通りの生活に戻れないことに対して彼は怒っていました。

ダニエルさんに、壁に対して自信をもって真っ向から立ち向かえない場合の別のシナリオにも向き合ってもらいました。壁の位置を、背面や側面に変えてみるのです。このエクササイズでは、彼は不安になり、恐怖を感じました。具体的には、壁を自分に付きまとっている影のように感じ、どれほど努力しても決して取り去ることのできないものであるように感じました。壁から、周囲の人についての次のようなメッセージを受け取りました。〈誰も決して信用してはならず、人は必ず彼を落胆させるということ。そして、どれだけ成功したとしても、人は自分を愛してくれない。人は必ず彼を傷つけて彼を置き去りにする〉というものでした。彼は自分の中にあったこの感情に気づき、悲しみ、それが実際の生活に反映されていると感じました。普段の自己イメージとはだいぶ異なるために、このような感情が自分の内にあることに驚き、その体験やメッセージがどこからきたものかを探求するようになりました。すると、彼の人間関係に対する悲観的な態度がせっかくの人との繋がりを制約していることや人間関係についての思い込みにも悪影響を及ぼしていることに気づきました。

次のケースも見てみます。ロスさんにとっての壁は、ドラッグの使用でした。壁の向こうには、彼が人生で望んでいるものがあり、ドラッグ使用がそれを妨げていることは分かっていました。幾度もドラッグを止めたり禁酒しようと試みましたが持続できませんでした。友達に誘われると、また悪い癖に戻ってしまう。そんな自分に嫌気がさしては落ち込み、弱い人間だと自分を責めていました。セラピーの途中、壁を突き抜けようとするほどの凄まじい決意で目の前の壁に挑んでいる自分に彼は気づきました。もし壁が、彼のドラッグ使用への欲求の象徴であるとしたら、どれぐらい強くドラックの使用を求めているのかを私が聞いてみたところ、「ものすごく強い」と答えた彼は、自分の答えに彼自身とても驚いていました。そして、ドラッグをしたい気持ちを乗り越えるためには壁をどれぐらい強く押さなければいけないのかを体験してもらいました。彼は疲れ果てるまで壁を押し続け、しまいには壁にもたれながら、「そら、僕はやっぱり強くないんだ」と言いました。

ドラッグを使用したい気持ちも実は彼の一部分であることや、もしもその強固な欲望が彼と対抗するのではなく共に働くことができたならどんなに素晴らしいだろうかといったことを伝えました。

仮に彼が壁と友好関係を結ぶことができ、壁が彼の味方になったとしたら、彼の本当の願いを手に入れるための強さを得られるということについても話し合いました。ロスさんは壁にもたれながら、この新しい打開策について考え込んでいましたが、そのうちに、壁は支援的にもなりうるものであり、壁に対して、自分は安定感すら感じているという事実に気づきました。すると、ドラッグ使用の原因の一つは、安定感への抵抗なのだということにも気づくようになりました。彼の家族は極端に堅苦しく封建主義的でした。私は、彼の反抗的な態度が、彼の人生の中で最も安定感を得られるものとは、何とも皮肉なことだと思いました。提示されたサポートが自分のためのものであるとは決して感じられない自分や、常に周囲の人々は自分からサポートを得ようとするばかりだと感じている自分を彼は少しずつ認識していきました。ロスさんはドラッグを通して、個としての感覚、主体性を死守しようとしていたのです。その代償として、本当の意味の安定感を生活に築くすべを知りませんでした。自分の強さを認識する壁のエクササイズから、彼は本来の自分を支援し、人生のゴールまで自分の力でたどり着くように助けてくれる味方をどのように見つけていけるのかを考えるまでになりました。

絶望感は様々な形で現れ、原因も多種多様です。そして、無意識レベルの自分や、周囲の人々、世界への態度を色づけています。絶望感がどのように生活（身体、思い、感情、精神性）の中に表れてきているのか、しっかりと見つめる時間をもつようにすると、きちんと認識でき、思いやりを持って絶望感に接することができます。そのうえで、リソースを取り入れたり、癒していくことも容易になります。言い換えると、トランスフォーメーションのプロセスで、私たちの精神性は、絶望感に寄り添うという機会を私たちに与えてくれるのです。それによって自分をより深く理解できるようになり、深いレベルで癒されるようなチャンスをも与えられているのです。

思いやり——自分の立ち位置を教え、大きな空間を探す

自分の中の絶望を感じている部分は、あなたから煙たがられ、粗雑な扱いを受けがちですが、なによりもあなたからの深い思いやりを必要としています。長年セラピーに携わってきて痛感するのが、壁にぶつかった時の絶望感に対して思いやりをもって接する自分づくりの大切さです。行き詰まりを感じることは、トランスフォーメーションのプロセスの一環です。完璧ではないのが人間であることを思い出して、自分に対して寛大に接しましょう。その第一歩は、まず、絶望感を、自分のごく自然な一部分と見なすことです。これはなかなか簡単にはいきません。そこで、〈より大きな空間〉を見つける練習をしてみます。絶望感の特徴は、私たちが大きな空間に繋がることを邪魔することです。ですから、絶望感よりもさらに大きな空間やその外側に広がる空間へと繋がるようにします。

私が行き詰まって調子の悪い時のことです。友人のスティーブが話しかけてきました。私が「あまりよくないのよ」と答えたところ、彼の次の反応には驚かされました。「ロレーナ、人生は輝く光みたいなものだよ。小さな汚点を見て、これが自分だとか、自分の人生だとか思ってしまってい

るかもしれない。でももっと大きな視点から見たら、どんなに君の精神性が大きいかきっと見えてくるよ」。

彼の反応は私が期待していた思いやりとは違ったので、はじめのうちは、私の苦しみを否定されているようで耳が痛かったです。しかし考えてみれば、奇遇にも同じようなことを数々の先生からも言われたことがありました。あたかも、私以外の人にはこのことが明らかであるかのようでした。徐々にですが、私にもこのことが理解できるようになっていきました。私たちを近視眼的な視点に囲うのは絶望感の性質です。染み付いてしまっている習慣が誰しもあり、ともすれば元の習慣に戻りがちですので、私も日々の練習に努めています。

これはクラスでしばしばお話をさせてもらうことですが、絶望感を景色に例えて説明してみましょう。我が家の窓からは、大きな岩や小さな植物が点々と散らばる岩肌の美しい山並みが楽しめます。私たち一人ひとりにもこの景色のように、様々な要素（岩、峡谷、洞窟、草、木、砂、水）があります。山をハイキングしていて大きな岩が道を塞いでいたとしたら、大変な障害物だと困るかもしれませせが、俯瞰した途端に、それは美しいパノラマの一部としての岩となります。障害物であったものは、全体像のほんの一部なのです。同様に、絶望感も私たちのすべてではなく、大きなホールネスのほんの一部分に過ぎません。自分の絶望感について知ることで、つまり、どのようにそれを内面に感じ、人生に表れているのかに気づくことで、人生という景色の中の自分の立ち位置を知ることができるのです。

これからは、絶望感に打ちのめされた時には、もっと大きな空間に立ち戻れるように、二、三歩意識を引いて視野をぐっと広げてみましょう。今この瞬間の現実が、自分の絶望的な見方とは異なることを思い出すための〈貯金箱エクササイズ〉（第3章参照）を行うのも良い手です。仮に、安全を脅かされたように感じたり、周囲の人が自分を理解していないように思えたり、自分をダメな人間だと感じてしまうなら、それと相反する瞬間（安全な時、周囲が理解してくれる時、成功する時）を経験した時に、それに気づき認識する練習を日々行いましょう。自分が生まれながらにしてもっている天性に感謝したり、自分以上に苦境に立たされている人々へ思いを巡らせることもいいかもしれません。同時に、私たちがホールネスという本来の自分に近づくように常に導いてくれている、内なる精神性を発動させるよう意識的になることも試してみると良いでしょう。

絶望感以上に大きな空間を味わうことで、これ以上絶望感に振り回される必要はないことが実感できます。その代わりとして、自分の中の大きな空間、つまり自分の精神性で絶望感を捉えてみましょう。自分の絶望感に、ゆったりとした空間をもって寄り添い、探求しながら、絶望感が今自分に一体何を伝えようとしているのか、耳を澄ませ、静かに話しかけてみるのもいいでしょう。迷子に対して、優しく忍耐強く、安心感を与えながら手を差し伸べるように、です。

この点の学びを深めるためにエヴァさんのケースをご紹介します。エヴァさんは、自分の絶望感をして、〈動く余地すらない一人ぼっちの寂しい穴倉〉と表現しました。どのようにしてそこから脱出したらよいのか途方に暮れつつ生きてきたように感じていました。絶望感を認識できるようになるにつれて、それに伴う自分の態度や、感情、感覚を学んでいきました。穴に落ちてしまうような出来事が実際の生活にあったとしても、すぐにそのことに気がつけるようになり、それまでの人生では、日常のちょっとしたことが思い通りにいかないだけで、すぐに絶望感に落ち込んでいた自分に気づきました。

絶望感に焦点を当てながらセラピーを続ける中で、穴の中に光や自分以外の人や、時にはハシゴなどのリソース（資源）を持ち込むことができるようになりました。やがて、視点を拡大し、絶望感の穴を取り巻く景色をも認識できるようになると、実際の生活でも、穴に落ちないように落ち着いた行動を取れるまでになりました。ガードレールで穴を取り囲んで様子をみてみようかと冗談を言いながら、安全な場所から穴を眺める練習をしばらくの間続けました。

穴の外にいる時間が増えるにつれて、エヴァさんは穴の外に広がる人生の景色を探求するようになりました。その視界の隅には、〈物事がスムーズに行かなくなる時に陥ってしまう穴〉はまだ存在はするけれど、彼女の人生の景色に数多く配置されたもののうちの一つにすぎないと感じられるようになりました。現在では、穴への訪問、その回数、その中にこもる時間や、訪問に際して持参できるリソースについて自分には多くの選択肢があることを知るようになりました。穴に落ちた瞬間に遡って、その地点をしっかり認識することで、自分が穴の中にいない時間も気づくことができるようになりました。

エヴァさんは十年間もの間うつ病に悩まされていましたが、たまには落ち込むこむ程度まで回復しました。落ち込んだ時には、過去と同じような考えや感情が湧いてくるそうですが、それは彼女の全体像でなくほんの一部なのだということを知っているということが過去との大きな違いです。絶望感は、日常生活のほんの一瞬であり、生活全般を占めるものではもはやなくなりました。そして、うつの感情や感覚に対応するためのリソースを今の自分はたくさん持っていることを自覚して、その時々に合わせて必要なリソースを導入していく実践を続けています。

助けを受け入れる——新しいリソースを取り入れましょう

命あるシステムは全て、新しい情報や資源を取り入れ、治癒や変化、成長のために役立てることができるようにオープンにつくられています。絶望感の特徴は、役立つ情報や資源を一切受け入れません。それはコア（固定的）な絶望感が刺激されて浮上してくるためです。

子どもは好奇心旺盛で、何でも知りたがり、周囲の人を信頼していてとても純粋です。大きなホールネスな存在を感じていて、物事がうまくいっているか、何がどうあるべきかを感覚的に感じ取ることができています。希望や夢に満ちていて、何かが悪ければ、それを癒そうとごく自然に助けを求めることができます。しかし、その子の持つごく自然なあり方が繰り返し否定されると、子どもは何かがおかしいと感じはじめ、絶望感を抱くようになります。そして、何かがおかしい時に、それを癒そうとしたり、それを良くしようとしたりする子どもの本性を周囲に押さえつけられた時、そのダメージはより一層深く、子どもを絶望感に陥れます。手に届く範囲のリソースで何とかやりくりしてその場を切り抜けますが、小さな子どもにとって新しいリソースを取り入れるのはなかなか困難です。

このように、コア（固定的）な絶望感は、私たちを子供時代に引き戻して、その頃のように、起こっていることが現実のすべてであり、そこだけが自分の住む場所だと感じさせてしまうのです。たとえ大人になった今の状況が幼少期のそれと大きく異なっていても、絶望感に浸っている時にはいつでも幼少時代と同じ感覚が蘇ってきます。そして、リソースが他にもあることを思い出せなくなってしまうのです。また、仮にリソースが手に届く範囲にあると分かっていたとしても、それは自分のためではないと感じたり、それをどうすれば手に入れられるのか途方に暮れてしまいます。そして、絶望感こそが、自分のすべて、すなわちホールネスであると間違って解釈してしまうのです。

この時にサポートが不可欠です。自分がいかにしてサポートをありのままに受けられるかが最も重要な鍵となります。助けが必要ということは、自分が弱虫だからと教えられて育った人もいますし、家族以外に助けを求めることは間違っていると刷り込まれてきた方もいます。または、自分にはサポートをしてもらう価値はないと教え込まれた場合もありますし、手に届くサポートは役に立つものでなかった場合もあります。「長男（長女）だから、それぐらいは自分でしなさい」と言われ続けた人もいるでしょう。私のクライアントは、「これ（セラピストがすること）ぐらい自分でできなきゃいけないはずなのに」と口々に言いますが、「誰がそう言ったのですか？」と私は問いかけるようにしています。

他者に世話をしてもらい、人は自分の労わり方を学んでいきます。つまり、周囲の人から受け取ったものを自分にも与える傾向があるのです。本書を通してあなたへと贈っているメッセージも、私自身が様々な人々や周囲の世界から受け取ってきたものばかりです。ですから、すべて自分でできるはずだという思い込みは捨てましょう。そして、深いトランスフォーメーションは自力だけでは決して成就するものではなく、外の世界、そこに住む人や物に喚起されて起こるものでもあると頭の片隅にとめておきましょう。実際、絶望感の壁を打ち砕くことができるのは、自分以外のリソースからのインスピレーションであり、それが私たちを精神性やホールネスのつかさどるもっと大きな空間へと呼び込んでくれるのです。

この点の学びを深めるために私の友人、ダイアナさんのケースをご紹介しましょう。本章を執筆中に、ダイアナさんから電話があり、恋愛関係に行き詰まっているとのことでした。彼女はなぜか自分はダメな人と感じては恋人に見捨てられたように感じるという恋愛パターンにばかり陥ってしまうそうです。私は絶望感について執筆しているところだと伝え、「ダイアナも一歩引いた視点で自分の絶望感を見つめてみるのもいいかもね」などと少し会話をしました。二日後にダイアナさんから再び連絡があり、元気になったと言うのです。私が執筆している内容を彼女は知りませんでしたが、元気になった訳を次のように語ってくれました。

あなたと話してからずっと絶望感について考えていたの。やっと少しだけ分かってきた気がする。私の場合、絶望感は私の怒りだということが。だから、日記にこう書いたの〈絶望感は自分を決して許さず、いつも自分を最優先せずに、プライベートな時空間を自分に決して持たせないことである〉と。自分が悪いようにいつも感じていたり、愛のために自分自身をいつもギブアップしていることに腹を立てている自分に気づいた。昨日、針灸の先生とセラピストに会いに行き、それにあらためて気づいたの。針灸の先生が私の悪循環を止めて新しい情報を受け入れられるようなセラピーをしてくれて、セラピストは私の理解を深めたの。セラピーでは、今自分の学んでいることをきちんと覚えておけるように、自分の家の真上に星が輝いている絵を書いたわ。

ダイアナさんの日記に書き綴った言葉は癒しのプロセスを物語っているように見えます。彼女はそのことを意識してはいませんでしたが、まず絶望感を認識し、それよりも大きな空間（広い視野）を見つけて、その後にリソースを取り入れていったのです。

トランスフォーメーションの過程において、これは〈助けを求める〉段階です。スピリチュアルな実践では、神や仏などに祈りを捧げたり、精神世界の師に助けを求めることが精神的危機を乗り越える方法だと思われがちです。しかし、友人に助けを求めることもできます。映像、本、クラス、癒し手、自分自身の内面や人間味の中にあるリソース、そして地球にあらかじめ宿るリソースなど、この世は助けになり得るもので溢れています。この私の考えを読んだクライアントの一人は次のような手紙を送ってきました。

一体どこから、どうやって助けがくるのか全く分からない時でさえも、助けを求めることはできると思います。僕は神を信じていないけれど、今までも自分では想像できないような形で助けがやってきたことがあります。だから、知らなくてもいいと思います。助けが手の届くところにあると信じられない時でも、助けを求めることは大切だと思うんです。最近、絶望感に押しつぶされそうになった時がありました。この状態を助けてくれるものがあることさえも想像できなかったけど、僕はお願いをしてみました。そうしたら、やっぱり助けが現れたんです。だから、自分よりも何か大きな存在を信じることができずに苦しんでいる人さえも、お願いをしていいんだと僕はみんなに伝えたいです。ただ、僕の場合、心の底から助けをお願いするので、真剣に願うことが必要かもしれません。

私もこの手紙の内容には同感です。心の底から助けを求めてみましょう。助けの多くは手に届く範疇にあります。ただ、それが助けであると気づくこと。私たちがしなければならないことは、それだけなのです。

絶望感に陥っている最中に視野を広げることが困難で、俯瞰する練習を必要とするのと同様に、絶望感に押しつぶされている時、人は自分への助けは存在しないと信じきっている状態です。ですから、その最中にあっても助けを求められる自分になるためにもそれなりの練習が必要です。助けが一切無いように感じている渦中でも、助けは私たちの周りに満ち溢れています。絶望感の壁を乗り越え、助けを認知できるようになる秘訣は、馴染みのない新しいリソースを試してみることです。幸運なことにリソースに恵まれた時代に私たちは生きています。

〈全ては役に立つもの〉これは私の大好きなモットーです。あらゆることは癒しのために使うことができます。癒しにはそれぞれの時期があり、自分が予期する形で現れないものですが、常に心を開き、忍耐強く自分の感情やこころの在り様に寄り添う練習を重ねてみるのです。そして、自分よりも大きな空間、つまり、精神性と常に繋がっている状態を保つように心がけましょう。絶望感が現れた時には、心の底から助けを求め、自分の内面や周囲を見渡してみると、どうでしょう、助けは必ず現れます。それは、私たちの精神性が癒し（ホールネス）へと私たちを常に導いているからです。

自分自身の絶望感に向き合えるようになると、それ自体が周囲の人々を助けるリソースとなります。社会全体に絶望感が漂っていると感じることはありませんか？　人々の無力感、憎しみ、疑い、暴力、絶望感が、何かしらの中毒症状として表面化していると思えます。特に若い世代はまるで現代社会の問題に敏感に反応するかのように、音楽や態度、服装や行動で絶望感を表しているように見えます。

現代社会には悲しみが溢れていると思うことはありませんか？　私が教えたあるワークショップ

では、一日のグループワークを悲しみの実践のために捧げました。涙や悲哀を表現する体のポーズを見つけながらグループで舞った踊りは信じられないような体験でした。踊りながら、家庭崩壊、幼児虐待、環境破壊、戦争、生態系の破壊、国際的な残虐行為、人種差別、同性愛者への差別、女性差別、拷問、貪欲、暴力、若い世代の痛み、見捨てられたお年寄り、地球や精神性と人との分離など、悲しみの因子を声に出しながら踊り続けたのです。言葉では言い表せないような、心を揺り動かすパワフルな体験でした。参加者は共鳴し合い、自分の力を取り戻したように、そして一つに力を合わせたように感じました。自分たちの感受性を尊重しつつ愛情をもって、「泣き虫グループ」とこのグループに名づけました。首都などで怒りに満ちたデモをする代わりに、「泣き虫グループ」が踊るほうがインパクトがあるかもしれません。世界に溢れる悲しい出来事を共に悲しむダンスを首都でいつか踊ってみたいねと語り合いましたが、その時にはメンバーは十万人になっているかもしれません。怒りや不安の下に隠され、否定され続けてきた社会全般の悲しみを公にできたら……。すべての家庭に画面を通して、「あなたのために泣いているんだ。私たち全てのために泣いているんだ」と伝えることがもしもできたら……。誰もが感じる哀しみを共通のものとして心をひとつにして力を合わせていくことができるのではないかと思うのです。

繰り返しますが、デナイアル（否定感情）の影響は大きいです。それは、何かがおかしいという自分の中の気づきを否定したり、哀しみを覆い隠すことかもしれません。または、癒しやホールネスな自分になることを切望している本当の自分を拒否していたり、あるいは、その裏にある〈自分たちには何もできないし、何もするべきではない〉といったメッセージに翻弄されている状態かもしれません。いずれにせよ、デナイアルは社会全般に広がる無力感や絶望感をつくりだしています。さらには、トランスフォーメーションの経験がないために、それが可能であると思えないという無力感の無力感のせいでトランスフォーメーションに必要なリソースを発達させることができない。悪循環に陥っていくのです。

だから、自分の絶望感をまずは認め、その後に対応の仕方を学んでいくのです。自分の脆さに隠されている様々なプレゼント――信頼、容認、忍耐、強さ、心地良さ、繋がり、思いやり、叡智――に気づくことができるはずです。そして、自分の思っていた以上に自由に、絶望感から出たり入ったりすることができると知るかもしれません。自分の絶望感を認識することから癒される手法を学ぶことで、世界に波及している社会的な絶望感をも癒していくことのできる強さ、パワー、リソースを地球全体が得ていくのです。

忘れてしまうこと

トランスフォーメーションの過程で、目覚しい気づきや洞察力、直感などを得るとします。その新しい情報は全身に張り、確かに現実で本物であると分かっていながら、その後時間がたつと忘れてしまう。ワークショップやスピリチュアルな実践、本や誰かのトークに感激しながら、それが時間と共に容赦なく色あせていく。そんな感覚を経験したことはありませんか？

私のもとに通うクライアントの大半は、人生や自分の中の何か変わりたい部分や、もっとエネルギッシュになりたい面などをはっきりと自覚されて来ています。しかし、そのような新しいあり方を一瞬でも垣間見たり、味わったり、あるいは、感覚として感じ取っても、数分間、数時間、時には数日間の間しか保つことができず、時間とともにそれらは消え去っていき、落ち込むことが多いようです。

セラピーでは、毎回新しい気づきや新しいメッセージを話すこともあれば、繰り返し同じ課題が浮上したりするものです。「どうして一度でマスターできないのか」とクライアントは驚き、悔しがることがあります。気づきやメッセージが一度でも得られたら、そこから学び、根本的に変わるべきだと彼らは思い込んでいて、それができなかった時には自分がダメな人間のように感じて、恥ずかしく思うようなのです。しかし私は、「人は忘れるものです」とお伝えしています。

忘れたことに対して自分を責めないことをお伝えします。必要ならば何度でも大切なことを思い出すお手伝いをしますし、それも私のセラピストとしての仕事です。そもそも、どうしてメッセージを一度聞くだけで変わるべきなのでしょうか？　長い人生の間、誤りのメッセージをくり返し聞かされて傷ついてきたかもしれません。もしそうであれば、助けになるメッセージもくり返し聞いて良いのではないでしょうか？　忘れる自分を許し、一度学んで得られたことを思い出すことで、地に足がついたように感じます。

かつて学んだこと――願い、変化への体感、新しいメッセージ――を忘れるということは、トランスフォーメーションのごく当たり前の過程です。それはまるで、新しい情報を生活の中にしっかりと根づかせて、統合していくだけのエネルギーがまだ足りていないということを私たちに知らせてくれているようなものです。人は習慣の動物とよく言われますが、新しい情報を生活に根ざすにはそれを習慣づけなければいけません。だからこそ、毎日の練習が必要不可欠なのです。

トランスフォーメーションのこの段階における目的は、自分の意図、願いに立ち戻ることです。プロセスが困難になったり、忘れてしまったりした時に、自分の目的を思い出しましょう。忘れてしまうことが誰しもあるものだと理解しておけば、周囲にあるものを活用して記憶を取り戻す触媒とすることができます。私のクライアントのナンシーさんは虐待的なパートナーと別れようとしていました。しかし一人になることが怖かったので、彼への電話を控えたり、彼からの電話を拒否したりすることは難しいと感じていました。しかし、孤独の怖さに挫けて彼に連絡をしてしまった時には、彼女は打ちひしがれ、混乱し、傷つき、孤独感よりも数倍ひどい状態に陥りました。ナンシーさんのために、別れるという意図を思い出す提案をしました。〈ダメ！〉と書かれた大きなサインを作り、電話の脇に置くようにしてもらったのです。寂しさのあまり、彼に何かを伝えたくなったり、単なる友達でいようと、電話をしたくなる度にそのサインが彼女の目に入り、忘れてしまっていた別れる意図や決心を思い出させてくれたそうです。

サインを電話の横に置き始めて数日後のことです。ナンシーさんは〈ダメ〉と言うことがとても苦手であり、そのために、大きな問題を抱え込んでしまっていると自分自身が気づきました。サインがとても役に立ったので、新しく育てようとしている自分のほかの部分についてもそれぞれにサインを作り、自分の願いを確実に思い出せるようになっていきました。

数年前のことです。ディー・パイ先生に私がセラピーを受けていた時、新しい体験をしました。先生はある儀式を私のためにしてくれました。その儀式が終わる前の数分間に私はこれまでに体験したことのないような、確固たるホールネスを体感しました。自分が間違いなくホールネスの一部であると感じました。自分の身体も何もかも、全てを包含する大宇宙という布の一糸のように感じられたのです。一瞬だったとはいえ、その次元を垣間見たことは、私を深く変えるものでした。全く新しい次元に広がる純粋なスピリチュアリティーとしてのホールネスと、その真理に触れたような感覚でした。残念ながら、その感覚をずっと持続することは私にもできず、その後何度も忘れてしまいました。しかし、その体験を思い出すことを思い出した時には、記憶は私の精神的な実践を導き、日々の生活の中で自分をまっさらな視点で感じさせてくれるような拡大的な知見を与えてくれます。また、その時の感覚を蘇らせることで、個人やグループをより深く導いていくことができるようになりました。それは、まさに、私自身の精神性からのプレゼントであり、困難なことに立ち向かうためのインスピレーションや励ましでもあり、また本書の執筆への力ともなりました。実際に体験したあの瞬間のように、強く鮮明に感じることはできなくなってきつつあっても、意識的に思い出すことはよくできていると思います。そして、私が営んでいる今の生活は、いつかあのような感覚をもっと長く身体の中に保つことができるための道のりであると思っています。

サインを書いてみたり、自分へのメモを残してみたり、インスピレーションが湧く絵や書を飾ってみましょう。胸を打つような本の一説を繰り返し読むこともできます。忘れてしまったことを思い起こさせてくれるものは日常に実は溢れています。ポイントはそれを見つけて使うことを自分が思い出すことです。まずは、新しい情報や新しい気づきを往々にして自分たちが忘れるものだということを前提に取り組んでいきましょう。

トランスフォーメーションのプロセスは、外国に移住するようなものだと思います。トランスフォーメーションを学ぶプロセスは、外国語の習得によく似ています。繰り返して同じことを耳にすることによって、次第に言葉を理解できるようになり、時を経て流暢に話せるようになり、ついには考えや夢までも新しい言語で見るようになります。

難しいことをする

トランスフォーメーションは一筋縄ではいかないものです。自分の制限に向かって、また、警告ゾーンへ向かって踏み込んでいくプロセスがあるので、そこで時には絶望感を体験することもあるのです。針に糸を通すような難関をいくつも乗り越え、自分を信頼するこころがなければ飛び超えることのできない大きな挑戦をこなしていくと、魂が揺り動かされるような体験をします。トランスフォーメーションとは、まったく新しいことを学ぶことです。その領域では経験がなく、自分が思ったようにできないことは当たり前です。ですから、困難なことと向き合う自分のあり方を見つめるということがとても重要になります。

それは私の場合、娘のフルートを吹く練習を見守りながら学んでいきました。リサは六歳の時に、「フルートが吹きたい」と言いはじめましたが、フルートの先生から、「十歳までは難しいので、まずは笛の練習から始めるように」とアドバイスを受けました。そこで笛を購入したのですが、リサはあまり乗り気ではなく、とりあえず吹き始めたという感じでした。七歳になった頃、ある店に入ると音楽隊がクリスマスの四重奏を演奏していました。リサは食い入るようにフルート奏者の演奏を見つめていましたが、「フルートってなんて美しいの！　ママ、お願いだからフルートを吹かせて！」と泣き出しました。私は娘の想いに動かされて、七歳からでもフルートを教えてくれる先生を探し出しました。最初のうちは、店で聴いたあの美しいフルートの音とは程遠い自分の音にショックを受けていましたが、毎日練習に励みました。彼女のその姿は私にとって本当に勉強になりました。日によっては難しかったり、簡単だったり、気が散ったり、行き詰まったり、やる気に満ちていたりと様々でした。「難しすぎる」と嘆いた時には、はげましの言葉をかけてやりました。「上手に吹いているね」といった励ましの言葉だけでは十分でなく、私がリサだけに注目して、心から彼女に寄り添うことを求められました。しかし時によって、どんな励ましのあり方を必要としているのかリサ自身にも分からず、試行錯誤でその時期を耐えました。誰かを励ますこと自体、実は私には新しい経験でした。私の育った家庭では、上手にできたことだけはよく褒められましたが、何かが難しかった場合にはもうそれ以上取り組まないというやり方だったからです。実際、物事が難しい時にもそれに対応できるように学び続ける自分になるには、大変なエネルギーと集中力を要しました。ですから、どんな時にも励ますというのはまだ持ち合わせていなかった能力でした。ですからリサの奮闘を適切に励ましながら自分の未熟な部分を強化していくことができたのです。

英語の励まし（encouragement）という単語は、〈勇気、希望、自信を与える、元気づける、大胆にさせる、支援する、好都合にする、育てる、助ける〉を意味します。幼少時代にどのように励まされたかは、困難への私たちの対応のあり方に大きな影響を与えます。決して得られることのなかった励ましを今も待ち望んでいるという人は多いものです。困難な時に自分にとって適切で必要な励ましとは、人によって千差万別です。そのあり方は、状況とその時々に応じて多種多様なものですから、自分にとって必要な励ましとはどのようなものかを見つけていけるようになりましょう。

昨日、友人のリッチが心温まる話をしてくれました。サッカーを習いはじめたばかりの六歳の孫、イアンのことです。六歳児たちがサッカー場を元気よく走りまわります。ボールを蹴り合っていると、時には味方のゴールに点を入れることもあるそうです。ある試合の時、子どもたちは走り回り、いつものように親たちはそれを応援していました。すると、イアンが母親のところへ駆け寄ってきて、「ママ、行けーイアーン！って僕に向かって叫んで応援して！」とせがみに来たそうです。

誰もがみんな励ましを必要としていて、誰かが自分のために存在してくれていると実感できることはうれしいものです。そして、それぞれにとって、必要な励ましのあり方は様々です。以下の励ましの言葉のリストは、あるクラスで、困難に際して自分にとって必要な励ましについて考えてもらい、生徒たちに挙げてもらったものです。

優しい言葉がけ
はっきりした制限
許可
ロールモデル
こんなに奮闘しなくてもいいと思い出させてもらう。
優しく背中を押してもらう。
やり方を教えてもらう。
「あなたならできる」と言ってもらう。
困難な時に側に誰かが寄り添ってくれる。
誰かが困難な自分の現状を認めてくれる。
自分が望んでいることを希望することはクレイジーではないと知らせてくれる。
自分以外の人も同じ事をしているよ、と言ってくれる。
自分の目的を思い出させてくれる。

自分を信じてくれる人がいることに気づかせてくれる。
困難なことへ立ち向かうように誰かに背中を押される。
天邪鬼なので、誰かにできないと言ってもらうことで自分の決心をより強く感じる。
「何が起こっても大丈夫だよ」と誰かに言ってもらう。

励ましは、最初のうちは周囲から私たちをサポートするための助け舟としてやってきます。ですが、繰り返しその経験を重ねていくうちに、励ましの習慣がいつのまにか自分の内面のものとなり、内なる自信が育っていくのを感じます。つまり、自分を信じてくれる人が常にいて、助けは必ずあり、どんなことでも乗り越えることができる、自分は一人ではないというような信念が自分の中で確立していくのです。娘のリサの場合も、困難なことを乗り越える練習をしっかり培ってきましたので、今後、物事が上手くいかなくなった時も、きっと自分を信じ続けて、手助けになるリソースは手の届く範疇にあるのだと信頼できると良いと願っています。

繰り返しますが、トランスフォーメーションのプロセスのこの段階で大切なことは、自分に合った励ましのあり方を見つけ出すことです。つまり、自分が求めているものに合った励ましをくれたり、インスピレーションを感じさせてくれるようなリソースや自分の味方、助けになってくれる人々を見つけることです。そのためには、自分がどのように行き詰まる傾向があるのかといったことだけではなく、自分が陥りやすい絶望感とはどのようなものであるか、自分で把握することが大切です。私たちには身のまわり以外からのリソースが豊かにあります。大きな視野で物事を見つめるにはあまりにも幼かった時期に絶望感とはかたちづくられ自分の中で時間をかけて発達してきたものだと知り、そして今はもう自分が幼い頃の私ではないと認識します。私たちは無事にここまで成長して、私たちをホールネスの存在へと導くためのアイデアやリソースに満ち溢れた次元にいることを意識しましょう。

行き詰まった時のための練習

チェックイン（立ち止まる）

行き詰まってイライラしたり絶望感を感じた時に、自分を見つめる練習をしましょう。誰にとっても行き詰まった時の感覚は心地悪いために、探求を避けようとしがちです。慣れるためには練習が必要です。まず、行き詰まった時にあなたの身体がどのような感覚に陥るのかに目を向けてみます。感情や思いにも気づいてみましょう。行き詰まった際に、どのような行動をしているのかを意識してもみましょう。どのようなリソースがその際に役に立つのだろうか自問します。あなたがもし行き詰まった部分にリソースを投入しようとすると、そこには一体どのような反応が起こるのかを見つめていきます。

変化との関係

人生や生活で何かが変わり始めている時、あなたの身体はどのように反応しますか？　身体の中ではどのように感じていますか？　どのような感情が出てきますか？

変化に対する態度を十項目挙げてみましょう。

あなたが家庭環境において学んできた変化そのものや、転換期についての規制、制限、ルールといったものを思いつくままに十項目書き出しましょう。直接誰かに言われた言葉かもしれませんし、周囲の人を観察して学んできたものかもしれません。

次に、転換期や不安定に感じている時に自分が行いがちな行動を十項目挙げてみましょう。

さらに、周囲の人が転換期にある時、自分がとりがちな行動を十項目挙げてみましょう。

安定感との関係

あなたの安定感との関係はどのようでしょう？　安定感をどのように身体の中に感じますか？　どのような感情をともなっていますか？

安定感に対する態度を十項目挙げてみましょう。

育った環境において学んできた安定感についてのルールを思いつくままに十項目書き出しましょう。直接誰かに言われたことかもしれませんし、周囲の人を観察して学んだものかもしれません。

行き詰まりとの関係

下記の状況下で、あなたの身体の中にどのような反応が起きるのかを書き出しましょう。

行き詰まった時には？
奮闘している時は？
絶望感に陥っている時には？

その時に湧き上がる感情をも思いつくままに書き出してみましょう。

育った環境において学んだ、行き詰まり感に対するルールを十項目書き出しましょう。直接言われたことかもしれませんし、周囲の人を観察して学んだものかもしれません。

下記の状況下で、あなたが行いがちな行動を書き出しましょう。

行き詰まった時は？
奮闘している時は？
絶望感に陥っている時は？

周囲の人が下記の状態の時に、あなたが行いがちなことを書き出しましょう。

行き詰まった時は？
奮闘している時は？
絶望感に陥っている時は？

壁

このエクササイズは一人でも行うことができますがペアを組むとやりやすいでしょう。とても刺激の強いエクササイズですので、本章までの練習課題を取り組まれてから行うことを勧めます。信頼感が築けていて、気持ちをオープンに開ける相手で、好奇心をもって一緒にあなたの絶望感を探求してくれるような気心の知れたパートナーがよいかもしれません。

まず壁の前に立ってください。あなたの人生の中で、状況が変わり難いと感じるものや、実際、変えることは不可能なものを感じてみます。そして自分がどう感じているのかにこころを寄せてみてください。例えば、人生の漠然とした行き詰まり感かもしれませんし、あなた自身の中にある特定の制限かもしれませんし、周囲の人による制限かもしれません。次に、目の前の壁をその象徴として見つめてみましょう。

壁の存在を感じながら、自分がどのように壁に接しているか、気づいてきます。パートナーの導きで、ゆっくりと探っていくようにします。壁が象徴している制限に向かってみて、あなたの中に今どのような感情が起こっているのでしょう?　身体の中はどのように感じていますか?　身体のどの部分に壁のインパクトをより強く感じますか?　どのような気持ちになりますか?　今どのような思いが湧き上がっているのでしょうか?　どのような願いを壁に対して感じますか?　壁からどのようなメッセージを受け取りますか？　壁がもし話せるとしたら、あなたに何を伝えているのでしょうか？　次に、壁を見つめたまま、パートナーの方には壁の声となってもらい、自分が表現したものをリピートして言ってもらいます。パートナーから一つ一つゆっくりと言葉がけをしてもらい、壁から自分へのインパクトを見つめるのです。あなたの内面に何が起こりますか？　何を感じますか？　抵抗を感じる場合、どのような言葉をあなたは代わりに聞きたいのでしょうか？　どのような心の栄養がこの時点であなたには必要でしょうか？

終了後、このエクササイズを通して自分の中で感じたことをパートナーと話してみます。何かを解決し状況をよくしたいという衝動を少しだけ脇に置いて、あなたは自分の制限を自分がどのように体験しているのかについて、ただ情報を集めることに集中します。そして、どのようなものが自分の助けになるだろうかと、内面から探っていきます。

ゆっくりと時間をかけていいのです。あるがままのペースで、自分に無理をさせないでください。もしも、とても強い、または圧倒されるような感情が湧いてきたとしたら、ペースを落として、表面化した部分や、湧き上がってくる傷を労わってあげましょう。過去にリソースが自分のまわりに無かったがために、今も助けがないと思い込んでいるかもしれません。でも、今は、資源が豊かにあります。優しく、思いやりを持って接することで、自分の傷ついた部分が癒えるようにリソースを与える練習をしましょう。

思いやり

あなたの行き詰まってしまう部分は、純粋な思いやりを必要としています。行き詰まったり、奮闘したり、絶望感に陥った時には、自分に優しく接しましょう。例えば、自分のプロセスに対して忍耐強く接したり、自分の感情に好奇心を持つことができます。または、注意を注いだり、心を開きながら過去の傷に耳を傾けることもできます。自分の不健全な行動にさえも何か理由があると理解しましょう。そして、自分の脆さに対して優しく、ゆっくりと接し、何かに葛藤しているのであれば、積極的に助けを得ましょう。自分にとって本当に心の栄養となることをしてみましょう。

自分に思いやりをもって一日過ごしてみましょう。そうすることで何が起こるでしょうか？

今、自分に何が起こっているのかに気づく練習

行き詰まったり、もがき苦しんでいたり、絶望に感じている時に、そのことに気づくようにしましょう。その時の身体の中の反応や、湧き起こる感情、思いなどに慣れ親しむことは、自分に今何が起こっているのかを知るうえで役立つでしょう。壁のエクササイズを参考にしながら、そのような感情や思いに気づいた時には、「私は今、行き詰まり、もがき、絶望感に陥っている」と自分に

向けてつぶやきます。そして、行き詰まり感、もがき、絶望感はまるごとのあなたではなく、そのほんの一部分であることを思い出すようにしてみましょう。「今あるこの瞬間の感情さえも含む全体像は何？」と自分に聞きながら、広い視野を持つ自分の部分を呼び覚ましましょう。

他にも、第三者（彼、彼女）の眼になって、自分の行き詰まり感についてのストーリーを書き出してみましょう。その時点の自分の視野には入ってきていない、もっと大きな全体像について語るようにしてみるのです。

助け

家族との生活からあなたが学んできたサポートを求める姿勢に関するルールを十項目思いつくままに書き出してみましょう。家族から直接的に言われたことかもしれませんし、家族を観察して学んだものかもしれません。

周囲の人が助けを求めて自分のほうへ来た時にあなたが差し出すことのできる内面のリソース（部分）を十項目挙げましょう。それは例えば、話をじっくりと聞いてあげたり、忍耐強く接する部分かもしれません。

あなた自身が行き詰まったり、もがき苦しんだり、絶望を感じている時に役に立つ自分の内面のリソース（部分）を十項目思いつくままに書き出してみましょう。実際に使っている方法や行動などを十項目挙げましょう。二つのリストを比べてみて、何か気づくことはありますか？

あなたが助けを必要としている時、あなたの手の届く範疇にある外界のリソースがあります。思いつくままにそのリソースを十項目書き出してみましょう。その中で実際にあなたが使っているものを十項目挙げましょう。二つのリストを比べてみて何か気づくことはありますか？

あなたが行き詰まった時に、あなたにとって本当に役に立つことについて書き出してみましょう。

行き詰まった時に、あなたの内面と外界の両方からリソースを取り入れる練習をしましょう。曖昧に助けを求めるのではなく、あなたに本当に合った助けは何なのか特定していけるようにします。

助けが必要だとお願いしてみましょう。どのような種類の助けが自分の手の届く範囲に浮上していくのかに気づいていてみましょう。

忘れてしまう

忙しい日常生活にあって人は、学んでいることや練習していることをしばしば忘れてしまうものです。そのことを思い出すための小道具を積極的に使っていきましょう。それは、身の回りに配置する小さなサイン、物体、引用文章、カレンダーへのメモ書き、洗面所の鏡に貼る絵かもしれません。友人に頼んで、思い出させてくれるようにお願いしておくこともできます。または、コンピューターのスクリーンに表示されるアラーム設定や予定表への一言メモかもしれません。

困難なことに立ち向かっていく際の励まし

困難な状況下で、あなたにとって励みとなるメッセージはどのようなものですか？　思いつくままに書き出してみましょう。

励ましに感じられる周囲の人々の行動には具体的にどのようなものがありますか？

自分のどのような行動が実際に自分の励みとなりますか？　そして、そのように行動していけるようにしましょう。

友人や家族に、自分を励ましてくれるようお願いをしてみましょう。自分がかけてもらいたい言葉がけやしてもらいたい行動（行ってもらいたい回数までも）をそのまま伝え、実際に行ってもらうようにお願いをしてみましょう。

アルター（聖なるスピリットに捧げる空間）

次の要素のための専用の場を創ってみましょう。

行き詰まり感
忘却
激励
感謝

クリエイティビティー

自分が行き詰まった時に助けとなってくれるような、自分だけのオリジナルエクササイズを生活の中に取り入れてみましょう。また、必要な時にすぐに思い出せるように、エクササイズのやり方をくわしく書き留めておきましょう。そのエクササイズのために定期的にまとまった時間をもつように努力し、継続してみましょう。

第7章◉統合と同調

ここで第7章までの学びを振り返りおさらいをしてみましょう。ホールネスな存在とは、身体、感情、こころ、精神性のすべての要素を含むものです。それにはまず私たちの諸要素が統合されるプロセスへの発展があり、そして諸要素と精神性とが同調するプロセスへと実を結んでいきます。変容のステージでは、デナイアル（感情否定）から抜け出すことが重要です。自分の中のあらゆる要素を発動させ、自分自身との葛藤に終止符を打つように取り組むのです。時には行き詰まりを感じながら、自分の中の絶望感を少しずつ癒していきます。新しい情報や必要な気づきを忘れてしまった時には、自分の切望しているものを思い出す練習をしましょう。実践を積み重ねるうちに素晴らしいことがあなたの生活を満たし始めます。自分のあり方や行動などから自分自身について学ぶうちに、心が平和になり安心感に包まれていくでしょう。好奇心を持って日々を過ごせるようになり、自分や人生をありのままに受け止められるようになっていきます。

変容の第二段階では、それまで封じ込められていたり、否定されていたり、放置されていた自分の各要素が統合し始めます。別の言葉で表現すると、ものを感じる能力が理性と統合されるようになり、スピリチュアリティーが日常生活に溶け込むようになります。また、深いレベルでの自分のあり方が、外界へ向けても広がっていくのを感じるにつれ、同調していることを実感できるでしょう。つまり、ありとあらゆるものが、最も深いところで拡大しつつある自分の中心と同調し始めるという感覚。その感覚によって、自分自身と葛藤し不安に陥ることが減り、自分を活かすような生き方へと変わっていきます。

統合

命あるすべての存在にあらかじめ備わっているのがインテグレーション（統合、統一）です。身体は絶え間ないインテグレーションの奇跡そのものだと思いませんか。私たちの意識外で、数え切れない活動が同時進行し、ひとつの生命体として存在できるように絶えずコーディネートしているのです。私たちは、体験した出来事一つ一つに意味づけをして、外界と上手く対応するための方法を模索しています。今まで通用していた古い意味づけや方法では機能しなくなると、よりふさわしい意味づけや方法を見つけるために新しい情報を自分の中にインテグレーションしようとします。このように、統合はごく自然な生命の営みであり、私たちは絶えず変わり成長するようにできています。

セラピーや癒しのワークに取り組んでいると、ある時、新しい情報の取り入れをストップする時がきます。そこからはホールネスとしての全体像をつかむために情報をパズルのように組み合わせていくことが必要な時期となります。実際に、インテグレーションによって私たちは新しく学んだレッスンに馴染み、自分の深いところへとそれらを取り込んでいくのです。私たちはそうやって内側で統合したものを、今度は外の世界へと還元していけるようになっていきます。

内面で育てているあなたの各要素は、適切な場に引き出され、試される必要があります。例えば、あなたはトランスフォーメーションの過程で自分をもっと主張することを学んでいるとします。そこには、新しい自分の力強さを、自分の中の別の要素と統合していく練習が必要なのです。つまり、新しい要素を自分の身体の中に馴染ませ、その時に起こる感情に気づきながら、時々刻々と移り変わる体験と調和するように自分の思い込みや向き合い方を変えながら日々の生活に取り入れていくのです。これは統合の重要なプロセスです。新しい要素が自分の中にしっかりと保たれて、自分の一部となるのか、それとも、一過性の気づきとして薄れていってしまうか、大きな分岐点と言ってよいでしょう。

よく私は、セラピストや治療者たちに対して、クライアントとのセッションの中できちんと時間を割いて、統合のプロセスを見守るための余裕を持つことを忘れないでくださいと伝えます。また、統合の練習に丸々一セッションを費やす必要も時にあるのだと伝えています。現実問題、セラピーによって自分の中の新たな一面を発見し、それが自分の中の違う面と向き合った場合、それらが統合されて一つの機能的なホール（全体像）の一部となっていくには多くの助けが必要だとほとんどのクライアントが感じています。そして、自分が分割されてしまったような不安定な感覚に陥るもののようです。

心理セラピーの多くは、自分の中の異なる側面を見出すことを目的としています。そのような一般的なセラピーを長年受けた末に私のところに通い始めたジャネットさんは、自分がバラバラになったように感じられていました。また、自分という存在が曖昧に感じられていて、多重人格症ではないかと不安に感じていました。セラピーを進める中で、彼女の内面の違った要素同士が葛藤し合っていることが明確になりました。

これは現代文化にあっては多くの人が感じていることです。ジャネットさんも内面が分離しているように思われ長年ひとり苦しんでいました。幼い頃から感情を持つことを禁じられているような環境で育ったというジャネットさんは誰よりも自分自身を恐れていました。また、対人関係にも悩んでいました。以前は、人との繋がりの中で自分と自分の全体性との関係を良好なものとして感じられる時期もありました。でも、決してそれだけでは心の空白は埋められませんでした。過去の記憶で頭が一杯になり、自分の中の傷ついた部分や昔の傷にしがみついているかのようでした。自分の中の異なった側面（諸要素）について語る時には、これは三歳児の自分とか、これは八歳児の私、大人の自分といったように、それぞれに区別しながら話す必要があったほどです。

私とのセッションでは、ジャネットさんが自分の中の様々な面を、機能的な大人——彼女のすべてを含めることのできる寛大な部分——のうちに包み込むことができるように変わることに集中しました。記憶をより深く探っていく代わりに私は、彼女の様々な部分をホール（全体像）に戻す習慣づくりを促しました。ジャネットさんは傷ついている自分の部分や、癒されていない部分を見つけたりすることが習慣となっていたので、彼女のホールネス、つまり、彼女の人生の中で悪くはない部分について学ぶ必要がありました。

精神的には、私たちはすでに統合された存在、ホールです。この点をきちんと認識しない限り（つまり、ホールネスから乖離してしまうと）、私たちは混乱し、より痛みに悩まされるのです。現代社会はホールとの分離に拍車をかけていて、あらゆるものを両極端に分けがちです。例えば、善・悪、私たち・彼ら、男・女、黒人・白人、革新派・保守派、金持ち・貧乏人、美・醜、子ども・大人、身体・精神、理性・こころ、右脳・左脳、天・地、生・死などです。そして、相反するふたつの要素を例えば次のように意味づけしがちです。こころは理性より良い。貧乏人は努力が足りないからだ。この世の人生は辛いものだが、徳を積めば天国でそれに相当する報酬が待っている。身体は罪深くて、精神性は救いの拠り所だ、と。そして、上記のような意味づけに人生を翻弄されてみては、不安、混乱、怒りを感じ、さらに批判的になります。

実際には、醜いものがあるおかげで美しさが存在し、貧しい感覚があってはじめて裕福と感じることができると思いませんか。その意味で、前述のような二元性（duality）は私たちの作り出した仮の幻想にすぎません。自分は相手とは異なっている、と他者に対して張るレッテルなど、精神的な視点――確固たるホールネスのマトリックス（母体）――から見るとうわべだけのものです。

言い換えると、二元論のために人々は苦しみ、戦争や人種差別、ホモセクシュアルへの恐れ、男女間のいがみ合い、世代間の紛争、憎しみに満ちた犯罪、恐れ、隔離など様々な問題を生み出しているのです。

自分たちは分離しているものという幻想を抱きながら人生を歩むことは、まるで嘘の人生を歩み、自分で自分を傷つけ続けているようなものです。それは、私たちを孤独にし、ホールネスの証明そのものである本来の自分から自分自身を遠ざけ、私たち個人の人生ばかりか、地球に影響している大切な真実からも目を背けさせます。環境破壊ほどこれを痛々しく物語るものはないのではないでしょうか。一九八〇年代にメキシコを旅行していた時のことです。アメリカでは毒性が強いために使用禁止となった農薬の数多くがその後メキシコへと輸出され、その農薬を散布された農作物が再びアメリカに逆輸入されているという事実を知りました。農薬会社が近隣諸国の人々の健康を無視した結果、結局は自国の人々の健康を損ねたというわけです。

二十年前と今とを比べると、相互連帯性を疎かにしたために自分たちが害を被った事例が数多く表面化してきました。人類の生存の危機とも言える事態にあって、地球上に存在するありとあらゆるものと、いかにホリスティック（全体性）な関係で私たちが調和できるかどうかにこれからのすべてがかかっているように思います。

自分たちを他の存在から別離したものと見なす視点は、人間やその文化の発達における重要な一段階であり、心理的な発育からみても必要なものです。それによって私たちは自己感覚を持つことができ、自分は誰なのかを知り、独立を促していくものだからです。しかしそれは、ただの一過程にしか過ぎません。自主性や個性、自分のパワーを知った後には、大切な次のステップがあることを忘れてはいけません。それは、目に付く相違をも内包するだけの空間を自分の中に常に意識するということです。自分とは、大きなホール、つまりパートナーシップや家族、コミュニティー、宇宙のような壮大なもののほんの一部分であるということを知るのです。

私のスピリチュアルマスターであるティク・ナット・ハン先生は、共存する存在の原理――全てが相互関連し合っていて、分かち難く繋がっているということ――について次のように教えています。

この一枚の紙が果物――紙ではない要素――を包むことができるように、個人もまた、個人ではない要素からも成り立っているものです。あなたが詩人なら、一枚の紙にさえも雲が漂うのを見るでしょう。雲がなければ雨は降らず、水がなければ木は育ちません。木がなければ紙は作られないでしょう？　ですから、一枚の紙にも雲が含まれているのです。つまり、紙の存在は、雲の存在次第というわけで、非常に親密な関係なのです。次に太陽の光をみてみましょう。太陽なしには森も人も育ちません。樵は木を切るために太陽の光が必要で、木も木であるためには太陽の恵みが必要です。ですから、この紙には太陽の光も含まれていることがお分かりですか？　そしてもっと深く見つめて（中略）覚醒されたまなざしを向けると、この一枚の紙には雲や太陽ばかりか、すべてが含まれていることが分かるでしょう。樵が食べるパンの麦、樵の父親、……（中略）全てがこの一枚の紙に含まれています。（中略）同じように、私たち一個人も、個人的な要素以外の物から成り立っているのです。*

共存の原理に従った生活をはじめると、分離した感覚というものは二元論の思い込みが作り上げた幻想に過ぎないと分かるのです。私たちは身体、感情、こころ、精神性から成り立っており、さらにそれらは、それぞれに支え合い、関わりあって成り立っています。また、周囲の環境や人間関係、文化や時代といった様々な要素に影響されています。それらすべてが複雑に組み合わさったものが〈私〉という存在であり、それは地球全体にさえも影響を及ぼすものなのです。

同調

統合のプロセスがひとたび始まると私たちはエネルギッシュに感じます。以前は自分との葛藤や自分の一部を切り捨てたり分離したりするために使われていたエネルギーが、精神性の成長のために使われるようになるためです。まるで美しいシンフォニーを奏でるように、何かより大きな存在のために自分の中の全ての要素が活動し始める状態を私は〈同調〉と呼びます。

次のリストは私の生徒たちが書き出した同調体験です。

自分が何かホール（全体的）のように完全に感じられる。

自分と葛藤するのをもうやめた。たとえ自分と葛藤している時でさえも、より広い空間に行くことができると分かっているから。

自分をもっと信じられるようになった。

自分にもっと耳を傾けるようになった。自分を深く導いてくれる部分が自分の中にあると感じる。

すごく楽しみだ。何にでも挑戦できるように感じる。

理性とこころが通じ合っているように感じる。

人生に対して不安を前ほど感じなくなった。

自分を肯定的にみられるようになった。自分を好きになったと言えるかもしれない。

前ほど自分のことばかりに囚われなくなった。外界と繋がるようになった。以前と比べて自分のためだけや自分の欲しい物のために祈るのではなく、他者のために祈りを捧げ、神意のままに自分が行動できるようにと祈るようになった。

＊ Thich Nhat Hanh, Being Peace（Berkeley: Parallax Press, 1987）pp.45-47.

自分の内面を恐れなくなった。何か自分が大きくなったような、自分を違ったように今は感じる。まるで、何か大きな自分の部分が人生を導いてくれているように感じる。

あなたのホールネスの各要素が同調している時には、全てが一体となって同じ方向に向かって動いているように感じ、素晴らしいことやチャレンジ（試練）をも含めて、人生と向き合う準備が自分にはできているように感じるでしょう。この時期は、トランスフォーメーションの過程でもとても楽しい時期であり、身体も軽く感じられ、拡大的な自分を感じてバランスがとれているように思えます。人生や自分自身を受け入れ、周囲から支援されているようにも感じます。自分の必要としていることが不思議と満たされる魔法のような瞬間を経験するかもしれません。すべてを受け入れようとする私たちの姿勢が、一見不可思議に思うような偶然を生み出すのです。ちょうど良いタイミングでちょうど良い場に居合わせたり、人生の進路を変えるような出会いに恵まれたり、本をパラパラとめくっていたら、現状解決にまさに必要な解決法が載っている箇所を見つけたり、スーパーで買い物をしていたら、ちょうどその瞬間に考えていたことへの答えがふと耳に入ってきたり、思いもよらぬところから助けを得たりするかもしれません。

現代社会では、物事を成すには行動をすべしという考え方がまだまだ一般的なため、すべてをあるがままのプロセスにあずけて、受け入れながらただ待つという低姿勢に疑問を感じる人が多いかもしれません。しかし、何事もまずはアクションをしなければと感じて生きることは、物事を計画し、行動に移すことに偏るようになります。また、何か欲しいものを獲物のように定めて、それだけに集中し、何があってもそれを勝ち取るというような利己的な態度をも増長させるものです。しかし、このような態度で生活してみても、その結果に満足できなかったという経験をお持ちの方も多いのではないでしょうか？

私はこの十年間に、状況を受け入れて待つ謙虚さの重要性を何度も体験しました。住み慣れた家を売って、新しい州に移り住み、この本を執筆して出版する計画を主人と娘と一緒に立てて実行に移しました。その間、計画が自分の思い通りに行かないことが幾度となくありました。起きる出来事のほとんどが自分のコントロール外にあるものでした。それらを運命とでも呼ぶべきなのか、わざわざ必要があってその時期に起きているように思えました。私はそれらの問題に対して戦略を立てたり心配することが全く役に立たないことを学びました。むしろイライラ感ばかりが増し、不安になる原因となってしまったのです。どのようにしたら状況を良くできるだろうかと考えこんではエネルギーを頭に集中させ、それが頭痛の種になりました。すっかり懲りた私は、その代わりに、物事をあるがままに受け入れ身を任せるように練習をすることにしました。その結果、瞬時に状況が好転し始めました。まず、頭に集中していたエネルギーを下腹部に保てるようになり、呼吸が楽になっていきました。自分の目標にだけ集中して、その他のことをカーテンで閉め切っていたような状態から、周囲の世界にも目が開くようになり、もっと広い空間を得たように感じました。身体が軽くなり、幸福を感じ、全てが上手くいくと信頼できるようにもなりました。ゆったりとした気分で物事を進めているのに、以前よりも楽に物事が運びます。そうなることで、仕事もスムーズにいくようになりました。また、人との関係も円満になり、周囲の人も一層私を助けてくれるようになっていきました。

物事をあるがままに受け入れて生きることは、まるで人生とよい関係になるみたいなものです。そして、人生から多くの驚きや贈り物を受け取ることができるようになるでしょう。自分の意思だけに頼るのではなく、自分の精神性（スピリット）の懐に安心して人生を任せてよいと感じられるようになっていくのです。

さらには、人生においての自分の立ち位置がより明確になるでしょう。例えば、何が自分にとって正しく、また、間違っているのかがより明確になります。ミュージシャンのチック・コリアの言葉を借りれば、「真実とは基本的にシンプルなものだ。気持ちよく清潔で正しいこと」なのです。

この点を、私のクライアント、ジーナさんは次のように説明しています。

有難いことに、私は今、もはやこれ以上に選択肢がない、という状況下で生きています。変に聞こえるかもしれませんが、自分の内側に耳を澄ませる以外に人生をよりよく生きる方法はないように感じるということなんです。内なる感覚を無視し、自分にとって一番良い道があるのにそれを選ばなければ、私は具合がすごく悪くなり、実際に病気になってしまうんです。昔は心身を麻痺させて生きていました。自分にとって良くない状況に数多く陥ってしまったし、とった行動の結果を考えることなく行動してばかりいました。自分の一部が「やりなさい」と言う一方で、違う部分は「待って、何かがおかしい」と反論し合っていたのです。今は自分にとって最良な道を選択する以外、自分にはないと感じています。それで制限されているようには全く感じません。むしろ、とても気持ちがいいんです。自分の精神性にとって害となるようなことから自分を解放できたので、心の底から自由に満たされています。

英語のインテグリティ（integrity）には、完全な状態、ホールネスという意味があり、また、確固たる道義心、信頼を集める内面の強靭さ、誠実さといった意味も含みます。インテグリティの中から行動する以外、自分にはチョイスがないという心持ちは、同調、つまり、自分のありとあらゆる面と精神性とが繋がる練習を重ねてきた結果として生まれてきます。精神性は私たちに人生のあり方を示唆し、人生をどのように開花していくと良いのかをそれぞれの身体、感情、こころを通して教えてくれます。疾患などの症状は、何かが間違っていることや、本来の自分と調和していない人生を送っていることや、生活のバランスが崩れていることを私たちに伝えようとしています。

私たちの諸要素が精神性と同調している時は、気持ちが良く、すべてを幸せに感じ健康的です。また、ゆとりがあって何事に対しても柔軟に対応できます。怒りや不安など負の感情を感じる時でさえも、何か大きな容器のような感覚でそれらを受け止められるでしょう。視野が広いために行き詰まり感をあまり抱かないのです。日常生活のささいな出来事に自分を押し込めてしまうのではなく、自分を常に導いている精神性の存在が自分の本質であると自覚しています。自分の中のあらゆる部分から複雑に成り立つ拡大的な意識をベースに行動を取るようになると、統合と同調の感覚を併せ持った視点が、あなたに人生の意味を示します。

スピリチュアルワークや心理療法に取り組んでいる人たちは、人生がある一定のレベルまで好転することを望み、その後もずっと幸せなままでいて、不快なことや苦しむことは一切無くなればいいという期待を抱きがちです。しかし、ここで覚えておきたいのは、統合と同調のプロセスとは、トランスフォーメーションのゴールではなく、常に継続し続けるものだということです。ワークを通して統合と同調を垣間見ることはあるでしょうが、統合感や同調感にたとえ至ったとしても、ずっとそのままの状態であることはないのです。

今という困難な時代に生きる私たちは、悩み苦しみに翻弄され、自分たちのバランスを自ら崩すような状況にあります。常に変動しているこの世界で生きていくためには、統合と同調を常に発動させる必要があります。統合と同調のたゆまぬ実践を通して、次第に、リソースは自分の内面にも外側にも溢れているという確信が現実のものとして深まっていきます。この確信が実践の成果であり、人生の大きな変化と言えるでしょう。また、自分の諸要素である、身体、感情、思いなどを人生に対応できる私たちの精神性の働きのために余すところなく使っていくことができるのです。

統合と同調を育てる

統合と同調の感覚が私たちの全ての要素に浸透していくためには練習が必要不可欠です。それを育てる気持ちを固めるには、第7章までの練習課題を振り返り、あらためて取り組むとよいでしょう。また、次のような練習に取り組むこともできます。

今あるこの瞬間

最も重要な実践の一つは、今あるこの瞬間に立ち戻るということです。ゲシュタルトセラピーの創始者であるフリッツ・パールズ博士は、神経症は今あるこの瞬間に居ることができないためだと言いました。将来に起こるかもしれないことを頭の中でリハーサルし続けたり、過去に起こったことを何度も振り返ってしまう人は多いものです。

パートナーを選ぶ時でさえも、その人のありのままやその人が今この瞬間にしていることよりも、将来の可能性にばかり重点を置いてしまうことがあります。そして、相手がその期待に応えないと落胆してしまいます。また、将来に起こることに期待し過ぎたり、過去の思い出に耽り過ぎるあまりに、今この瞬間に自分の内面や周囲で起こっていることを見過ごしてしまうこともよくあります。あなたにも自分と時間との関係がどこかアンバランスで崩れているように感じられることはありませんか。自分にはいつも時間が足りないと切迫感を感じたり、まるで時間が止まっているかようにゆっくりと過ぎていき、自分の望んでいる出来事はどんなに待っても決して来ないのではないかと感じたりするのです。実際には、禅僧、弟子丸泰仙《でしまるたいせん》師の言葉のように、時間とは一直線のものではなく、数々の〈今〉という点の集合体なのです。

この瞬間に意識を戻すことで、過去や未来ではなく、今に居ることができ、マインドフルネスを内面や外界に向けることができます。内面では、自分の身体や感情、こころのあり方を意識でき、外界では取り巻く環境や人々、世界への私たちの影響や世界からの私たちへの影響にも気づくことができるでしょう。

この瞬間にある限り、世界は今、何を自分に提供しようとしているのかといったことや、世界のために今、自分は何ができるのかに気づいていきます。つまり、自分はどんな存在で、自分がしなければならないことが何かを意識できるようになるのです。これはどの瞬間にでも実践できることで、今この瞬間の、ここに自分を呼び戻し、今を生きることを思い出す習慣を身につけましょう。

また、この章の最後に載せた練習課題は、自分の中にホールネスの感覚を培うためのものです。自分の中の個の部分に必要以上に注意を向け過ぎず、もっと大きな自分——個々の部分を全て内包している真の自分——を発揮していくには日々の練習が大事です。意識的に何か大いなる存在を感じるようにし、その大きな存在としての自分を身体の中で今どのように感じているのかをみていきます。そして、本来の自分（ホール）として存在してみましょう。その時に伴う感覚を受け入れられるように練習を続けます。ゆっくりと深呼吸をしてリラックスし、その感覚をじっくり味わいましょう。そして、酸素と一緒にその感覚をエネルギーの源である下腹部へと送り込みましょう。理性のレベルだけでの統合は決して十分ではありません。身体の中で統合感を体感として味わうことが必要不可欠です。

今この瞬間、時々刻々と変化しつつあることを味わうゆとりを持ちましょう。変化を感じ、その変化に満足するのです。静かに座り、自分がすでに成し遂げた変化を身体の中に拡充させましょう。そして、身体に湧き起こるメッセージに耳を澄ませます。夢やクリエイティビティー（創造力）を通して何かが内なる自分から表現されることを許してあげましょう。

癒しやトランスフォーメーションのワークに取り組んでいる人であっても、すでに成し遂げた変化を感じ、味わったりする時間を持つことをしばしば忘れがちです。数多くのクライアントに接していて思うことですが、クライアントはすでに自分が変わり始めていることを思い出させてもらう必要があるようです。クライアントは、成し遂げた変化を感じることを自分に許し、その時間を休息の場として尊重し、各自のペースで自分を開花していくゆとりを持つように学んでいくことが大切です。

〈悪くないところ〉を探してみましょう

人生や自分の中で〈悪くないところ〉はどこかを見つける練習も統合と同調を育てるために役立

つでしょう。癒しのワークやセラピーを多く行ってきた人は、往々にして、痛み（自分や人生で上手くいっていないところ）に目を向けがちです。ただ、同じ状態であり続けることがなく、成長には終わりがないというのが人生だと私は思います。その意味で、自分の内面には常に未完と感じる部分があって当然です。だからこそ、ホールネスな存在――正しく、順調である部分――に意識的に目を向けることのできる自分作りが大事なのです。そうすることで、自分の内面にリソースが満ちてきて、平和、喜び、感謝で満たされた居心地のよい場所が自分の中に築かれていくでしょう。

この点の学びを深めるために、アンマリーさんのケースをみてみましょう。アンマリーさんは十年前に私のクライアントだった方ですが、最近私のところに再び通い始めました。彼女は十年前、原因不明の強い痛みを患っていました。針灸の治療を受けていくうちに、彼女の痛みが幼少期に受けたひどい虐待のためであり、心理的原因があるということが分かりました。

アンマリーさんは虐待のことを覚えていましたが、感情的にどれほど深く彼女の人生に傷跡を残していたのか把握できていませんでした。そのために、身体が代わりとなって疼痛を表現していたのです。長年続いた虐待が彼女の人生に残した傷の深さに気づくにつれて、人間関係や、自分に対する思い込み、親業などの全てが、虐待から受け取った否定的なメッセージによって悪影響を受けていると認識できるようになりました。以前は無意識だった動機や思い込みに意識を向ける練習を積み重ねるにつれて、彼女の人生は素晴らしく変わっていきました。

私とのセラピーを終えた後も、幼少のころの虐待の傷を癒すためにセラピーを続け、その結果、彼女の内面や外界にあるリソースを取り入れていけるまでに成長しました。コミュニケーション能力に素晴らしく長けた方で、気持ちをはっきりと人に伝えることができ、率直さと誠実さをもって人に接することができる方でした。教師としても、生徒のために、愛情深くスピリチュアルで安全な環境を提供し、父兄が子どもの感情に上手く対応できるようにサポートも行っていました。

さて今回、アンマリーさんは、更年期障害の症状のために東洋医学の治療を受けるために私の所に通い始めました。十年ぶりにセラピーしていくとアンマリーさんには、自分自身や人生の中で、〈悪くないところ〉を見つける練習が必要なようでした。

常に何かを警戒しているように過ごし、痛みや問題ばかりに気を取られては、それを解決しなければならないと躍起になって過ごしていたからです。つまり、次から次へと自己改善の課題が出てくるために疲れている様子でした。更年期障害として起きうるごく一般的な症状と、過去のひどい虐待の傷による症状との区別が分からない様子でした。アンマリーさんは友人から、「アンマリーは自分が大丈夫なことが全然分かっていない」と言われるほどにどこも本当には悪くなかったのです。

今回のセラピーの目標は彼女のホールネス、健全さを認められる自分作りでした。アンマリーさんは過去十年間に取り組んできた癒しの成果をしっかり認める必要がありました。なぜなら彼女は十年間の自己改善と努力の結果、古い虐待の傷を癒したばかりではなく、感情的にも健康で強くなり、精神的にも活き活きとして、周りの人にとって良いモデルのような、インスピレーションを分かち合える人に成長していたのですから。私は、毎日少しずつ時間を割いて、彼女の人生に満ち溢れている素晴らしいことによりマインドフルになるための宿題を出しました。また、そのような人生のプレゼントに対して感謝を捧げる特別な場所を家のどこかに設定して、日々その前に座り瞑想をしながら、いただいたプレゼントを身体の中に感じてみるようにお願いしました。

私のスピリチュアルな師である、ティク・ナット・ハン先生は、〈悪くないところ〉を見つける練習をすることの大切さを強調しています。

「悪くないところは何か？」と自分に聞いてみて、その部分に寄り添うように心がけましょう。全ての人の身体や、感情、視点、意識の中には、健全で、リフレッシュした、癒しに満ちている要素がたくさんあります。あなたがもし自分を封じ込めて、苦しみの虜のままでいるなら、癒しに満ちた要素に繋がることはできないでしょう。*

トランスフォーメーションの過程でも、自分の中の〈悪くないところ〉、自分の中のスピリチュアリティー、そして心理的なワークの成果としてすでに起きている変化に自分がまず気づき、その事に感謝することはとても大切な実践です。たとえささいなことであっても好転した変化に感謝し、満足することで、自分の苦しみを乗り越えていけるのです。

祈りと瞑想

自分の精神性とつながるための実践法に、祈りと瞑想があります。祈りといっても様々な目的があります。自分や他者のために何かをお願いしたり、感謝を捧げる祈りや許しを請うための祈りもあります。祈りは、自分の精神性を尊重したり、精神性を発動させるためにも有効です。ある特定の結果を得るために祈る人が多いようですが、「大いなる力にお任せします」とか、「御心のままに全てが成されますように」といったシンプルな祈りのほうが、精神性に自分を委ね、自分を通して精神性の意思が自由に働くようになるでしょう。こうあって欲しいという欲を託すのではなく、何か大いなる仕組みが常にあり、自分もその一部であることに信頼を寄せる。そのような祈りの実践は、日常生活の自分よりも偉大な内なる自分という存在を思い出させてくれます。何か神聖な感覚で日々の生活が満たされ、人生があるがままに開花されていくプロセスを信頼できる自分へと成長していきます。

次に、精神性と同調するための実践方法として、ひと時の休息を味わわせてくれる瞑想をみてみます。簡単な方法は、マインドフルになって自分の呼吸をあるがままに見つめることです。また、ある単語や短い文をくり返し唱えると、騒がしい心を静めてくれます。感情に振り回されずに、絶

＊ Thich Nhat Hanh, Peace is Every Step（New York: Bantan Books, 1991）p.77

えず大きな視界を保つ自分になっていくことでしょう。自分の思い、感覚、感情をあるがままに観る瞑想法もあります。この瞑想は自分の思い、感覚、感情が、そもそも自分の本質ではなく、すべては一時的なもので、いずれは通り過ぎるものであることを理解するのに役立ちます。

祈りや瞑想を積み重ねるうちに、私たちは自分たちの精神性に自然と寄り添い、また休息できるようになるでしょう。私たちの精神性は、一時的に起こる感情などよりも遥かに大きく強いものです。精神性の導きに従って自分の心や感情をトレーニングできるようになると、人生や生活の中で、自分の内なる精神性のささやきが聞こえてきます。

捧げること

精神性と同調するためのもう一つの方法として、〈捧げること〉も大切です。これは伝統的なスピリチュアルプラクティスに由来しています。様々な形で行うことができますが、〈捧げる〉という実践は、行動を通して、自分の精神性を信頼し、受け入れることに役立ちます。精神性を受け入れる意志があるから、精神性を発動させることができるという考え方です。

例えば、自分の内面や外界にあるものを尊重するためにアルター（特別な場所—棚の隅、テーブル、祭壇など）を設けて何かを捧げてみます。そうすることで、尊重したいものを活き活きと感じ、成長して変化していく感覚を得ることができるようになるでしょう。仮に今あなたが、不安というある特定の感情に苦しんでいるとします。あなたはアルターに、自分の不安を表現しているもの

〈例—絵、夢、自然の中で拾ったもの、写真など〉を置きます。そして、定期的にアルターと向き合う時間をもち、何かを付け加えたりしていきます。不安という感情に取り組むうちで、あなたの不安との関係がどのように変わっていくか、みつめていきます。不安感を消去するためではなく、こころの底から不安感を尊重し、敬意を示すために、不安感というアルターに何かを捧げることで、不安との関係があなたの中で生きたものとなるのを実感するでしょう。また、自分の不安をより深く理解できるようになるので、不安に寄り添うためのリソースづくりとして有効です。

他にも〈捧げる〉あり方について考えてみると、例えば、困っている人たちに寄り添ったり助けたりすることは自分の時間を捧げることです。人助けや慈善事業のためにボランティアをすることも、自分のワーク〈仕事〉を捧げる尊い行為なのです。私にとって、本書は精神性に捧げたものです。人生や日々の暮らしのなかに満ち溢れている神聖さを自分自身とあなたに思い出してほしいという願いを込めて書いています。教室にやってくる生徒やクライアントのコメントに耳を傾けてはそれを書きとめ、執筆しては何度も読み返したり手を加えたりと、出版への道のりはとても長く、時には苦しいものです。しかし、そのプロセスの行動の全てが、〈大いなる力にお任せします〉と祈りながら精神性に捧げたものです。出版後も本書が大いなる宇宙の仕組みの中で使命を果していくと強く信じられる自分作りも私にとって大切でした。

自分の中の各要素が統合をし、精神性と同調するための実践を行っていくと、ミステリー〈神秘性〉の扉へとたどりつくでしょう。ミステリーとは、自分よりも大きな、自分の理解を超えた人生の一要素のことです。私たちの自己感覚や精神性が成長するにつれて、ミステリーの領域で生きられるようになります。

統合と同調のための練習

チェックイン（立ち止まる）

日常生活の中でしばし立ち止まり、自分の諸要素がお互いに同調し合っているかどうかを見つめてみましょう。あなたの理性は心と繋がっているように感じられますか？　理性と心は身体と一体になっているでしょうか？　あなたの中の全ての要素が一体となって活動するように自分が自分をいざなっていきましょう。

同調

私たちの中の諸要素がまるでシンフォニーのように一体となって、個々の要素のためではなく、全体のために働いている状態が同調です。どのように同調を身体の中に感じているのかを書き出してみましょう。同調している時にはどのような感情が湧き起こっていますか？　同じようにして、同調している時に、どのような思い、具体的な態度、湧き上がってくる信条（ビリーフ）があるか探ってみましょう。同調している時のあなたの諸要素はどのようなスピリチュアルな目的のために働いていますか？

受け入れる態度

次のような態度をもって一日を過ごしてみましょう。

人生は常に私が精神的に成長できるよう用意できている。
全てが役に立つものである。
今日出会う人々の全てが私の先生である。

普段と比べてみて、どのような違いをもって一日を過ごせたのかを寝る前に書き出してみましょう。

ホールネスを発動させる

あなたのホールネス――最も深く、拡大的な自分の根っこ、真の自分――はあなたの諸要素や体験の統合であり、また同時に器でもあります。練習を積むにつれて、〈真の自分〉としての感覚が変化し、さらに深まっていくでしょう。一日の初めに、あなたのホールネスと大いなる自己を意識できるように祈ってみましょう。もしホールネスを感じることができたなら、呼吸を通してその感覚が身体全体に広がるようにしてみましょう。下腹部に向かってゆっくりと呼吸しながら、自分というホールネスの中に、自分が優しく包まれているような感覚になるようにリラックスしていきます。

あなたの中のホールネスを感じつつ一日を過ごせるようにお願いをしてみましょう。ホールネスの感覚を失ったように感じる度、その感覚を呼び戻す練習を行います。何かストレスフルなことがあった時にも、あなたのホールネスに助けを求めてみましょう。

あなたがホールネスと繋がりながら行動をすると、次に挙げるあなたの各要素はどのように感じるでしょうか？　思いつくままに書き出してみましょう。

身体の中は？
感情は？
心は？

あなたがホールネスや、大いなる自分に繋がりながら行動したり、ホールネスを体験したりしている時はどのような状態ですか？　絵に描いてみましょう。

あなたがホールネスや大いなる自分に繋がりながら、何かを解決するために行動する時のストーリーを書き出してみましょう。誰かに向けて語ることもできます。

変化のリスト

あなたの内面や外界で変化したことを書き出してリストを作ってみましょう。

変化の過程であなたは今どの時点にいるのでしょうか？　少し時間を持って感じてみましょう。

下記の時間帯と今がどのように違っているのかを書き出してみましょう。

去年

昨月

本著を読み始めてから

変化したことを十分味わってみましょう。

〈悪くないところ〉を探しましょう

あなたの内面や外界で〈悪くないところ〉を書き出して、リストを作りましょう。

人生や生活の中にあるギフトと感じること（素晴らしいこと）に、今まで以上にマインドフルになって寄り添う時間をもちましょう。

祈りと瞑想

人生や生活の中の素晴らしいことに感謝の祈りを捧げてその一日を過ごしてみましょう。

〈大いなる力にお任せします〉や〈御心のままに全てが成されますように〉と祈る練習を一週間続けてみましょう。何が起こるのか観察してみましょう。

神聖な存在と定期的にコミュニケーションするために祈ってみましょう。

一日の初めと終わりに瞑想する時間をもちましょう。

シンプルな瞑想法

背筋を伸ばしてリラックスしながら、心地のよい姿勢で座布団か椅子に座ってください。仰向けになって寝てもいいでしょう。息を吐ききるまで、または息を吸い込みきるまで意識して呼吸に寄り添います。気が散ってしまったら、呼吸に意識を呼び戻しましょう。十五分から二十分続けてください。雑念を消すことが難しければ、息を吸う度に「私は息を吸っています」と心の中でくり返しましょう。息を吐くたびにも、「呼吸を吐いています。私は今息を吸っています。私は今呼吸を吐いている」と言いましょう。あるいは、息を吸って吐き出すことを一呼吸として、呼吸をする度に数えてみることもできます。

こころを静める瞑想法

床に仰向けに横たわってください。数分間呼吸に寄り添って、呼吸がゆっくりと深まるようにしてみましょう。身体に意識を向けてください。身体の様々な部位——肌、舌、鼻、目、耳、内臓、筋肉、骨、血——に酸素を送ってみましょう。また、各部位を意識する度に、笑顔になって愛情を贈りましょう。次に、あなたの感情を意識します。笑顔になって、感情にも深呼吸を送りましょう。そして、あなたの心のあり方に意識を向けてみてください。笑顔になって、心のあり方に同様に呼吸を送りこみましょう。そして、あなたの精神性を意識してみましょう。笑顔になって、あなたの精神性に深く息を届けましょう。呼吸を通してあなたの精神性があなたの全ての部分に広がっていくようにしましょう。

アルター（聖なるスピリットに捧げる空間）

あなたのスピリチュアルな目標は何ですか？　その目標に向かって働いているあなたの諸要素を尊重するためにアルター（特別な場所）を作ってみましょう。

また、あなたのホールネスの広大さに敬意を払うためのアルターも用意してみましょう。日々、想いをこめてその場所に接するよう心がけましょう。周囲にある物や、あなたの手作りの物を日々アルターに置いて捧げましょう。

あなたのホールネスがあなたを導こうとしている方向性を象徴したアルターをつくってみましょう。あなたなりの旅を続ける中で、新たに捧げ物を加えたりしてみましょう。

人生や日々の生活に満ち溢れているギフト（素晴らしいこと）への感謝のためのアルターをつくりましょう。

クリエイティビティー

統合や同調を意識するための自分だけのオリジナルエクササイズを設けてみましょう。定期的にまとまった時間をもつように努力し、継続してみましょう。

第8章◉ミステリー——未知の領域への突入

精神性と同調しながら人生を送るようになると、未知の領域への扉が開き始めます。これもトランスフォーメーションの過程で誰もが通る通過点です。人生や自分が変わることで、新たな領域への旅が始まるのです。馴染みのある領域に別れを告げ、警告ゾーンを通り抜けて、不安とワクワクした気持ちが入り混じりながら旅を続けていくと、想像を遥かにこえた驚きと感動に出会うでしょう。前進しながら、自分の強さやリソース、喜び、チャレンジ、そして自分には限界があって時に助けが必要なことを知っていきます。

安心しましょう。これまでの練習の積み重ねが旅支度になってくれているはずです。道中に必要なこと全てを与えるのは自分自身であり、自分の精神性なのだと信頼しています。統合的な存在としてあるための諸々の要素について学び、トランスフォーメーションの扉をこうして通り抜けた今、あなたは行き詰まりや絶望感を認識できるようになり、自分の諸要素が統合して精神性と同調させる練習を続けてきました。その成果として、未知の領域で出会うことに対応できるリソースは全て手の届くところにあると分かっている自分へと成長しています。

知らない状態でいるための練習

すでに知っていることをベースにして生活しがちな人は多いのではないでしょうか？　知識を重んじ、自分の質問への答えが欲しくてたまらずに、唯一無二の道を闇雲に探したり、周りの人にも答えを与えようと躍起になったりしているのです。〈知らない状態〉はあまりにも居心地が悪すぎて、たとえ自分の知らないことがあっても知っているフリをしてみたり、馴染みのある見方に置き換えてみたりするのです。また、知らない自分に絶望感を感じてしまいます。今の学校教育は、質問するよりも答えることを重要視しています。そのために、何か知らないことがあると、自分が馬鹿や無知に感じられたり、未熟に感じてしまったりします。中には無力感すら感じてしまうこともあります。〈知らない状態〉でいる時に、良い体験をした人はあまりいないのではないでしょうか。

何か解決策を探す時、クライアントや生徒、そして私自身もそうですが、自分を制約してしまうことがよくあります。「その通り。でもね……」とつい言ってしまうのが癖になっているみたいです。例えば、「はい、仕事を辞めたいです。でも、就職事情は良くないでしょう」、「はい、よい人間関係を築きたいんです。でも、まだまだ自己改革をしてからでないと」、「休みを取りたいのは山々です。でも、五月まで休暇がなくって」など枚挙に暇がありませんが、「その通り。でもね……」は、行き詰まりの言葉と思ってよいでしょう。願いに向かって前に進むこともできず、でも現状にも満足できない板挟みの状態だからです。

人は往々にして自分が既に知っていることにすがっていたいようです。たとえそれが自分自身を苦しめるものであったとしてもです。知らない領域へと足を踏み入れることが怖いからです。そんな時には怖さの感情と向き合うことは大切です。大事なことは、怖さを避けるために馴染みのある領域に留まり続けないという練習を何度も何度も積み重ねることです。怖さの感情に耐えて、リソースを取り入れる練習が必要となってきます。

変化したいと強く願っただけで新しいことが自然と現れることもありますが、たいてい数ある選択肢の一つとして現れてくるでしょう。ですから、新しいことであっても勇気を持って選択することが重要となります。

習慣はとても根強いものです。そのために、何か馴染みのある状況に出会うと、新しい領域にまだ自分は進んでいないのだとあっさりと決めつけてしまうかもしれません。例えば、「彼も私の父みたいだ」と決めつけて新しいやり方で彼と接してみようとする代わりに、自分の父親との人間関係のパターンをくり返していたりします。また、物事がどのように進展していくのか分からないという場合もあります。ですから物事が不透明な時期に慣れる、という練習も必要です。

クライアントが新しい領域へと進む準備ができている時は明確に分かります。馴染みある状態に満足ではなく、落ち着きがなくなります。また、興奮していたり、怖く感じたり、気が散っていたり、やきもきし始めます。その時に大切なことは、まずはクライアント本人に未知の領域に足を踏み入れている状態を認識してもらうことです。そして、この新しい旅を自分は続けるのだと意志を明確に持たせるようにお手伝いをします。

知らないという時空間は、実は、好奇心や素晴らしさ、驚きに満ちた、また可能性に満ちた魔法の箱みたいなところです。人生で最も深い思い出となる出来事の多くが、自分の想像を遥かに超えたものであることは案外多いものです。人生がどのように開かれていくのかを知らなければという気持ちさえ手放せば、限りない可能性を手に入れることができるのです。そのための練習の筆頭が、好奇心を自由気ままにさせ、直感に耳を澄ますということです。また、自分の想いをはっきりと定めて、自分や人生への信頼感を深める。そして、新しい領域で味方となる人やリソースを求めていくことなどです。

自由気ままの好奇心

未知の領域を探索するために最も大切な道具の一つが私たちの好奇心です。英語で好奇心（curious）は、〈学んだり知りたがる〉という意味で載っていますが、〈労わり、注意深く、入念な〉という意味を含む単語に由来しています。

自分の態度や経験が好奇心のあり方を色づけます。子どもはもともと好奇心旺盛で、何でも知りたがり興味を持つものですが、それに対する周囲の反応は様々です。

好奇心の類義語として、〈興味深い、質問する、おせっかいやき、関心がある、スパイする、知りたがる、覗き見る〉などがあります。好奇心への一般的な態度がよく表されていると思いませんか？　好奇心のために叱られ傷ついた幼児体験はよくあることです。

好奇心が相手にとっておせっかいなものとなるか、それとも関心の表れとして受け止められるものになるかは、私たちの動機によります。マインドフルと思いやりのこころをもって好奇心を未知の領域に向けてみると、よりオープンな心で物事を探索できるようになって、観察しやすくなり、自分の中に新しい情報が入ってきやすくなるのを感じるでしょう。そうやって物事の本質を見つめていくと、表面的に見えることとは異なる何かが見えてきます。また、困難や理解し難いことと向き合い、そこから学んでいくことができるようになっていきます。好奇心は私たちをリラックスさせてくれるばかりか、感銘したりワクワクさせたりしてくれます。こころが明るくなり、遊び心に溢れる子どものように無邪気な自分になると同時に、大人の視点からの叡智や思いやりをも持てるようになっていきます。

直感を呼び戻す

未知の領域に慣れはじめると、直感に頼ることが多くなってきます。直感とは、理性から得る知識ではなく、〈証明や説明を持たないで直ちに物事の真相をこころで感じるとること。現に知っていること〉と辞書には書かれています。直感に頼ることに慣れていない人が多いものです。せっかく内面に響く直感からの小さな囁きを感じていても、その根拠や証拠は何だろうかと思いがちなものです。幼いころから刷り込まれてきた理性で直感を打ち消してしまうのです。

直感に頼り始めると合理性を捨てなければならないと思っている人もいるかもしれません。でもここで思い出してください。本書でくり返し学んでいることは、自分の各要素をあるがままに受け止めていくことだということを。直感も合理性も私たちの全体性の中の大切な要素なのです。私の場合、何十年もかけて学校で理性を学び、そして何年もかけて直感に耳を傾けられる自分を培ってきました。それなのに、どちらかを諦めなければならないなんてもったいないと思いませんか？

日々の生活には理性だけではつじつまの合わないことが満ち溢れていて、それが人生を豊かにしています。ですが、ともすれば、普通では起こりえないことのように思われがちです。でも実際には、インスピレーション、胸騒ぎ、虫の知らせ、直感、偶然、サイン、驚き、シンクロニシティー（共時性）などはよくある日常生活の事象ともいえます。理性だけでは届かない領域もあるのだとこころに留めておくとよいでしょう。そして、未知の領域がこのよい例なのです。

昨夏、ワークショップで訪れた場所で、自然はどんな物から成り立っているのだろうと思いながら散歩をしていた時のことです。その日はなぜか、水、陽射し、草原よりも、小川に掛かっている倒木、木の橋、水しぶきを浴びている美しい鉄橋など、様々な橋に惹かれました。時には橋の真ん中に立ってみたり、橋を渡ったりしながら、惹かれるままにその姿、形を楽しみました。

次の日、大きなグループワークショップに参加していた時のことです。意見の違いで感情を害した参加者たちが二グループに分かれて対立してしまいました。グループリーダーは両グループを部屋の両側の壁に立たせて、同意するグループの方へと移動するように促しました。私には真ん中が心地よく感じられたので二グループの中央に座ることにしました。私は両者の言い分が心から理解できていました。ワークショップが進展するなかで、意識的にではなく、自然とふたつのグループをつなぐ橋のような役割をしている自分に気づきました。前日に橋に惹かれた自分のどこかが、次の日に橋の役割をすると知っていたのでしょうか？　また、橋を楽しんだ前日の体験があったからこそ、ワークショップで必要とされていた橋の役割を無意識のうちに買って出ることができたのでしょうか？　答えはミステリーなままです。ただ、自分の直感に耳を澄ませて、橋からの教えを受け取っておいて良かったとこころの底から思った体験でした。

直感に寄り添うと、驚くような叡智を得ることはよくあります。これは、真の直感は自分の諸要素だけでなく、周囲のあらゆるものとも繋がっているからであり、平常心——私たちの学んで得た思い込みから作られたこころのあり方——に囚われないからです。私の師であるイボンヌ・アガザリアン先生は、これを〈理解の早い学習〉と呼んでいて、次のような言葉で〈理解力からの知識〉と一線を画しています。

何かを把握した時、突然分かったと感じることがあります。どのようにして分かったのか、なぜ分かったか、何を分かっているのかさえも説明できなくとも、ハッキリと確信できることがあります。心底分かっているとでも言いましょうか？　それは〈理解の早い学習〉であり、自分は正しいと分かっているのです。それに対して、〈理解力からの知識〉の場合には、分かっていることを証明しなければなりません。これら二つは天と地の差ほどの違いです。*

では、どのようにして自分の直感を信頼できるようになるのでしょうか？　これも練習が必要です。「自分の直感が正しいかどうか、それとも単に自分のイマジネーション（想像）であるかどうかをどのようにしたら区別できるのですか？」とよく生徒に聞かれますが、経験を積み重ねていく中で、自分の想像はどのようなものか、どのような形か、どのように聞こえてくるのかなどを学んでいくことができます。想像の場合、それはこころを使って作り出していることが多く、また、理性的な知識の結晶のようなものが多いものです。直感の場合には、予期せぬところから自然と湧き上がるものだとイボンヌ先生は説明しています。さらに学びを深めるために両者の違いをみていきましょう。

イマジネーションの例

美しい、常夏の島にいることをイメージしてください。夕日がきれいで、そよ風が気持ち良く、椰子の葉がゆっくり揺れています。優しく波が寄せてきています。あなたは、浜辺にゆったりと横たわり、とてもリラックスしながら夕日を眺めています。こころが平和で満たされています。

直感が現れた例

あなたの思いつくままに（直感のままに）、あなたがリラックスして、平和に満たされる場を想ってみましょう。世界中のどこでもかまいません。イメージ、気持ち、音など、あなたの中に湧き上がるままに（直感のままに）、そのシーンを思い浮かべましょう。

イマジネーションの例は、様々なことが前提とされています。例えば、誰しもが常夏の島をリラックスと平和に満たされる場所だと思っている。浜辺に横たわることは気持ちが良く、夕日や海辺を誰もが好きなはずだ、といった前提です。現実には、海が怖い人もいますし、砂が大嫌いな人もいます。また、夕方が気分を落ち込ませると感じる人もいます。また、海を一度も経験したことがない人もいるかもしれません。このように、そのシーンにいる自分を想像することができるからといって、リラックスできるとは限らないのです。

一方で直感の例は、各自が自分の直感を使って、リラックスや平和に満たされるものに寄り添うことができます。頭で既に分かっていることではなく、本当の意味で直感のままに寄り添うことができたなら、湧きあがってくるものに自分自身が驚くこともあるでしょう。大きなグループでこの

＊ Yvonne Agazarian, "A Theory of Living Human Systems and the Practice of Systems-Centered Psychotherapy," Special Presentation at the 37th Annual Meeting of the American Group Psychotherapy Association, San Diego, California, February 15, 1993, pp. 26–27.

エクササイズをした場合には、参加者それぞれが違った、それぞれに必要なことを体験します。

想像力も、直感も、両者とも価値あるものです。ただ、使用目的が異なるだけです。想像力は様々なプロセスで重要ですが、未知の領域にあって、想像力、怖さや投影から何かを作り出そうとすると、目の前で開花されつつある人生を見過ごしてしまうことがあります。一方の直感は、今ある瞬間からフッと湧き上がるもので、私たちを驚かせ、喜ばせ、既に知っている事の枠外へと連れ出してくれます。

まだ経験したことのない状況に直面した時、私の友人ローラは「大宇宙にお任せしながら、私の想像を超えたようなかたちで、スムーズに問題解決されますように」と祈るそうです。ローラはこれまで様々な難関を乗り越えてきて、人生には起伏があるものだと知るようになりました。もがき苦しみ、仲違いや暴力があまりにも身近に感じて育ったために、それらに対応するリソースを自分の中に十分に持ち合わせていました。しかし、物事が実際にスムーズにいき、穏和に解決される経験が乏しく、ともすればそのようなシナリオがあるということすら忘れがちになってしまう自分にも気づいていました。だからこそ、未知の領域に自分がいると感じた時には、平和的に物事が運ばれることを祈り、その想いを発動させるのです。

想いをしっかりと定める

新しいことを体験していくには、自分の想いをしっかりと定めることが大切です。新しいことに向かって（身体や感情、精神性など）、自分の目標や必要なことは何かをハッキリとさせるのです。今自分が取り組んでいることを何故しているのか、自分の中で明確にしていきます。私たちは自分の欲しいものをベースに定めますが、それはごく一般的なものから特異なものまで様々です。私は、クラスのはじめに生徒たちに、クラスを通して自分が何を学びたいのか想いを明確にするようにお願いします。自分の願いがハッキリすればするほど、その願いを得るチャンスは大きくなると思うからです。直感は受動的な実践であり、想いを定めることは能動的に自分がする行動ですので、一見、異なりますが、表裏一体の関係と言えるでしょう。

言い換えれば、自分の想いを明確にするためには、まず、自分の願いや必要なことに耳を澄ませ、それをしっかりと受け取り（直感的で受身的な状態）、次に、それを意識的に自分に対して表明するのです（能動的なプロセス）。驚かれるかもしれませんが、人によっては自分の願いをハッキリさせることが難しく感じる場合があります。これは、人生に翻弄されるままに受身になって生きてきたためであることが多いものです。でも、自分の願いや自分にとって必要なことを知らないままでいたら、一体どうしたら願いや必要なことが手に届く範囲にある時にそれらに気づけるというのでしょうか？　自分が置かれている状況が、実は害になるものか、それとも支援的なものか、自分のニーズを満たしてくれるものかをどのように識別できるというのでしょうか？

カレンさんのケースを見てみましょう。彼女は親密な人間関係を持ちたいという想いを強く持っていましたが、その気持ちを素直に認めたのはごく最近になってからのことでした。私たちが出会った当初、カレンさんはとても積極的で、たくさんの知り合いがいる成功した人物でした。常に忙しく社交的でしたが、どこか寂しそうでした。このことを認めることが彼女には難しく、今の生活に満足できない自分は何かがおかしいのではないかと思っていました。良い友人とやりがいのある仕事、素敵なマイホームがあるでしょう！　満足すべきだと自分に言い聞かせていました。カレンさんに、あなたの人間関係はどのようなものか？と聞くと、自分はみんなといるのが好きだし、楽しいことを一杯しているとのことでした。「何かが欠けているように感じますか？」と聞いてみると、何か親密さに欠けていて、もっとそれがあればいいなぁとため息をつかれました。どのような親密さが欠けているのか、より特定してみましょう、どのような親密さがあればいいと感じているのか、探ってみましょうとお願いしました。最初はこの質問に対して途方にくれていましたが、取り組んでいく中で、優しさや静かな時間、思いやりに満ちた関係を切望していることに気づきました。

このように自分の想いを特定することでカレンさんの人生は変わりはじめました。優しさを得たいという気持ちをハッキリ見つけたことで、まずは優しい自分になれるように自分自身が励み、同時に、周囲に存在する優しさを見つけるように心がけました。そして、優しくなるためには、自分のペースを落とし、あるがままに物事を見つめ、自分の状態に気づく必要を感じられました。そうやって、こころを落ち着かせて自分の感情を受け止められるようになり、カレンさんの想いが〈親密な関係〉（漠然とした想い）から、〈優しさ〉（特定された想い）へと変わったことで、手に届く選択肢が限りなく広がり、自分の取るべき行動が明確になっていきました。過去の馴染みのある人間関係から新しいものへと変わっていく転換期にあって彼女は、優しさを得たいという想いを事あるごとに思い出し役立てていったそうです。その過程を次のように彼女は書いています。

時には本当に難しかったです。友達から踊りやパーティーへの誘いの電話があったからです。昔の自分だったら、一対一で静かな時間をひとりの友人と過ごしたいと痛感している時に断ることができませんでした。断れば孤独になるのではないかと不安で一杯だったからです。でも、自分の真の想いを思い出すことで、誘いを断ることが重要な前進へのステップだと再確認することができるようになりました。それとともに、今までとは違ったやり方で人に声をかけるようになりました。例えば、一緒に食事や散歩に行くことが好きな友人に電話をしたりしました。最初は何かいいことを見逃しているのではないかと不安でしたが、これ（静かな時間を友人と過ごすこと）が私が本当にしたいことだと思い出すことで、次第に親密な関係を大切にする友人に恵まれるようになっていきました。

自分の願っていることが手に入る経験を積み重ねていく中で、カレンさんの想いはどんどん膨らみ、優しさ、静かな時間、思いやりに満ちた長期的な恋愛をしたいと願うようになりました。以前は一時的な恋で満足していましたので、これは全く新しい領域でした。しかし、自分自身に忠実になり、自分の想いを明確にしたことによって、寂しさゆえの自暴自棄にも見える行動にも歯止めをかけやすくなりました。自分の願っているような恋愛関係とは違う誘いを受けても断れるようになりました。断ることによって、孤独に陥る不安と、そのベースとなっている自分のこころのあり方に向き合わなければならなくても、です。それについてカレンさんは次のように書き留めました。

恋愛関係で自分にとって良くないものを、まるでこころの草むしりをするみたいに全て除去していったのです。長期的な交際を望む自分を恥ずかしがることをまずはやめました。お互いに忠実な深い恋愛関係を求めていたので、そんな私を怖がって逃げていった男性はたくさんいましたが、あとで自分をがっかりさせるよりは断然良かったです。

自分の想いをハッキリさせていなかったり、忘れてしまうと、未知の領域を前進する理由を失ってしまいます。特に、状況がストレスに陥ったり、困難に向かった時には、今励んでいることを自分はなぜしているのだろうかと思ってしまうのです。それは、何かが変わる、何かを変えることは、誰にとっても難しいからです。たとえ不満足に感じていても、古い習慣のままでいる方が習慣から抜け出すよりもエネルギーが要りません。しかし、自分の想いをハッキリと定めている場合には、困難な時期を乗り越えるための力が十分に強くなります。

リソース（資源）と精神的な味方

未知の領域にいると、一人ぼっちでいるような、寂しく、時には不安でいっぱいになってしまうことがあります。これは、〈警告ゾーン〉を通り抜けて、馴染みのある領域を出たためです。新しい領域でサポートや安らぎを得た経験が過去になかったから起こるものです。何か新しいことを始めた時に、友人や家族にそれを説明しようと四苦八苦した経験はありませんか？　そして、周囲からの負の反応に葛藤したことはありませんか？　人が変化に対して抵抗があるのは親密な人間関係であればこそ大きなものです。まるで自分の不安（未知の領域ではごく普通の感情）の量に比例するかのように、不安を増長させる人と出会いがちです。周囲の否定的な反応に対応していくことは、大変な労力がいり、疲れ果ててしまいます。だからこそ未知の領域では味方やリソースが欠かせません。

行き詰まりを乗り越えるためにリソースが必要であると第6章で学びました。未知の領域である〈ミステリー（神秘なところ）〉でも、リソースは必要不可欠で、この領域に秘められている可能性を思い出させてくれたり、次のステップについて教えてくれたりします。また、一人ぼっちではないこと、自分の目標は馬鹿げたものではないことを思い出させてくれます。そして、未知の領域への道のりを以前にも通りぬけた人たちがいるのだから大丈夫だと教えてくれます。

幸運なことに、本、クラス、先生、多種多様な実践方法などリソースが満ち溢れた時代に私たちは生きています。まずは、手に届くリソースが何かを見つけましょう。そして直感を使ってどのリソースが自分に合っているのかを見極めて、積極的に使ってみましょう。ここで大切なことは、どのリソースが良いかということよりも、自分と自分のリソースとの関係、つまりリソースが自分のために存在すると分かっているかどうかです。自分の助けになってくれる物や人が手に届く範疇にあると信じて行動をすると、必要なサポートを受けやすくなります。一人でがんばらなきゃという思い込みを持って行動する場合とは、全く違う結果になります。

人は開かれた生命体だということを思い出しましょう。外界と常に関わっており、変化をし続けています。それを意識しているかどうかは人によって違います。一つの細胞の例を取ってみても、新しい物を外界から取り入れ、統合した結果に変化が起きます。この世界にはリソースが満ち溢れているることをしっかりと意識すれば、リソースを手に入れて使える自分へと成長できます。あなたがもし生活の中に自分を助けてくれる物や人を探し始めると、こんなにもいっぱい自分の手の届くところにリソースはあるのだと目を見張ることでしょう。人生の様々な体験をもっと丁寧に見てみると、私たちをスピリチュアルな成長へと導くためのリソースに満ち溢れていることが実感できるはずです。

辞書では、味方とは〈共通の目的のために同盟を結んだ国、人、グループ〉と定義されています。私たちの精神性の味方となってくれるものは人によって千差万別です。人や物の場合もありますし、伝統的精神的なプラクティスにおいては、動物、自然界の物、精霊という場合もあります。共通していることはどれも私たちを慰め、元気づけてくれるものだということです。また、私たちを導き奮起させてくれるものです。つまり、精神性の味方となるものは、私たちが開花するように働くもので、側にいるだけで、私たちはインスピレーションを感じたり元気づけられたりします。そして、私たちが道から外れてしまった時には軌道修正ができるように自分に対してあえて意義を唱える場合もあります。また、私たちが学ぼうとしていることをちゃんと練習するように励ましてくれたり、危険なことを避けるようにと導いてくれる時もあります。そして、私たちが今学ぶべきレッスンを教えてくれます。時には、魔法のように現れ、適切なアドバイスをし、ちょうどよいタイミングで適切なことを示して消え去ってしまうこともあります。または、常に側にいてくれて、その存在が明らかに分かる場合もあるでしょう。ドラマティックなかたちで存在する時もありますが、何となく感じるという場合もあるでしょう。

精神的な味方になるものについての言い伝えや逸話は数えきれないぐらいあると思いますが、合理的な現代社会ではあまり話されていないように感じられます。ですが、まわりにあるごくありふれたものであったり、スピリチュアルな現象と思われるようなものであっても、私たちの人生に影響を与え、私たちを良い方へと変えてくれるものです。

この点の学びを深めるために、私の友人、グレッチェルさんの幼少時代にかわいがっていた犬の話をみてみましょう。

ラスティーは誰もがハッとするほど美しい犬でした。こげ茶のコリー犬で、足としっぽの先だけが白かったです。私が五歳の時から、十九歳の時に彼を腕の中に抱きながら安楽死させるまで、私たちはいつも一緒でした。彼ほど優しい存在はこの世にいるのかしらと思うほどで、それは鳥が彼の足元でゆうゆうと餌をついばむくらいでした。この世界でどのように観察したり、匂いをかいだり、ただ静かに在ればよいのかなどをすべて彼から学びました。感覚を通して世界を感じることを教えてくれた私にとって最初の先生だったと言っていいでしょう。彼のおかげで深いレベルで愛され、愛することができる自分になったと確信しています。魂のレベルで私は価値ある存在なのだと感じさせてくれる魔法のような存在でした。

次のリストは、グループワークの参加者に自分の精神性の味方になるものについて語ってもらったものです。

私にはマイケルという名の精霊がいます。彼はユーモアに溢れているので、私も自分を笑いとばすことができますし、明るい気持ちになれます。私は一度自殺をしようとしたことがありました。その時、部屋が白っぽい光で包まれ、「自殺ができるぐらいなら、あなたには何だってできるはずだよ」と聞こえたのです。天使が来てくれたのだと私は思っています。その時からずっと、私は精霊に強く精神的に支えられていると感じています。精霊が人として私のもとに来てくれる場合もあります。

私のペットです。無条件の愛について教えてくれます。

イエス・キリスト

優しさや思いやりに満ちた行動にはいつも感銘を受けます。

森の中で大好きな場所があります。そこではこころが落ち着き、静かな叡智に寄り添うような気持ちになることができます。その場所を思い出しただけでもそうなります。

マーティン・ルーサー・キング・ジュニア牧師

バッハです。彼の曲を聞いていると生きている喜びを感じます。

私の妻

偉大なスピリチュアルの先生方――イエス・キリスト、マホメット、お釈迦様、預言者、神秘的な存在――が私の精神性の味方だと思いたいです。人間として存在する間も、生きているスピリチュアルな存在でいることが可能だということを思い出させてくれるからです。

白血病を患った女の子と働いたことがありました。彼女はいつも一瞬一瞬を生きていて、愛に満ち溢れていました。最後の一息までもそうでした。彼女の存在を今でも身近に感じています。これからも忘れることはないでしょう。素晴らしいインスピレーションであり、本当に強い子だったと思います。

私の叔母です。自分がやるぞと思ったことなら、どのようなことでもできると教えてくれました。素晴らしい画家であり、彼女の絵はどれも人間の壮大な精神性を表していました。

私の牧師

私のセラピスト

自然です。すごく癒されます。自然の中にいる時には、何か大きな存在の一部であるように感じられるのです。

最近、私の家の上を旋回する鷹に精神的に力づけられています。鷹を目にする度に、軽く感じます。こころを混乱させる出来事で人生が窮屈に感じる時に、広く、空っぽのスペースがあることを思い出させてくれます。すると、バランスがとれた自由な見方になれるのです。

私にとっては、娘が私の最も強い精神性の味方の一人であると言っていいでしょう。彼女を深く愛しているからベストな自分でありたいと心から思えるのです。自分の限界に向き合う強さとインスピレーションをもらっています。〈警告のゾーン〉さえも乗り越えた自分で人生を一緒に歩めるようになりたいと心が奮い立ちます。私が誠実であり、自分を労わり、思いやりと優しさを実践するように求められている気がします。もし娘を授かっていなかったら、今よりももっと人間的な経験の奥行きが狭く、その結果喜びも少なかった自分だろうと感じます。

私たちを精神的に力づけてくれる味方はどこにでもいると私は思います。ただ、それらを見つけようとするか、また、それらを自分の人生の中に取り入れていくか、それだけです。例えば、バスを待っている時、隣にいる人。読んでいる本の著者。散歩している時に前を横切って、私たちの足を止めさせて周りの美しさに気づかせてくれる動物。自分の能力を認めてくれた先生。私に失望することなく、そっぽを向かない愛しい人たち。無邪気さや誠実であることを思い出させてくれる子どもたち。私の窓の外に咲き誇る林檎の木。異文化から来た人や歴史の違う時間帯からきた人。行動やライフワークを通して、またその人の存在そのものが私たちに感銘を与えて、自分と周りの世界との関係を深めてくる存在などです。

一方で、思いもよらない物や人から精神的に力をもらうこともあります。思いやりの心を呼び覚ますホームレスの人。どのように私たちが自分自身を傷つけているかを率直に述べてくれる友人。急に別れを告げて、そのために本当はどんな恋愛関係を自分は欲していたのかを明確に示してくれた浮気なパートナー。首にしてくれて、大嫌いな仕事を辞めさせてくれた上司。見せかけだけでは通用せずに私たちに精一杯の力を発揮するように要求してくれた先生などです。

リソースを見つけ、スピリチュアルな味方を認識する自己実践を通して、驚きや、素晴らしいことを体験しはじめると、自分を開花するプロセスで、自分は孤独ではないとこころから理解できるようになります。私たちはリソースと味方が複雑に織り込まれたネットワークの網の目の一部であると絶えず覚えておきましょう。自分を助けてくれる人は周りにいます。それが意図的な場合もありますし、故意でない時もありますが、いずれにせよ、気持ちを奮い立たせてくれたり、私たちの中の本来の自分を育てるように挑戦させてくれるものです。

ミステリーに出会う

ミステリーの経験

　私の呼ぶミステリーとは、普段の自分よりも大きな存在として自分を感じ、拡大していくような、神秘的とも呼べる体験です。それによって、意識には普段あがってこないような束縛された心理状態を突き抜けられることがあります。ここでいうミステリーは、平凡な日常生活でふと私たちを立ち止まらせてくれたり、優しく新しい道を示してくれたりするものです。自分を笑い飛ばせるようになったり、自分や周囲に対する固定観念や、頭でっかちな考えを取り払うことができるようになります。また、自分が拡大するように感じ、生きている喜びをこころから感じられるでしょう。そして、ホールネス、平和感や素晴らしさがこころを満たし、もともと持っている自分の天性とスピリチュアルな恩恵がより身近に感じられるようになります。

　ミステリーを感じる経験は、何か特別なもの、あるいは飛び抜けて素晴らしいものである必要はありません。実際には、ごくありふれたものである場合が多いものです。スピリチュアルマスターたちも、日々の生活の中にこそ、ミステリーや神秘な経験を見つけるようにと教え伝えています。

それぞれの出来事が何を意味するのか、といったことや、次に何が起きるのかを知りたいという気持ちを手放せば、一見ごくありふれた経験や状況の中にあって、神秘性を感じる領域にすでにいる自分を発見していけるでしょう。

ミステリーに出合った体験談を紹介します。

ある年の二月にニューメキシコ州の砂漠にある修道院でイエス様を強く感じる体験をしました。宗教的なリトリート（祈りや瞑想のために引きこもること）をこれまでにしたことがなかったので、どうしても正式なリトリートを受けなくてはと感じていました。修道院にたどり着くまで、何もかもが上手くいかずイライラ感がつのるばかりでした。乗り継ぎの飛行機に乗り遅れたあげくに夜中に着いたアルバカーキーの飛行場では、飲食店がすでに閉まっていて食事もできませんでした。ニューヨークを出発して既に十時間が経とうとしていました。次の日もひどいものでした。泥沼になってしまうと忠告されたにもかかわらず、地図にさえ乗っていない砂漠の中の修道院を目指して、土煙の舞う道をひとり車を走らせました。ようやく着いた修道院では、女性は私だけでしたので、七人の修道士は明らかによそよそしく一人ぼっちに感じました。翌朝、部屋から出て寒い外を歩くと、あまりの悲しさに途中で膝を抱えて座りこんでしまいました。ほとばしる涙と、太陽の光を同時に顔に感じた、その時です。声が聞こえたというか、こころが明確になったというか、やっと気づいたのです。「なぜ自分へひどい仕打ちをするのですか？　自分への愛情がそんなにも少ないから、神々からの愛情も少ないのですよ」といった言葉のようなメッセージが浮かび、私の中の何かが大きく変化したのを感じました。新しいアプローチで周りにあるすべてのものを受け入れていくことを許せる自分に変化したような気がしました。深い感謝と涙が湧き出た体験でした。

――レイシャ・ダグラス

今でもハッキリと覚えていますが、一九七四年の冬に素晴らしい経験をしました。ニューハンプシャー州のフランコニアにある我が家に遊びにきた友達と一緒に夜を明かした時のことです。深夜だったので、もう今夜はこのまま眠らないぞと決めました。夜明け、自宅の隣にある小さな山に登りました。頂上に着いて休憩をしながら、ホワイトマウンテンの全景を楽しんでいると、犬の遠吠えがどこかで聞こえると思った、その時でした。瞬間、ずっと昔から未来へ続く時間の流れをすべて同時に感じたのです。まるで急に時間と友達になったような、そんな不思議な感覚です。気分が爽快になりました。

――ジェシー・フル

腹の奥深くに
大釜がぐつぐつ煮立っている

怒りと批判的な態度だ
鷹のような
強い意思だけに抑えられて
「落ち着いなさい。大丈夫だから。」
慣れ親しんでいる深い声に抑えられながら
いつもよりほんの少しだけ長い間
大釜に寄り添ってみると
鏡の中に見つけた
悲しみの塊を。自分のものではない
私のヒーローたちの悲しみの塊を。私の中の「～であるべき」の態度たちが
壁に掛かった絵のように私を見つめている
胸が張り裂けそうな悲しい目で
腹の大釜にもう一度寄り添ってみた
待ってみた
蓋が開き、熱が広がっていく
胸までも。心臓にまでも
ダメ、耐えられないかも……と不安がよぎる

私の心臓が
焼けた肉のように焦げてしまうかも
心臓を見つめてみた
ああ大丈夫みたい。熱が心臓を表現させている
泣いている
鏡を見てみた
胸に感じる熱を通して
今は私が自分を見ている、笑顔で
今は周りを見渡すことができる
周りの人を見ている
もっと深い目で……もっと鮮明に
優しさをもって
みんな人間
私と同じ
人間の性を思いやりのこころで認められる
怒りと批判的な態度の代わりに

――シーダー・バーストウ

十七年間連れ添った妻の浮気が発覚した直後、ショックのあまり心が空っぽで、何もかもがダメだと絶望していた頃のことです。

秋のある美しい日、仕事で長距離ドライブをしていると、車の調子が悪く販売店に立ち寄るはめになりました。修理が必要だということで、代行車で運転を続けることになりました。ガソリンのタンクが〈空〉を表示しているぞと指摘したら、修理工はガソリンは満タンのはずだから、その表示が壊れているだけだと軽くあしらわれました。自分の混とんとした人生に怒り狂いながらバーモント州の殺伐とした高速道路を走行しました。すると突然、車がガタガタと揺れ出して、ガソリン切れで完全に止まってしまいました。高速道路でたった一人。携帯電話もない状態で、おまけにバーモント州の高速にはガソリンスタンドはないという、まるで悪夢を見ているような状況でした。「なんてこった。どうして俺だけが？」という思いで十三キロメートル先にある公衆電話に向かってとりあえず歩き出しました。歩きながら怒りがどんどんとこみ上げてきて、とうとう疲れ果てて座りこみました。その時、やっと周りの風景が目に飛び込んできました。その美しさに愕然としました。今日はなんて美しい日なんだろう！　紅葉の美しさは信じられないくらいでした。なんてラッキーなんだろう！　この美しさを楽しまずに車で通り過ぎている人たちが気の毒になりました。僕だけが今、神の芸術ともいえる紅葉をゆっくりと楽しむチャンスをいただいているんだ。こんな美しい日にハイキングができるなんて、自分はどこまでついているんだろうと思いはじめました。ガソリンタンクを満タンにし、同時に満たされている自分に気づきました。きっとあれは神様からの贈り物だったんでしょう。販売店の修理工に感謝の気持ちを伝えたいくらいの高揚感でした。その日を境に僕は、全てがきっと良くなっていくと思えるようになりました。今でも高速を走る度に思い出してはふと笑いがこみ上げてくるんです。

――フランク

今日、気功のクラスでのことです。自分が大地に揺るぎなく立っている感覚と、身体の軽さ、そのふたつを同時に、強く、ハッキリと意識できました。健全で幸福に感じました。一体感と言いましょうか、背筋が伸びるようで、心が開放され、身体がふわふわした感覚でした。気功のポーズをとりながら、周りのスペースへと自分の気が動いていくのを感じ、それだけではなく、私の本質も一緒に広がっていくような感じを意識できました。全てが一体なんだ、と。この一体感を感じるためには、自分の内面の感覚を手放さなくてもいいんです。私の先生は、「内面の感覚なしには、一体感を感じることはできません」と説明されました。私にとってなんてうれしいニュースでしょう！

――サリー・クロッカー

神秘的な経験と表現してもよいほどの〈ミステリー〉は、いつでもどこにでも偏在します。人生からの素敵なプレゼントと言ってもよいでしょう。ある経験を巧みに操作して得るものでなく、ある特定の視野を育てることによって体験できるものだと私は思います。神聖な人や精神的に卓越した人や、完全に調和した生活ができている人だけが得られるものではなく、美しい星空がすべての人の頭上に広がっているように、私たちの人生にもミステリーと遭遇するチャンスがそここに散りばめられているものなのです。

しかし、日常生活における通常の意識下で、〈ミステリー〉に気がつくことはなかなか難しいものです。それは、思いや感情、〈しなければならない事のリスト〉で私たちの頭がいっぱいだからです。だからこそ周囲にある素敵なことに気づける自分作りを実践しましょう。その実践を邪魔する感情やこころの在り様に気づき、生活にミステリーを招き入れるようにすると、魔法のような働きが起こっていきます。

一瞬一瞬に生きる

本章の執筆に没頭してしまい、長い間書斎の窓の外を眺めることをすっかり忘れていたことに今気づきました。外の世界に意識を向けてみると、もうすっかり春の光景です。窓のすぐ脇にある大きな林檎の木は白色の花を満開に咲かせ、グレーがかった空を背景にうっすらと発光しているようです。この美しい木は数日前から既に花を咲かせていたように見えますが、私はどうしてそれに気づかなかったのでしょう？　満開の花はこんなにもこころを和ませてくれるものなのに、私は一体どこにいたのでしょう？　この執筆がこの美を楽しむことよりも大切だと思っていたのでしょうか？　いずれにせよ、この美しさに気づいた今、〈マインフルネスの鐘〉として、この木を見るたびに、今あるこの瞬間に戻り、周囲を見渡し、周囲の中に在る自分を感じることを思い出すことにしました。

この今の瞬間に生きるには練習が必要です。過去や未来に生きることが私たちの癖になっているからです。不安に思いながら（あるいは、中立的な感情、あるいはワクワクしながら）、絶えず予測をもとに日々を過ごしていませんか？　それとも、満足しながら（あるいは、中立的な感情で、あるいは後悔しながら）、過去を振り返ってはいませんか？　しかし思い出しましょう。私たちは今に生き、そして、ここに在るということを。ですから今を生きるには、くり返し自分を〈今〉の〈ここ〉に戻し、自分を感じ、また、周囲の世界と繋がっていられるように努力する必要があるのです。

自分や周りの世界についてありのままの情報を提供してくれるのは、今この瞬間だけではないでしょうか。例えば、自分や周りの人は今この瞬間に一体何をしているのか、何を感じているのか、欲求しているのか、必要としているのか、避けようとしているのかといったことなどに気づくことができるのです。そうすることで、今の現実に沿うように、自分のこころの在り方を〈最新版〉に更新できます。つまり、無意識レベルで習慣的に、今はもう自分のためにならない古い選択肢を選ぶのではなく、明確に、マインドフルになって、本当に自分のためになる選択肢を選ぶのです。

クライアントが〈自分には選択肢があるのだ〉と本当の意味で悟った瞬間は感動的です。分岐点に立ちながら、こちらへ行けば、習慣になってしまった感情、思い、感覚がある馴染みのある道だ、とか、あちらには違う道があるなと体感できることは、言葉では言い表せないぐらい人を力づける力があります。

今この瞬間に意識を向けることは、こころを平和に満たすためのパワフルな実践方法です。自分をリフレッシュしてくれたり、こころを潤すもので周囲が満ち溢れていることに気づけるからです。また、内面のリソースが不意に見えてくるかもしれません。あなたも今この文章を読みながら、今この瞬間には、何も悪いことが実際に自分に対して起きていないことを意識し感謝できるかもしれません。また、もし潤されていると感じるなら、自分をスポンジのように見立て、滋養となるメッセージをできるだけたっぷりと吸収できるようにしていきましょう。

世界には恐ろしい事件や痛みが溢れていることは事実です。でも、日々の一瞬一瞬に美や素晴らしいことが自分の内面や外界に満ち溢れていることも事実なのです。だからこそ、素晴らしいと感じる瞬間を見つけ認識するように心がけましょう。そして、そんな瞬間が得られるように努めていきましょう。

変化に寄り添い踊る

時々刻々と私たちは変化していること思い出しましょう。〈変化〉イコール〈人生〉と呼んでもよいぐらいです。身体を例に取ってみても、一日のうちに何千もの細胞が死んでは、何千もの細胞が新しく作られています。私たちの考えや感情とて同じ事です。波のように押し寄せては引いていくものなのです。動き成長し年を取って、死ぬ。これが私たちのリズムであり、止まることのない流れなのです。身体的に、感情的に、また精神的に次々と異なったことが私たちには起こっているのです。ですから、違った態度や考え方、意味づけが絶えず必要となるのです。こころの面でも、拡大し、成長し、新しいことを学ぶように、成長するようにと私たちはつくられているのです。誰しも経験する行き詰まりの大半はこころの中で起こる現象であり、現実には、私たちは常に変化し続けているのです。

あなたは既に本章まで読み進む間に、ホールネスやトランスフォーメーションについて、実践を積み重ねてきました。そして、自分と変化との関係を意識できるようになってきました。そして今必要な練習は、自分は変わることが可能だということを認め、学びを深めながら、自分に起きる変化を支えることです。同時に、私たちの人生はそれぞれ固有なタイミングで開花していくものであるという気持ちで、タイミングを尊重する姿勢を身につけておきましょう。まるで花の咲く時期がそれぞれに違っているように、千差万別なものなのです。また、自分の内面にあるタイミングを掴む感覚を信頼できるように心がけましょう。つまり、精神性が開花していくプロセスをありのままに信頼することで、焦る気持ちをも認め、静めることに役立っていくのです。

混沌とした時期に耐えながら、未知の世界へと入っていくことが、私たちがいかに変化できるかを決める大きな分岐点です。事実、人類は今、進化の過程で最も重要な分岐点のひとつにいると語られています。つまり、人類がこのまま存続していくためには、今はもはや役に立っていないこれまでの古いパラダイム――あり方、考え方や、やり方――を手放さなければならない時期に来ていると言われています。科学技術や報道が発達するにつれて地球の隅々まで分かるようになり、全てが繋がっていることを痛感せざるをえなくなってきました。人類と環境との在り方、自分とは違っている人々や他の種――動物や植物――が大きく私たちの生活のクオリティー（品質）に影響を与えていることがようやく分かりはじめてきました。地球の反対側で起こっていることでさえ、間違いなく私たちに関わっています。全てが繋がっていることを心から理解することができたら、意識も変わり、生活のあり方も大きく変わっていくことでしょう。

変化に寄り添いながら踊るということは、死さえも含めた人生の全体性をしっかりと見据えて、受け止めることです。これはとても深い実践です。うわべだけの考えや感情を超えて、人生と深く向き合うことが必要となるからです。そして、人生はとても儚いものであり、同時に、自分が今大切にしている人間関係や自分の身体、考え、感情が過ぎ去った後にも残る何かがそこにあることを明確にしてくれるでしょう。変化に寄り添いながら踊る意欲と根気、信頼、そして、それを行うという強い想いが必要となってきます。言葉を代えると、自分の人生に影響を与え、また、人生からも影響を受けるために、今自分のやるべき事をこなしながらも、同時に、起きる事象に従順になることです。大切なことは、好奇心を持つことと、忍耐強くあり続けることです。必要に応じて動き、逆に静止するといった柔軟性をもつことです。そして、自分の内面や外界に起こることに対して広くこころを開きましょう。自分はこうである、といった勝手な思い込みを手放し、人生を深く探っていくことが重要となってきます。

未来へと開花していく

未来は今この瞬間に開花していくものです。それは、歩くことだけに集中して行うウォーキング瞑想とよく似ています。景色、自分の呼吸や足が地面に触れる感覚をあるがままに受け止めながら、どのように終着点につくかは考えないで、足を一歩ずつ前へと出していくのです。ある一定の時間が経って、道の終わりにたどり着きますが、その道のりでマインドフルに気づいたことこそが、こころを豊かにするでしょう。

私たちがもしこのようなやり方で未来のある地点にたどり着くことができたなら、ホールネスな存在であれることでしょう。自分の丸ごとを受け止めながらの道のりです。その時はきっと、自分が成し遂げたことや変わった自分のありように驚くことでしょう。人生は河の流れのようなもので、最初の記憶のある地点の遥か昔からすでに始まっており、今は誰も知る由もないある地点で終わっていくものです。自分が流れのどこにいるのかを決定するものは、自分の意志だけでなく、歴史、人類の集合的意識のあり方、先祖、子孫をも含めます。過去と未来を結ぶ楔のように繋がっています。そして、今あるこの瞬間で私たちのすること、選びとることが、過去や未来に対して影響します。

クライアントを見てみると、無意識のレベルであったにせよ、現状取り組んでいる変化への準備を実は遥か遠い昔にしていたというケースが多いことに驚かされます。変化がどんなものであるかさえも意識していないのに、まるでその人のある部分が、いつでも自分が変化できるように準備を整えているのです。何かを学んだり経験しながら、ひとつの出来事が次へと繋がっていき、やがて変化となって目に見えていくようです。

十九歳の頃に書いた日記を最近になって読み返したところ驚かされてしまいました。十代の激しい感情の渦中にありながらも、今の自分がこれだと確信していること――人間関係、意識、癒しについて――の脈絡がすでにそこにはあり、まるで今の自分を垣間見ていたようなのです。その当時の自分の観察力にも驚かされました。深い洞察力があり、その時には全く気づきませんでしたが、叡智さえも持ち合わせていたのです。自分や人との関係を理解しようと葛藤していた時のもがきや苦しみが、私の現在の知識の深い土台作りとなっていたことにも驚愕しました。また、無意識のレベルで自分が切望していたこと――洞察力、誠実さ、内面の平和感、堅実さ、愛――の多くが今の自分の手に届くものとなっていることにも驚嘆しました。

痛みと猜疑心に満ちていたひと昔前の自分に会えて、胸がキュッとしました。こんなにも自分は変わることができたんだ。その変容を助けてくれた多くの人々や出来事を思い出すと胸が熱くなりました。そして、自分の精神性の本質が、当時から確かなものとして存在していたこと。それに気づいていなかっただけで、精神性の本質が私の癒しと成長のプロセスをずっと導いていたことにもあらためて驚かされたのです。

本書の中の絶望感についての項を執筆し終わった直後のことでした。私の大切な友人、ダーシー・シルバーさんが二十七歳の若さで殺害されました。犯人は捕まらないままです。ショックのあまり私は絶望感と恐怖に打ちのめされました。何カ月もの間、どうしようもないくらいの悲しみ、怒りでいっぱいで、どこかが麻痺したように感じていました。この悲劇の意味することがどうしても分からず、「どうしてだろう？　なんてひどい世界なんだろう？　こんな世の中をどうやって生きていけばいいの？」といった疑問で頭は埋め尽くされていました。慰めてくれる説明は見つからず、何かを伝えていく気持ちにもなれませんでした。その時期、執筆を中断し、クラスを教えることもほとんどしませんでした。自分の感情を癒すことだけに集中し、胸が張り裂けるような自分の中の痛みを少しでも労わるやり方をゆっくりと学んでいました。

その夏には、〈癒しとトランスフォーメーション〉の講義シリーズを一般の方向けに行う予定でしたが、ショックがあまりにも大きすぎて講義の準備をするのも難しく、いつもなら必ず用意するはずの講義の概要さえも作れませんでした。当日、ステージに向かって歩きながら、自分の準備不足を感じながらも、一方で、自分の口から一体何が出てくるのだろうと好奇心で眺めている自分もいました。

友人の死に触れた経験から話しはじめました。彼女の殺害事件までに自分が知っていたことや理解していると思っていたことの何もかもがこの悲劇を消化する何の役にも立たなかったということ。彼女の死が意味することは、自分がこれからしようと思っていることの中に秘められていると感じていると自分の気持ちを説明しました。彼女の死は、私を悲観的な未来のどん底に陥れましたが、彼女の死に対する疑問への答えも、これから起こる未来の中にあると私は思うのです。つまり、ダーシーさんと出会って彼女を愛したおかげで、私のすることや、私がどのように生きていくか、さらには彼女の死までも、意味のあるものに変えてくれるように感じるのです。彼女の美しさや人生を深く愛した姿勢、思いやりや光のような存在感は、私を含め彼女を愛した全ての人の中に生き続けています。

その夏は胸の痛みがあまりにも強かったので、私のスピリチュアルマスター、ティク・ナット・ハン先生の実践コミュニティーであるプラム・ヴィレッジ（フランス）を訪問しました。ベトナム戦争で人間の非業さを見てきた先生なら、きっと私の痛みも分かってくれると思っていました。先生から友人の悲劇の理由について説明は受けませんでしたが、スピリチュアル・コミュニティーに身をおいているだけで、少しずつ癒されていく感じがしました。ダーシーのような輝きや繊細さ、思いやりと労わりのこころを持った青年層は今やほとんどいないという私の思いこみに反して、プラム・ヴィレッジには彼女のような若い人たちが世界中から集まっていると思うと、希望が感じられはじめました。ティク・ナット・ハン先生が、苦しみを経験し、世界平和と癒しのために人生を捧げているように、私も自分の最も深い部分からの切望を行動に移さなくてはと強く思いました。

友人の死後に、ひとつ確信したことがあります。それは、ホールネスをベースとする、そんな未来があるということです。現在にいながら、夢や強い意志、切望感によって未来に触れることができます。そして、未来は私たちがたどり着くところではなく、私たちが人生を歩んでいく中で内面から広がっていく状態であり、また、人生の出来事を通して開花していくものです。私たちの人生が過去に影響されているように、私たちの想う人生は未来にも影響されています。

また、未来は、私たちが立てる将来の計画よりも、今この瞬間にどう生きるかと直結しています。現時点で私たちは未来と直接繋がっているからこそ、未来への洞察力――直感や予感――を高次に働かせています。自分の夢やビジョン、大望に向かって進む道を今この瞬間に選択する練習をしていきましょう。夢などが実現していくのを受身に待つのではなく、夢が実現するために今できることをしていくのです。

もう一つ大事なことは、痛みを癒していくだけでは平和感や愛、喜び、思いやり、安定感、洞察力を得ることはできないということです。美が存在するように、常に何かしらの制限やチャレンジ、病気、死、恐怖はつきものです。痛みから完全に自由になることは人生にあらかじめないからです。だからこそ、痛みと自分との関係――どのように痛みに対応していくのか、どのようなリソースが自分には必要なのか――が重要となり、それがＱＯＬ（生活の質）に影響していくのです。言い換えれば、平和感や愛、喜び、思いやり、安定感、洞察力を自分や生活に取り入れる練習をすることで、それらが実際の生活に根付いていくのです。

ダーシーさんの死は、私の未来（歩むべき道）を明確にし、私はより一層、本書に書いたことを実践するようになりました。否応なしに目覚めさせられ、しっかりと生きる道を選ばされた感じです。つまり、精一杯に人生を生き、大切な人をより深く愛し、理解と思いやりを日々実践することの大切さをしっかりと意識するようになりました。この悲劇がもたらした私の中の傷を癒しながら、自分の中にある恐怖を認識することで、今生で私の精神性（スピリット）がするべきことをするためには、恐怖に自分を止めさせない、と誓いました。ダーシーさんの殺害事件後に感じた底知れぬ絶望感のために、私は自分の精神性に助けを求めざるを得ませんでしたが、結果的には、自分の絶望感が変容し、私の精神性に与えられた使命を、今生、自分は果たしていくのだという固い決意へと姿を変えていったのを認識しました。今も執筆しながら、ダーシーさんの精神性の真髄——彼女の笑顔、価値観、インスピレーション——を自分の中に自分のものとして感じています。

悲劇を経験しながらも、絶望感を自分の精神性を発動する原動力へと変えている人は私以外にも世界中にいます。自分の想いをハッキリと定めて精神性を深めていくことで、全体性としての私たちが繁栄していけるような現在と未来がかたち作られると信じています。

あなたも、もうこれ以上待たなくてもいいのです。人生の〈ミステリー〉を体験をすることを将来に（覚醒するまで、死ぬまで）先延ばしにしなくていいのです。今の瞬間から、偏在しているミステリーに気づきましょう。それに気づくことのできる視点をもった自分を実践を通して育てるだけなのです。言い換えると、自分の選ぶ選択肢や自分の実践の在り方を通してのみ、未来は開かれていくものなのです。

未知の領域への突入とミステリーとの出会いに関しての練習

チェックイン（立ち止まる）

一日を通して、いつもとは違う新しい状況にいる時があれば、それに気づきましょう。未知の領域の瀬戸際に立っている時は、どのような気持ちでしょうか？　また、一日を通して、〈ミステリー〉とあなたとの関係を見つめてみましょう。

知らない状態

自分が期待していたことよりもずっと上手く物事が運んだ時の話を人に語りましょう。

計画していなかったのに手に入った肯定的な体験や物事を挙げましょう。

知らない状態でいる練習をしながら一日を過ごしてみましょう。もし何かを計画しようとする自分がいたら、「ちょっと待ってみよう。何が起こるのかを見つめてみよう」と自分に言いましょう。

未知の領域にいる時に気づく

未知の領域の境界線にいる自分に気づいたら、「私は今、未知の領域の淵にいる」と自分に対して言いましょう。身体の中に何が起こっているのかに気づいてみましょう。どのような感情が湧き起こっていますか？　どのような考えが浮かんできますか？

不安（恐れ、恐怖）と期待感（高揚感）の違いを説明しましょう。

好奇心との関係

あなたの好奇心との関係を書き出してみましょう。

あなたの好奇心を絵に描いて表現してみましょう。

好奇心をどのように身体の中に感じますか？

好奇心について学んできたルールを十項目挙げてみましょう。

好奇心が溢れている時にあなたがすることを十項目挙げてみましょう。

自由気ままの好奇心

出会うことの全てに好奇心をもちながら一日を過ごしてみましょう。そうすることで、物事に対するあなたの態度がどのように変化するのかに気づいてみましょう。物事を決めつけたり、結論をすぐに出そうとしている自分に気づいたら、好奇心を再び感じるようにしましょう。「なぜ？」ではなく、「何だろう？」や「どのようにして？」といった問いかけは好奇心に溢れ続けているために役立ちます。相手を尊重しながら好奇心を周囲と分かち合ってみましょう。一日の終わりに、学んだことを振り返りましょう。

直感を呼び戻す

あなたが過去に経験してきた、理屈にはかなわない（インスピレーション、予感、偶然、サイン、驚き）ことを書き出してみましょう。

苦労している状況を一つ思ってみてください。その状況について賢者に相談するために旅に出る自分を想像してみましょう。その人物はどのような場所に住んでいるでしょう？　どのような特質を持ち合わせた人でしょうか？　あなたが状況を相談すると、賢者は一文で答えをくれました。その一文は一体どのようなものでしょうか？　その人物はあなたにプレゼントをもくれました。それは何でしょう？

あなたと賢者との会話を書き出してみましょう。

賢者に質問し、話を聞きながら一日を過ごしてみましょう。賢者がくれたプレゼントを日々の生活の中で活用していきましょう。

想いをしっかり定める

精神性のトランスフォーメーションにおけるあなたの目的は何でしょうか。その目的を自分の想いとしてしっかり定めましょう。一日のはじめに少し時間をとって、その日の自分の想いについて、あなたの直感が何を伝えようとしているか耳を澄ましてみましょう。週のはじめや、月のはじめにも、同じようにしてみましょう。また、元旦や誕生日に、来る一年についてのあなたの想いをしっかり定めていきましょう。

一日を通して、直感を呼び戻す練習をしましょう。ストレスや問題を感じた時に、直感に耳を澄ませてみましょう。

直感を呼び戻すことを思い出すためのサインをつくり、家やオフィスに置いてみましょう。

味方

精神的に開花していくなかで、助けてくれたり奮起させてくれる人や物が、〈精神的な味方〉です。意図的な場合もありますし、無意識の場合もあります。自分にとっての精神的な味方は誰、何でしょうか。リストを作ってみましょう。

〈精神的に支えてくれる味方はどこにでもあるのだ〉という態度で一日を過ごしてみましょう。

一日のはじまりに精神的な味方を求めてみましょう。味方が現れた時には、そのことをきちんと認識しましょう。

一日を通して行き詰まったり、迷ったように感じる時は、精神的な味方を呼び出す練習をしてみましょう。

〈ミステリー〉に出会う

〈ミステリー〉は様々なかたちで現れます。何か特別なかたちで現れる時もありますし、ごく平凡な時もあります。いずれにせよ、私たちの日常的な物の見方に変化を与え、畏敬や素晴らしさ、平和感、ホールネスを感じさせたり、生きている実感を与えてくれます。

あなたがミステリーと出合った時の経験について語ってみましょう。

あなたのミステリーとの関係を絵に描いてみましょう。

〈ミステリーはどこにでもあるのだ〉という態度で一日を過ごしてみましょう。そうすることで、何が起こるのかを見つめてみましょう。

この瞬間に立ち戻る（練習しすぎることは決してありません）

この瞬間に今一度立ち戻る練習を繰り返しながら一日を過ごしてみます。あなたが何をしているのか、感じているのか、考えているのか、欲しいと思っているのか、必要としているのかに気づいてみましょう。あなたの周りで何が起こっているのかをありのままに気づいてみましょう。決めつけたい衝動を抑え、まるで、その人や物を初めて見るかのように、目の前の人や物のありようを見つめてみましょう。

今あるこの瞬間に潜在する、あなたのこころを潤すものに気づいてみましょう。

自分には日常生活においてどのような選択肢（今私はどのように在りたいのか、何を感じたいのか、どのような考えをもちたいのか、何をしたいのかについての選択肢）があるのか気づきましょう。一日の終わりに、自分がその日に見つけた選択肢のあり方について細かく書き出してみましょう。

変化についてのリスト

今この瞬間に起きている内面や人生の変化を振り返ってみましょう。その変化をより支援していくためにはあなたに何ができるでしょうか？　無理強いしたり、ぬかるみにはまったように動かないのではなく、あなたにとって一番適切なタイミングで物事が開花していくことをより深く信頼していくには何ができるか探ってみましょう。あなたはどのように焦る気持ちに対応していますか？　不安感とはどのように付き合っているでしょうか？　あなたの焦りや不安にはどのようなリソースが必要なのでしょうか？

未来へと開花していく

未来へと開花していくあなたの姿を絵に描いてみましょう。

部屋の壁の前に立ってください。未来はあなたの反対側の壁にあるとします。未来があなたを引き寄せていることを感じてみましょう。踊りながら未来へと近づいてみましょう。時間をかけて取り組んでみてください。その動きはどのようなものですか？

未来があなたを呼んでいることをイメージしてみましょう。どのようなことを話しかけていますか？　未来との会話を書き出してみましょう。

アルター（聖なるスピリットに捧げる空間）

次の要素のための専用の場を作ってみましょう。

あなたの好奇心
あなたの想い
あなたの直感
あなたの味方

あなたの未来

ミステリー

クリエイティビティー

ミステリーに心を開き受け入れることができるような、自分だけのオリジナルエクササイズを設けてみましょう。定期的にまとまった時間をもつように努力し、継続してみましょう。

パート3
ホールネスの実践

もし私のハートが考えることができたなら
もし私の理性が感じることができたなら
世界が違って見えてくるだろう
何が真実を知ることができるだろう

――ヴァン・モリソン（ミュージシャン）
「愛の存在を忘れてしまう」（I Forgot that Love Existed）

現実は人を効果的に解放してくれる土台です

――ティク・ナット・ハン

第9章◉トランスフォーメーションのサイクル

前章までに、ホールネスの諸要素とトランスフォーメーションの過程について学びを深め練習を培ってきました。本章では、トランスフォーメーションの段階について学びを深めていきます。これまで学んできたこと（トランスフォーメーションの扉、行き詰まり、統合と同調、ミステリーとの出会い）は、トランスフォーメーションの諸要素であり、全体的なプロセス（トランスフォーメーションのサイクル）のどの段階でも起こりうるものです。

私が呼んでいる、トランスフォーメーションのサイクルは変容のための地図みたいなものと思ってください。東洋医学の五行説の考え方をもとにしています。五行説の「木」「火」「土」「金」「水」（もっかどごんすい）のひとつずつの要素は、人の内面——身体、感情、こころのあり方、精神性——と外界——季節、気候、色、方向、食べ物、一日の中の時間帯——に関連しているとされています。*

＊Dianne Connelly の著書、Traditional Acupuncture: The Law of the Five Elements を元に五行説について書きました。

西洋の心理セラピストとして、また東洋医学の医師として長年癒しに携わっていますが、五行説を伝統的なやり方だけではなく、心理・精神的な変容の過程のための地図としても使用してきました。クライアントが自分はトランスフォーメーションの過程で一体どこにいるのかが分かるためにとても有効ですのでご紹介させていただきます。トランスフォーメーションのサイクルの段階は次のようです——「水」は、未知の領域に入ること、「木」は、自分を主張する、「火」は、具現化、「土」は、統合、「金」は手放すことです。それでは、次にひとつずつ学びを深めていきましょう。

未知の領域に入る

未知の領域に入ることで、トランスフォーメーションの第一段階が始まります。意図的な場合もありますし、無意識の場合もあります。本章までに学んできたように、自分の〈知らない状態〉——新しいこと、ミステリー、直感をもとにしたこころのあり方——がここで重要な課題になります。この段階は、まだハッキリと意識されていない、物質化する前のエネルギーとでも言いましょうか、可能性の塊だと東洋医学の「水」の要素では説かれています。何かを形作るためのエネルギーが貯蓄されている状態と思ってください。まず、何かを変えたいというやる気が表面化し始め、このやる気（決意）と意欲が未知の領域で私たちを前進させます。つまり、やる気がこの無意識レベルの状態から原動力を生み出し、私たちの進むべき道へとその力を活かしていくのです。

この段階で大切なことは、こころを静かにして、内面や外界で起こっていることを深く、マインドフルに見つめて耳を澄ませることです。そうすることで、自分が一体何を欲しているのかや何が必要なのかが明確になり始めて、想いをハッキリと定めることができるからです。

例をとってこの点についての学びを深めていきましょう。仮に、仕事でみじめで、上司と上手くいっていないとします。あなたには様々な選択肢があります。例えば、新しい仕事を見つける。上司と上手く付き合えるやり方を見つける。何も問題がないように自分を誤魔化す。仕事の質を落とす。仕事で最低限しなければいけないことだけをする。上司と同僚の仲を悪くする。上司を変えようと躍起になる。あまり考えずに行動する。未知の領域に入るために必要な実践を意識的に行うなどがあります。

まずは、自分の人生の方向を見つけるために、こころと身体を静かにさせ、休息をとり、自分を見つめましょう。これはとても重要なステップですが、ともすれば見落とされがちです。静かに静止している状態が居心地が悪く、何かが上手くいっていない時には、自分の不幸せさを感じたくなく、自分の不幸せさから何かを学びたいと思う気にはなかなかなれないからです。その代わりに、誰かや何かを責めたり、自分の不幸せさを隠そうとしたり、何とかして気を逸らそうと躍起になることがあります。例えば、何が本当に自分を満たすものだろうかを発見せずに、次から次へ買い物をしたり、新しい人間関係に乗り移ったり、新しいプロジェクトに取り組み始めたりします。自分は何が本当に欲しいのだろうか、何を必要としているのか、そのためには何を育まなければいけないのかを理解するための時間を割かないために、くり返し同じ間違いをしては傷ついてしまうのです。

仮に仕事が嫌で辞めたとします。でも、自分の不満足の根本的な原因を探らない限り、新しい仕事で同じような状況に陥いる可能性があります。人間関係でも同じ事が言えます。同じ間違いをくり返さないためには、自分の不幸せさの本質をマインドフルになって見つめましょう。ゆとりのある時間と空間をもって、不幸せさに自分の意識を向けてみることが重要です。

仮に仕事が嫌いな理由は、上司の性格のためとしてみましょう。自分をマインドフルに見つめてみると、上司の不平不満の態度は、ただ単に自分の中にある不幸せさに光を当てているだけと気づくかもしれません。仕事で自分の素質や才能を活かせていないために、満たされていないかもしれません。それとも、今の仕事が自分の価値感に沿っていないためかもしれません。自分を労わる時間を疎かにしているために――リフレッシュさせたり元気つけてくれるものを生活に取り入れていないために――仕事に嫌気がさしていることもあるでしょう。そこで大切なことは、次のようなことを自分に問いかけてみることです。「自分の内面は一体何を（例―クリエイティビティー、スピリチュアリティー、こころの栄養、コミュニケーションなど）実現したいのだろう？　どのようにしたらそれが実現するように支援できるのだろうか？」その質問の答えが分かると、そのための自分の想いをハッキリと定めることができ、次に、その想いをどのようにサポートしていけばいいのかが明確になるでしょう。

これまでに学んできたように、〈分からないこと〉の中に入っていく時には、不安や恐れはつきものです。私たちがこの不安をどのように受け止めるかによって、自分をサポートするものになるか、それとも足を引っ張るものになるかが決まっていきます。未知の領域、ミステリー、新しい何かや、初期の段階のシグナルとして不安（恐れ）を受け止めるようにしましょう。そして、こころを静め、不安を緩和するやり方を学び、自分の内面を深く見つめ、耳を澄ますための時間をゆったりと取りましょう。そうすることで、自分の進むべき道や想いが明確になるでしょう。

主張

トランスフォーメーションのサイクルの第二段階は、「木」の要素で、可能性に満ちたエネルギーが何かを実現するために動き始めます。春に芽を出す種のように、眠っていたエネルギーが根を張り始めて、何かを決めたり計画するというかたちで現実に表れてきます。心理や精神性の視点から見てみますと、エネルギーが無意識レベル（やる気と想いによる集中と方向付け）から意識レベルへと動きだしたことの表れであり、自分の想いを育み実現するためには次にどのようにすればいいのかをこころに描けるようになり始めます。

では、前例の仕事が嫌いなケースを使ってこの点の学びを深めていきましょう。仮に、自分の仕事への不満足を理解する時間を取って、今の仕事には自分の創造力が活かせていないために不満であると気づいたとします。そして、〈仕事は退屈なもので、創造力は活かせないものだ〉という思い込みも発見し、生活の中にもっと創造力を取り入れていこうとの想いを定めたとします。第二段階では、自分の想いが一体どのようなものかをもっと具体的にこころに描き始め、それに向かって計画を立て始めます。つまり、自分の想いを外に向かって主張し始めるのです。自分を支援してくれる味方を見つけたり、どのような行動、信念、感情が自分の想いの実現のために支援的であるか、邪魔になるのかを識別します。

しっかりとした計画を立てるためには、自分の進むべき道を明確にすることが重要となりますが、想いを実現できる自分を想像したり、自分の目標を達成するためのステップを見分けることはなかなか難しいです。ここで大切なことは、〈自分の夢は叶わないもの〉といった思い込みや自分のこころのあり方を意欲的に見つめていくことです。

また、計画を進めていく中で、自分を支えてくれる味方やリソースに対して常にこころを開いて、柔軟でいる実践も必要です。夢に向かって歩み始めた時に、自分の思いもよらない結果になった経験はよくあることだと思います。

まるで、自分の中のある面が、何かを主張しようとしているかのように、イライラしたり、怒りを感じることがあります。自分の心の底からの想いを支援していない行動を自らとっているためにイライラ感が募る場合もあります。怒りをどのように受け止めたり、対応していくかによって、怒りが自分をサポートするものになるか、それとも足を引っ張るものになるかが決まっていきます。意固地さ、無力感、物事をコントロールする必要性などの自分の壁に直面しながらも、柔軟さ、自発性や、物事があるがままに開花していくことを尊重する姿勢を課題として取り組むことが必要となってきます。

前例を再び使ってこの点をもう少し学んでいきましょう。前段階で、創造力をもっと生活の中に取り入れていきたいという想いがハッキリとしました。そして今の段階では、自分の望んでいる創造力がどのようなものであるかがより明確になり、感情や思い込みを探っていきながら、創造力を引き伸ばしてくれるようなことに触れる計画を立てていきます。最初は、支援的な状況でクリエイティブになる練習をしてみたりしながら、仕事場でも少しずつ創造力を発揮するようになるかもしれません。もしかして、クラスを取ってみたり、本を読んだり、友達と集まって創造力を高めようと努力したり、味方を見つけて話をしたり、聞いたりするかもしれません。家でも、創造力を発揮しながら、寝室の配置換えを楽しみ、朝起きて一番に自分の創造力を高める想いを思い出させてくれるものを置いたりすることもできます。

この段階での練習は、自分の想いが実現する道のりをこころにしっかりと描き、その道のりを支援するように行動し始めることです。そして、自分以外の味方やリソースからの助けやアドバイスを取り入れながら、夢に向かっての道のりを柔軟に対応しながら進んでいくことです。そこから得る洞察力や練習によって、自分の想いが実現し、実を結ぶように繋がっていきます。

実現

トランスフォーメーションのサイクルの第三段階では、変容のためのエネルギーがしっかりと自分の中で意識されており、外界へと表現されていきます。ここでは、自分の想いが本当の意味で実現するように行動できる能力を開花させることが課題となります。東洋医学では、この段階のギフトは〈適切な行動〉（古代語では、本来の性質という意味）であり、私たちの精神性、自分の本質が表面化し始めます。トランスフォーメーションのサイクルの第一、第二段階での練習の積み重ねの成果として、自分の想いに沿ったあり方で行動を起こし反応できる自分に成長してきました。自分の特徴を輝かせながら、自分らしく生きられるようになりました。自分の意思を伝えたり、決めたことや計画を実行したり、本来の自分を主張できるようになってきたのです。

先に挙げたケースを再びみると、自分のおかれた状況はさて置き、仕事において、より創造的な自分になろうと決意し、それを邪魔する事々をひとつずつ取り除きました。その結果、創造力が流れこむように、実生活が満たされ、生活が変わっていきます。仕事の後に疲れ果てて、仕事への不平不満を言いながら過ごすのではなく、創造力を育むために時間を活用するようになります。そうすることで、創造力はまるで生き物のように私たちの生活の中で成長し始め生活を充実させ、日常生活への自分の対応が大きく違ったものとなっていきます。

例えば、アートや執筆、踊り、新しいプロジェクトの創作を楽しんだり、新しいビジネスを立ち上げたり、問題解決や人助けをするようになるかもしれません。または、仕事場にお花や人を感動させるような絵を飾ったり、普段は着ない色の服を試してみたり、お互いを元気づけるような会話を同僚とするようになるかもしれません。創造力を取り入れていくための努力の甲斐があり、今まではない経験や新たな人との出会いがあり、周囲の人たちとより親密に交際できるようになります。こみ上げてくる嬉しさは周りの人にも明らかです。自分の不幸せに対して勇気をもって取り組んできたために、上司の鼻につく態度も前ほど気にならなくなります。普段の自分よりも大きな自分でいられるようになり、新しい方向性の広がりを感じはじめます。

東洋医学では、「火」の段階と呼ばれ、トランスフォーメーションの過程でエネルギーが最も高まる瞬間です。ここで大切なことは、自分を疲れ果てさせることがないように、沸き起こる喜びを自分の中に保つことです。エネルギーをどのように使っているのかを意識するようにしながら、疲労し過ぎないように心がけましょう。それには〈適切な行動をとる〉ことがこの段階での重要な課題となります。自分の活力を使い過ぎないようにバランスを取り、やり過ぎないようにしましょう。そうすることで、本来の自分をありのままに外の世界に表現していけるような〈基地〉が自分の中に確立していきます。平和と喜びの光を保ちながら、次のトランスフォーメーションのサイクルへと進み、今までの練習の実りをじゅうぶんに楽しみましょう。

統合

トランスフォーメーションの第四段階は、東洋医学でいう「土」の要素であり、これまでのトランスフォーメーションの過程で学んだことを自分の中に統合させながら、努力の成果（実現したり創造したもの）を楽しみ、こころを満たすことです。自分の夢は、生活の中に既に浸透しており、努力の成果も現実化してきています。こころが満たされ、満足感を味わい、充足感を止めてしまう要素もしっかりと意識しています。ここで大切なことは、努力を振り返り、その成果を存分に味わいながらも、まるで第一段階（未知の領域に入る）のように、その時空間に留まるということです。

この段階では、満足感を感じることができるかどうかが一番の課題なのです。つまり、自分の努力の成果を楽しめる自分について学ぶのです。忙しく何かを行っているのではなく、自分自身や気持ちと、そのあるがままに気づき、寄り添うことは、他の段階と同様になかなか難しいもので、ともすれば、成果を味わう時間をもたずに、この時期をスキップしてしまいがちです。でも、人生に遍満している不満足感や、焦燥感を持ちがちな私たちの傾向を変えるためには、しっかりと満足感を感じる練習は必須なのではないかと私は思います。

自分がすでに持っている物を楽しむ代わりに、週末に買い物にばかり行ったりしてしまう、そんな様々なカタチで不満足感は表れます。物質でも、人間関係でも、何かを得ることだけに集中してしまい、それを手に入れた後にどうすればいいのか、手持ちぶさたになり、物から物へ、人から人へと乗り移っていきます。最近では、もっとシンプルに生きようとしたり、自然を楽しんだり、家族や友人との時間を大切にするような、お金をかけない余暇の過ごし方が注目されていますが、これも社会に偏在している不満足の習慣を変えようとする自然の動きかもしれません。

先のケースに立ち戻ってみましょう。あなたは今やクリエイティブな生活を送るようになりました。幸せを感じるために、職場が変わることをただ待ってはいません。創造力を発揮できるような生活づくりに積極的に取り組み、人生が新しく変わっていきます。そのなかで、ひょっとすると自分のかける想いにもっと見合った仕事を見つけるかもしれません。または、自分の仕事が自分の創造力の邪魔物だとは思わなくなった結果、現状にもっと満足できるようになっているかもしれません。自分の中で、創造力が日に日に統合され、実生活に浸透していきます。創造力を抑え込んでいた過去の習慣や思い込みも無くなり、新しく、クリエイティブな自分を支援する信念を明確に持つようになります。

手放す

トランスフォーメーションのサイクルの第五段階は、東洋医学でいう「金」の要素です。これは何かを完成するプロセスとつながっています。つまり、変容の過程で学んだ、自分にとって必要なことや、きわめて重要なことだけを保持し、もはや役に立たないものや、必要でないもの、自分の手の届く範囲ではないものを手放していきます。開放感や自由に感じると同時に、悲しさをも感じることが多いでしょう。これが、大きなプロジェクトの終了後によく感じられる、ある種の〈落ち込み〉です。

当初自分が思い描いていた通りに実現することは無理だと分かり、自分の限度を感じて悲しむ時もありますし、もう役に立たない習慣や在り方に別れを告げるのを惜しんでいる場合もあります。あるいは、昔の習慣にがんじがらめになっていた過去の自分を思い、嘆いていることもあります。

何か新しいことを学んだ時に、自分の一部が、自分の人生を振り返り、新しい情報がまだしっかりと無かった過去の時点に戻り、昔の自分のために新しい情報をリソースとして提供していく。そして、過去のある一点で凍りついている自分の一部を、現状に沿うあり方に導きながら癒していくことができるのです。

手放す段階では、自己成長の道のりで大切だった行動や習慣、大好きだった居場所や物、人などを失ったことを悼みます。例えば、私のクライアントのティムさんは、お酒を飲むことをきっぱりと辞めてから、やっと、アルコール中毒症のせいで数年前に離婚に至ってしまった結婚生活をころから嘆き悲しむようになりました。人生を大きく改善することに成功し、開放感、洞察力や平和に満たされるようになりましたが、このような幸せを過去の結婚生活に取り入れることができていたならばと彼はしみじみ悲しみました。同時に、悲しみを感じる度に、自分への理解力を深め、思いやりをもって自分に接する練習を繰り返していきました。

スピリチュアルな無限のエネルギーを自分の手に届くものとして感じ、惜しげなく自分の天性を社会や周囲に与えるようになるのもこの段階です。前段階で培った満足感があるおかげで、寛大に振る舞い、世のために貢献するようになっていきます。つまり、自分の才能やリソースを人の役に立つように使ったり、世界――それは、私たちを常に支え、満たし、同時に、私たちからのサポートや貢献を必要としているもの――に何かのかたちで尽くしたいと思えるようになります。

前例に立ち返ると、自分の創造力が生活の中で存分に発揮されるようになり、創造力を抑えていた昔の習慣や、態度、思い込みを手放します。創造力を軽視しなければと思い込んでいた昔の自分を悲しむかもしれません。また、自分の創造力を放置し続けた周囲（その人たちの育った環境によって無知であったために）に対しても嘆き悲しむかもしれません。それでも、自分や周囲の誤りを理解し、思いやりをもって接するようになります。どのように自分の中の創造力を引きだし、育み、行動に表していけばいいのか。また、創造力は常に手の届く範疇であって、それは自分や周囲の喜びの源だと認識でき、惜しげなく自分の創造力を周囲に与えていくことができます。人生において今この瞬間に自分はどうように在るかを見つめ、今一度、何が自分の内面で起ころうとしているのかに耳を澄ませるようになっていきます。

再び未知の領域に戻る

トランスフォーメーションのサイクルの五段階を通過した結果、再び未知の領域へと舞い降りてきました。これまでに実践をしていれば、様々な経験や叡智を得ていることと思います。自己変容のためには何をすればよいのか、一体何が役に立たないか、どのように想いをしっかりと定めればよいのか、想いを実現するためには何をすればよいのか、成果に満足するためにはどうすればよいのか、今はもう必要ではないものや、自分を満たさない習慣や行動を手放すにはどうすればよいのか、自分の才能など、持ち前の天性をどのように使って社会や周囲に貢献していけばよいのかを深く理解している自分に気づくでしょう。おめでとう、と私はこころから言いたいです。そして、本当にお疲れ様でした。ここでは、再び、こころや身体を静かにさせてみましょう。そして、内面に耳を澄ませ、ゆったりとした時空間をもちましょう。そうすることで、新たな想いや次に自分が進むべき道が見えてくるからです。

各段階で陥りやすい行き詰まりについて

トランスフォーメーションのサイクルのどの段階であっても、行き詰まることはあります。未知の領域に入ることができず、自分の想いをしっかりともてず、計画を実現できず、満足できず、何もかも手放したり吹っ切ることができない、などといったことが起こります。容易に感じられる段階もあれば、難しいと感じるものもあるでしょう。人によっては、自分が何を必要としているのかはすぐに分かりますが、行動に移すことが難しいこともあります。また、人によっては、自分の必要としていることは何かと長い間葛藤しますが、一旦明確になるとすぐに行動に移せる人もいます。何かを決断するのが難しい場合もありますし、すぐに決断はできても、何かを手放したり吹っ切ることが難しい場合もあります。そして、ほとんどの人に共通して言えることは、生活の中で何か変化を起こしたり、作り上げた努力に対して、きちんと満足感を味わうことが難しいということです。

未知の領域に入る際に陥りやすい行き詰まり

この段階の行き詰まりは、自分のペースを落とすことができないために、一体何が必要なのかや、何を自分は欲しているのだろうかというように耳を澄ませる余裕がありません。自分自身を感じ見つめるゆとりがないのです。または、たとえ何が欲しいのかを知っていても、それをしっかりと、想いとして定めることがうまくいかず、集中できない場合もあります。さらには、未知の領域に入る時にはつきものである不安（ごく自然な感情）を懸念するあまりに凍りついてしまい前への一歩が踏めずに行き詰まってしまうこともあります。

前のケースですと、ゆっくりと自分を見つめることを怠ると、不幸せに感じている原因が実は創造力の欠如によるものだと分からずに、上司の行動に過敏に反応してしまい、結果、自分の不幸を上司のせいにしてしまうかもしれません。同僚に愚痴をこぼして、一緒に上司の悪口を言い合っていては、ストレスが悪化してしまいます。イライラしながら帰宅し、栄養たっぷりの食事を用意する気にもなれず、パートナーにさえも愚痴をこぼし、漫然と再放送のテレビ番組を観ながらぐったりと時を過ごしてしまうかもしれません。自分の不幸せ感について探る時間を取らなければ、現状を変えるためのアクションが起こせないばかりか、無力感に浸ってしまいます。

主張に関しての陥りやすい行き詰まり

主張に関する行き詰まりは、自分の想いを実現するためにはどのような行動をとるべきかが自分の中で明確でないために起こることが多いです。また、内容豊富な計画を立てるものの、それを実行に移すための最善の道がどれであるか分からないという場合もあります。他にも、状況に応じて柔軟に対応できずに、ある決まったやり方に固執するために滞る場合もあります。この段階での行き詰まりは、自分のパワーと関連しています。つまり、自分の行動が周囲に対して影響を与えること、また、自分の行動が意味あるものとして顕現することを許せるかどうか。そして、その時に、どれだけ寛容になれ、横暴な態度や独断的な行動を慎めるかどうかが課題となります。「したいけど、でもね……」が口癖だと、せっかく計画を立てたりアイデアが浮かんできても、それが上手くいかない理由ばかりで頭がいっぱいになってしまいます。

前のケースに戻りますと、創造力を発揮できないために仕事が嫌だと分かっていても、状況を変えるために何をすればいいのか途方にくれています。もし上司が違う人なら、と思ったり、もし違った職場で働いていれば自分はもっとクリエイティブでいられるのにと思うばかりで、創造力を発揮できるようにする力が実は自分の中にあることに気づいていません。そのために、クラスやワークショップを受講したり、様々なクリエイティビティーを発揮する機会を周囲からもらっても、否定的に振る舞ってしまいます。イライラ感はつのるばかりで、ひがみっぽくなり、仕事の能率も下がるばかりで、ついには仕事を首になるかもしれません。一見、ひどい上司のために行動に移さざるをえないという状況に陥るのです。そして、絶望のどん底にいるために、前と同じ程度の仕事しか見つからず、創造力を発揮できない悪循環に再び陥るかもしれません。

実現する段階での行き詰まり

この段階での行き詰まりは、あまりにもいろいろな事に手を広げ過ぎてうまく循環せずに、手に届くリソースすら見逃してしまうという状態のことです。または、自分の想いを行動に移さない、もしくは、計画を実現するために必要なステップを取らない場合もあります。何をすべきか認識してはいても、どのような行動が適切なのか途方にくれているので、時には、何かしなくてはという思いにかられて、向こう見ずな行動や不利な行動をとってしまう場合もあります。常にそわそわしていて、次から次へと何かをしていたり、一方で、不安のために凍りついている場合もあります。改善のために一歩踏み出す元気はあるものの、それが成果をあげるとは思えずに、ちょっとでも何かが上手くいかないとすぐに落ち込んでしまいます。

前例の場合ですと、もっと創造力を発揮できるように取り組まなければいけないと自覚していて、そのために何をすればいいのか多くのアイデアがあるにもかかわらず、なぜか行動に移せない状態です。仮にクラスを受講していても、途中でやめてしまったり、一度に多くのことに取り組みすぎて、どれも最後まで終わらせることができません。仕事場では自分の創造力を認めてもらおうと躍起になりすぎて、上司との関係がますます不和になることもあります。あまりにもいろいろな事に手を広げすぎて、常に何かをしていなければならず、断ることもできずに力尽きてしまうこともあります。

統合においての行き詰まり

この段階での行き詰まりは、自分の行動の結果に満足できなかったり、成果を正しく判断できない状態です。自分を満たしてくれることが何かを認識できなかったり、それを受け入れ存分に味わうことができない場合もありますし、自分にとって有害なことが何かを認識できずにそれを避けられない場合もあります。ですから、この段階ではこころの栄養に関する自分の態度や思い込みが課題となります。また、自分の価値感との関係も大切になってきます。その他にも、この段階での行き詰まり感は、自分の状況に対して、ひとりよがりになったり、型にはまってしまったり、貪欲に陥ったり、何かと欲張ったりして表出することがあります。

前例の場合ですと、クリエイティブになるために行動を起こしますが、どうすれば自分の努力の成果を味わい、こころが満たされるのか分からず、自分の中のささやかな前進に満足できません。仮に、上司が態度を変えようと試みても、〈それでは小さすぎる〉とか〈もう遅すぎる〉と思ってしまい満足しないかもしれません。または、自分の希望通りの生活を得たにもかかわらず、それを楽しむ時間をもたなかったり、次から次へと創造力に溢れた行動を起こして、それぞれの努力の成果からしっかりと満足感を受け取らずに生きているかもしれません。誰かが自分の創造力を認めてくれても、それを十分とは感じられずに、常に自分よりもさらにできる人のことばかりを考えて、自分を比べてしまいます。

手放す段階での行き詰まり

この段階での行き詰まりは、何かを完成させることができない状態です。〈トランスフォーメーション〉イコール〈変化〉ですので、必然的に何か（状況、習慣、思い込み、人、場所や物）を手放すことが必要です。しかしその過程には、往々にして悲しみが伴います。ですから、自分と自分の悲しみや嘆きとの関係がここで重要となります。

哀愁にふけったり、過ぎ去ったことへの後悔や恨みから抜け出せない場合もあります。すでに終わってしまった人間関係に囚われていたり、自分が果たすべきだと思い込んでいる役割や、習慣、自分への思い込みにがんじがらめになっていることもあります。また、周囲の人に対しても、この人はこうだと決めつけてしまったり、この人はこうあるべきだと思い込んでいる場合もあります。

一方で、すべてを手放したり、長期的に人や物事と繋がることができず、誰にも何にも縛られていないことが逆に行き詰まりの原因となっている場合もあります。そして、自分の限度が分からずに、いつ、どのように関係を絶てばいいのかが分からなかったり、いつ物事を辞めればいいのか、いつになれば自分は十分にやった、これで十分だと思えるのかが分からない場合もあります。

前例に戻りますと、今の仕事場ではクリエイティブには決してなれないだろうと自覚していますが、どのように仕事を辞めればいいのかが分かりません。自分が仕事を辞めれば、会社が倒産してしまうかもと思い、自分の創造力を容認するように上司を変えようと躍起になるかもしれません。

例えば、通らぬ企画を何とか説得しようと会議で時間を費やしたり、自分の才能を将来認めてもらうために仕事に没頭したりするかもしれません。時には、そんな状況に落胆して、仕事のことなど自分は気にしない、お金のためだけに働いているのだと自分に言い聞かせようとして、自分の時間や労力を捧げ、リソースを共有するのをケチるようになるかもしれません。

これまで見てきたように、トランスフォーメーションのサイクルのどの段階でも行き詰まりの壁にぶつかってしまうことがあります。第6章に戻ってしっかりと学び、行き詰まりについての練習に心がけましょう。要約するなら、自分が行き詰まっている時には、その現状にまず気づき、その原因となっているこころのあり方を見つけることが大切です。そして、行き詰まりの際に湧き起こる感情を自分で労わり、大きな空間を内面に見つけるようにしましょう。味方になってくれる人やリソースに助けを求めたり、困難なことに取り組んでいる自分の励みになってくれるような物や人を見つけることも大切です。トランスフォーメーションのサイクルのどの時点に自分がいるのかに気づき、その段階の行き詰まりに適した練習に取り組んでいきましょう。

トランスフォーメーションのサイクルの使用にあたっての留意点

トランスフォーメーションのサイクルは変容の過程の一般的な流れを説明している地図だと思っ

てください。実際には、トランスフォーメーションのプロセスは直線でなく、道のりは実に多種多様です。例えば、サイクルの中の複数の段階に同時にいることもありますし、次の段階に進むまでに、二つの段階を長い間行き来する場合もあります。生活の場面（例―仕事、家庭）によって違う段階にいることもありますし、一年間ある段階に留まる場合もあります。

私は自分のもとに通うクライアントがトランスフォーメーションのサイクルのどの時点にいるのだろうかと把握するようにこころがけています。クライアントにとってもこの地図は役に立つようです。例えば、「私は今、満足感を学ぶ練習をしているのだ」、「今は、何が起こっているのかを把握するために時間を取って、内面に耳を済ませなくてはいけない」、「未知の領域に入りつつあるので、不安に感じている。でもこれはごく自然な感情だ」、「今何かを実現する段階にいると思います。もっと主張するように自分を前にだすように心がけます」などです。まずは、自分がサイクルのどの時点にいるのかを自覚しましょう。次に、その段階において自分の中のホールネスの諸要素――身体、感情、こころ、精神性――が、どのように在るのかに気づきましょう。また、トランスフォーメーションの諸要素――トランスフォーメーションの扉、行き詰まり、統合と同調、〈ミステリー〉に出会う――を発動させたり、それぞれのあり方や、サイクルでの一つ一つの役割を学んでいきましょう。そうすることで、自分の状況に合ったスタイルで、トランスフォーメーションのプロセスを進み、向上していくことができます。

トランスフォーメーションのサイクルにおいての練習

チェックイン（立ち止まる）

人生の違った面（例―人間関係、仕事、家庭、創造力、スピリチュアリティー）で、トランスフォーメーションのサイクルのどの段階にあなたはいるのでしょうか。そして、どのように行き詰まっているのかを見つめてみましょう。

未知の領域との関係を再確認しましょう

精神性のトランスフォーメーションにおけるあなたの最終目標は何でしょうか？　今あるこの瞬間で、一番大切だと感じる目標を一つ選び、一週間その目標を意識しながら過ごしてみましょう。その目標に向かって、想いをしっかりと定めるのです。一日を通して、こころを静かして、あなたの精神性から受け取るその目標へのメッセージに耳を澄ませましょう。もし関連していると思える夢をみたなら書き留めておきましょう。本屋に立ち寄って、どのような本に惹かれるのか、気づいてみましょう。本を開いてみたら、何を学ぶでしょう？　自然界の中で、何に惹かれますか？　自分の精神的な味方の存在に気づいたら、それをきちんと認識しましょう。

一日を通して、未知の領域の淵に立つ練習をしましょう。好奇心と意欲をもって寄り添いましょう。

未知の領域に足を踏み入れる時に、あなたはどのように行き詰まってしまうのかに気づきます。こころを静かにし、内面を見つめることは、あなたにとって難しいですか？　もし不安や恐れが湧き起これば、あなたは何をしますか？　どのような言葉がけを自分自身に対してしているのでしょうか？

行き詰まった時には、味方やリソースを求めたり、他の行き詰まり対策も具体的に考え、実践しましょう。

想いを主張する

自分の選択した精神性の目標に向かって自分が万進する姿をこころに描きましょう。

その目標に近づくため、計画を立てましょう。その計画についてどのように自分と会話をしているのかに気づいてみましょう。習慣的に「いいね。でも……」という気持ちがしてしまうようなら、詳しく書き出してみましょう。

自分の目標の障害になりそうなこと（物、人、思い込みなど）があれば、それを書き出してみましょう。あなたはその障害物ついてどのように自分と話をしているでしょうか？　何か感情が湧き起こりますか？　それに気づいてみましょう。その感情にどのように接していますか？

どのように計画を先延ばしにしたり、遅らせたりしますか？

行き詰まった時には、味方やリソースを求めたり、行き詰まりのための他の方法も実践しましょう。

実現する

上記で決めた計画のためにできる簡単な行動を一つ選んで下さい。そして実行しましょう。

目標に近づくためにできる簡単なことを毎日一つずつしてみましょう。そうすることで、どのような感情が起こるのかに気づいてみましょう。

あなたがせっかちに感じている時にすることを十項目挙げてみましょう。

どのように（計画や課題などを）やり過ぎてしまうのか書き出してみましょう。

前に進む自分をどのように阻んでいるでしょうか？　書き出してみましょう。

目標が実現しはじめる時に私たちは活力が張り始めます。そのエネルギーであなたは何をしているのでしょうか？　その力を身体の中に浸透させる練習をしましょう。あなたの身体をその力の中でリラックスさせていくのです。

行き詰まった時には、味方やリソースを求めたり、行き詰まりのための他の対策方法も実践しましょう。

統合と満足感

あなたの目標を日々の生活の中に溶け込ませる方法を見つけましょう。

人生の中でどの領域（要素）に満足していますか？　書き出してみましょう。
あなたが満足している時には、次の要素で何が起こっているのでしょうか？

身体の中
感情
こころ
精神性

満足している時にすることを十項目挙げましょう。
人生の中でどの領域（要素）を不満に思っていますか？　書き出してみましょう。
あなたが不満に感じている時には、次の要素で何が起こっているのでしょうか？

身体の中
感情

こころ
精神性

不満に感じている時にあなたがすることを十項目挙げましょう。

今あるこの瞬間で、何があなたが人生に満足するのを阻止しているのでしょうか？　書き出してみましょう。その障害物についてどのように自分と会話していますか？　もしその障害物を変えることができないとしたら、あなたはどのようにすれば人生に満足できるようになるのでしょうか？

充足感を感じながら一日を過ごしてみましょう。そうすることで何が起こるのかに気づいてみましょう。その日はどのようにいつもの日々と違うのでしょうか？

行き詰まった時には、味方やリソースを求めたり、行き詰まりのための他の方法も実践しましょう。

手放す

目標に取り組んでいて、あなたは何を手放さなければならないと感じていますか？

あなたが何かを手放した時に、次の要素で何が起こっているのでしょうか？

身体の中
感情
こころ
精神性

何かを手放し、あなたが悲しみを感じた時に、あなたはどのようなことをするのでしょうか？
あなたが寛大に感じている時には、次の要素で何が起こっているのでしょうか？

身体の中
感情
こころ
精神性

寛大に感じている時に、あなたはどのように在るのでしょうか？　書き出してみましょう。寛大に感じていない時のあなたの在り方を書き出してみましょう。何があなたをそうさせているのでしょうか？

寛大である練習をしながら一日を過ごしてみましょう。それはリソース、時間、活力かもしれませんし、思いやり、態度、言葉を惜しげもなく与えることかもしれません。そうすることで何が起こるのかに気づいてみましょう。

アルター（聖なるスピリットに捧げる空間）

次の要素のための専用の場を作ってみましょう。

未知の領域

想いを主張すること

計画を実現すること

あなたの満足感

手放すこと

寛大であること

クリエイティビティー

トランスフォーメーションのサイクルの助けになるような、自分だけのオリジナルエクササイズを設けてみましょう。定期的にまとまった時間をもって実践してみましょう。

第10章◉壁の向こうにある人生

ありのままの自分でいることを許し始めた時、トランスフォーメーションの旅は始まります。その道のりには様々な壁（分離、限界、絶望感）があります。しかし、自分をあるがままに受け止め、自分の体験すること一つ一つにこころから寄り添えるようになると、私たちはより〈今〉を生きるようになります。自分の諸要素――身体、感情、こころ、精神性――を認識できるようにもなります。同時に、それらの諸要素に対してより忍耐づよくなっていくばかりか、感謝の気持ちが湧き上がってくるようにもなっていきます。また、自分や周囲、人生そのものへの不安や恐れは、未知の領域に入る際のごく自然な感情であることを認識することで、翻弄されなくなっていきます。自分の中の限界とは、実は親から譲り受けたり、生まれ育った環境で身につけてしまった自分のあり方や考え方、感じ方、見方といった行動パターンであることにも気づきます。そして、自分の精神性の希求しているもの、叡智、生来のホールネスから自ら自分を遠ざけ、制約していることも分かりました。さらには、自分と、自分自身の在り様や、自分の変化の仕方、トランスフォーメーションのサイクルとの関係をも理解できるようになりました。今あるこの瞬間の現実をしっかりと見つめ、湧き起こる感情にも耐えられるようになり、どうして自分は行き詰まってしまうのか、絶望感に打ちのめされた場合にどのようにしてリソースを取り入れていけば良いのか学んできました。〈警告ゾーン〉よりも、もっと先にある目標を見据えると、精神的に味方となる存在やリソースと積極的につながっていくことができます。自分の精神性を強化する練習も培ってきました。その結果、軽やかに感じられ、ゆとりに満ちて、自分が覚醒しているように感じ、思いやりのこころに溢れ、自由を感じ、適切な行動がとれるようになってきつつあります。自分は孤独ではなく、私たちを取り巻く世界とつながっていて、常に支えられているのだ思えるようになりました。日々の生活で気持ちは絶えず満たされ、人生そのものが奇跡だと感じるようにもなってきました。それは、一瞬も止まることのないこの宇宙の創世記の一部となっている感覚です。自分の天性も自己認識し、外の世界とそれを分かち合えるようになり、周囲の人々の天性をも支援していくようになります。それは、それぞれの精神性を認め合い、お互いに高めあうことのできる世界を共に創り上げていく土台となります。

日々の奇跡を見つける

本当の奇跡は、水や薄い氷の上を歩くのではなく、この地上を歩いていることです。

——ティク・ナット・ハン

メキシコのオアハカを旅した時、ある教会の前で車を止め、階段で休憩をとりました。美しく、暖かい朝でしたが、私はホームシックになっていました。すると、七歳ぐらいの穴が開いたボロを着た少年が、市場に牛乳を売りに行くために、牛乳ビンを両手に抱えながら近寄ってきて、私の横に座りました。話していると、「毎日が奇跡なんだよ。ただそれを見つけなきゃいけない、それだけのことだよ」とその子は言いました。私は彼の言葉にとても驚かされました。「どうしてそのことを知っているの？」と問いかけると、「そんなの明らかだね」という答えが返ってきました。その時私は、これまでの人生だったら、きっと、こんな機会に遭遇することはまずなかっただろうなと思い、声を上げて笑ってしまいました。今日の奇跡を見つけた、というよりも、奇跡が私を見つけてくれたとでも言うのでしょうか。その日、私は幸福感に浸って過ごしました。この出会いをきっかけに、私は日々の奇跡を見つけ始めました。最初は本当にあるのだろうかという疑いもどこかにありました。一日の終わりまでその日に起きた奇跡に気づけずに、最後にふと気づいて笑い出すこともありました。奇跡は、必ずありました。少なくとも毎日一つは奇跡が見つかるのです。奇跡と言っても大小様々です。中には、ほこりに埋もれていたために少し叩いてから見つかる場合もありました。今になって思えば、昔の私は、奇跡とはこんなものであるはずだと勝手に思い込み、奇跡に触れることを本当は自分自身に許していなかったような気がします。奇跡とは実は自ら探して見つけるものだということを本当に知らなかったためでもあります。

英語で奇跡（miracle）という単語を遡ると、ラテン語の〈驚き、素晴らしいもの、驚きと感動を持って見つめる〉という単語に由来しています。日々の奇跡を見つける実践を深めていくと、おのずと、この地球は花々や動物、人などのあらゆる生命の素晴らしさに溢れていると感じるようになってきます。そして、美しい地球とそこに存在するものすべてを敬う気持ちがあると、明日が来るということ自体を奇跡に思うようになります。

毎日の素晴らしさ、日々の奇跡を見つけようとすると、それを皮肉な目で見る自分の一部を感じることもあるかもしれません。それは、もともとは、信頼感と感動に関わる自分の一部ですが、過去に傷つき恥をかいたために、奥深くに埋め込まれたり、どこかに置き去りにされていたものです。私自身も、自分の中の習慣的な、守りの体勢としての懐疑心をどこかに感じていました。でも、感動をもって生活するようになるにつれて、その懐疑の奥深くには、自分を変わり者と見ている家族や友人からまた笑われてしまうのではないかという不安があることに気づきました。そして、無用な疑いの心が私のこれまでの人生においてどれほど多くの場面で素直に感動する機会を奪っていたかにも気づきました。

ですので、懐疑心とは過去に傷ついた自分を守ろうとしている自分の中の大切な部分でもあると覚えておきましょう。大切なことは、愛情に満ちた眼差しと優しさをもって傷ついた自分の部分に接することです。傷ついた部分を癒し労わることで、私たちの感動できる器、喜びを感じることのできる器も広がっていくでしょう。

感動と驚きに満ちて世界を見ると、それは、それまでの習慣的な見方とはまったく違った新しいものです。自分の偏見や思い込みを鵜呑みにしないようになり、人生が驚きと新鮮さに満ち溢れるのです。オアハカの教会前で、七歳の男の子から受け取った叡智に満ちた言葉に、私は心底驚きました。メキシコの片田舎の少年がそんな知恵をもっているはずがないと私は無意識的に思い込んでいたのでしょう。その後、叡智はどこにでもあるものだと認識するようになるにつれて、私の中のそのような偏見は無くなっていきました。

憂鬱に感じていたり、絶望感を味わっていたり、自分の良い面を見つけられないクライアントや生徒には、日常生活に偏在する奇跡を見つける練習に取り組んでもらいます。最初は難しく感じますが、実践を通して次第に外界へと目が向き、視野が広がることで、自分の持つ天性や備わっているリソースに気づくようになります。多くの場合、ずっと自分の求めていたことは実は自分の目の前にあることを知り、驚かされるでしょう。実践の積み重ねを通して、日々の生活の中に満ち溢れているたくさんの様々な奇跡に出会っていくでしょう。

自分の天性を可能にする

ここで私のクラスで行っているエクササイズで、自分に与えられている天賦について知るための練習方法を紹介します。一人ずつ進み出てもらい、グループと少し離れて立ってもらいます。次に、グループの人々に、立っているその方の中に感じる天性を口々に言ってもらいます。その人物についてすでに知っていることや推測したものではなく、今この瞬間に相手の中に見えたり、相手から伝わってくる感じに気づいたりして発言してくださいとお願いします。私たち個人には、例えば、忍耐強さや長所はかくあるべきといった思い込みがあり、その思い込みのせいで自分の中の忍耐強さや長所に気づけないものです。こころのあり方は人によってそれぞれ違うので、異なるそれぞれの思い込みを持つ周囲の人々の方が本人よりも精神性の諸要素にかえって気づきやすいこともあるものです。このエクササイズは、私たちの中の天性を認識されたいという根源的な願いを満たし、刺激してくれるものですので是非行ってみてください。

自分の天性を人に認めてもらった時に、やっと認めてもらったという感謝の気持ちでいっぱいになる場合もありますし、自分を肯定することは自惚れだと教え込まれてきたために、照れ臭く感じたり、自分が何か利己的であるように感じる場合があります。英語の自惚れ（vanity）という単語は、ラテン語の〈空っぽ、価値が無い〉という単語に由来しますが、自分の精神性の良い点を認め、自分の本来の価値を体感することとは違うものだということを覚えておきましょう。

自分の精神性の良い点をきちんと認め、それを伸ばしていくためには練習が必要だと私たちは直感的に気づいています。「忍耐強くなるように努力しています」、「（人や自分を）許せるように努めます」、「感謝できるように努力します」と口で繰り返すばかりではなく、私たちの誰もが持つ自分の長所、美点、天賦の才能、天性に自分が気づき、それらをいかし、育むための練習をも同時に行っていきましょう。

次のリストは長所、美点、天賦、天性の例のほんの一部です。

豊富
労わりのこころ
調和
満足感
希望
つながり
献身
熱意
信念（確信）
集中力
気前の良さ
ユーモア
高潔な人格
軽やかさ
マインドフルネス
平和感

冒険
感謝
誠実さ
繊細さ
誠
勇気
喜ばせる
落ち着き
熾烈さ
容赦〔許す心〕
優しさ
気づき
喜び
愛
こころや身体を満たすような
忍耐

バランス
どっしりとしている
輝き
気取りの無さ
コミュニケーション
創造力
真剣さ
拡大的
しっかりとした態度
自由
美点
インスピレーション
正当
忠実さ
こころを開いている
遊び心

一線を引く
幸福感
責任感
洞察力
思いやり
好奇心
力を与える
公平
柔軟さ
フレンドリー
謙遜
統合
優しさ
光明
忍耐強さ
力

保護的　慎重さ　純粋　目的がある
堅実さ　ゆったりとした空間をもっている　自然な　強さ
粘り強さ　感受性の高さ　寛大さ　トランスフォーメーション
信頼　真実　理解力　善
ホールネス　意欲　叡智

次の空白に、上記にはない、あなたが思う自分の天性を書き出してみましょう。

天性は自分の内面や手の届くところにあるということを忘れずに認識しましょう。精神的な味方を探すやり方と同じ様にして、自分の内面や自分の周囲にある天性は積極的に見つけ、発動させなければなりません。〈悪くないところを見つける〉練習と同じように、天性が伸びていくような、ゆったりとした空間を作り、そこから得られるメッセージや叡智に耳を澄ませるようにし、世界に活かされていくように力を与えましょう。そして、この実践を通して成果が得られたならば、しっかりとそれを認識しましょう。

私は、クライアントや生徒に対してはとても忍耐強いのですが、主人や娘に対してはそうあることが難しい時があります。そんなわけで、しばらく前に私は、家族に対してもクライアントと接する時と同じくらい忍耐強くなろうと固い決心をしました。反射的に反応するのではなく、意識しながら反応していくという忍耐強さを培う練習に努めるようになったのです。具体的には、いつもであれば反射的に反応してしまう瞬間に立ち止まり、意識的に呼吸を数回し、忍耐強さを発動するようにこころがけました。今では、家族に対する忍耐強さの神経システムが徐々に作られていくかのように、ごく自然に忍耐強くいられるようになってきました。この実践の成果は素晴らしいものです。私が実践していることによって、主人も娘もより幸せそうですし、愛情深く、優しく、忍耐強く私に接してくれるようになってきているのを感じるのです。

私の中の忍耐のない、せっかちな部分は、なんでも今すぐに欲しい！という欲求がモットーとなっている現代文化の中で育ったためであり、同時に、自分の育った環境から学んだためでもありました。私は幼い頃、自分の家族から、もっと優しく、忍耐強く接してもらいたかったものです。そのような環境ならば自分は大きく成長できると知っていたからです。また成人して仕事をしていくなかで、自分は忍耐強いと気づき、自分ではその良さを知ってもいました。相手から望んでいることと（忍耐強くある）を自分がまず与えると、まわりも自分にそのように接するようになります。私の場合、忍耐強さという自分の天性に気づき、育むための実践をすることで、家庭でも忍耐強さを育てる土台を作ることができたのです。それは、自分が得たいと願っている美点、天性は、多くの場合、自分の内面にすでにあることを学ぶことでもあります。

私たちの天性は、本来の自己や、自分の精神性や、ホールネスそのものが顕現したものであり、その一部です。過去でいかなる体験をしていたとしても、私たちの天性は決して傷つけられていません。痛みやネグレクト（放置）の下に隠されながら、今この瞬間も私たち自身に見出され、認識され、力づけられ、役に立つ日々を待ち続けています。自分の天性を積極的に使い出すと、私たちのホールネスは漲り、生活の中で行動を起こせるようになります。ですから、ホールネスの道具として天性を使いましょう。きっとパワフルにあなたの人生を変え、痛みを癒し、周囲の人々の苦しみさえも緩和していくでしょう。天性はそれ自体が報酬、あるいは恩恵のようなものです。それを生活の中で積極的に活かしていくことによって、一人ひとりの天性が尊重しあった世界となり、私たちの人生はさらに素晴らしいもので満たされていくことでしょう。

全ては役に立つものです

ホールネスは私たちを万物全てとコネクトさせるものです。自分に必要な精神性の味方や先生はどこにでもいることになります。最も困難な状況下にあっても精神性と繋がっていることができます。ティク・ナット・ハン師はこれを、〈ゴミためから咲く花〉と呼んでいます。

何年も前にさかのぼりますが、私がカリフォルニア州に住んでいたころのことです。ベトナム難民の若い女性たちと働く機会がありましたが、彼女たちの精神性の逞しさには驚かされました。彼女たちはそれぞれに愛しい人や自宅や所有物を戦争で失っていました。なかには、小さなボートに人々が折り重なるようにして命からがら大海を漂って逃げてきた人たちもいました。人間の犯す最低な仕打ちも見てきましたが、彼女たちはそれに打ちのめされていませんでした。希望と新しい生活を始める意欲をもって渡米してきていたのです。どのような困難も乗り越え、手に届くチャンスをしっかり掴もうと決意していました。彼女たちは過去の経験を活かしながら前へ前へと進んでいて、トランスフォーメーションの可能性は人間にそもそも備っているものだと私に教えてくれました。

変容の過程では、今の自分にすでに備わっているものを使えます。野菜の残りかすが堆肥となり、花が美しく咲くように、自分の人生経験の原材料を精神性の変容のために使うことができます。人生には困難はあらかじめつきものなので、困難を避けるために生活をアレンジすることでは限界があります。困難な状況に直面した時にどのように必要なリソースを取り入れていくのかを学ぶことが必要となります。問題を抱えていても、人は経験を積むことができ、それによって人生経験が豊かになり、何かを学び、より賢くなっていきます。辞書を開くと、〈賢い〉という英語の単語（wise）は、〈深い理解力、鋭い識別力、判断力〉と書かれています。

この世界にある全てがホールネスを作り上げている。これが現実です。肯定的な経験も、否定的な経験も含めて、ありとあらゆる全てが私たちをホールネスとコネクトさせ、それぞれの働きを担ってくれているものです。今あるこの瞬間を味わう実践を深めていくにつれて、全てが繋がっているることがはっきりと分かってくるでしょう。そのような視点からまわりを見ると、自分は常に支援されているのだとつくづく思うでしょう。そこでは、自分や他者の苦しみから目を背けなくていいのです。手の届く範囲にリソースはいつも用意されていて、同時に、私たち自身も周囲や世界のためのリソースになりうる存在だということに信頼を寄せ、その顕現を願いながら行動していくと、スピリチュアリティー（精神性）がさらに強くなっていきます。そして自由を感じるようになり、堅実さとゆとりのある空間を同時に自分の内側に感じるようになります。

トランスフォーメーションの旅

ひとたび壁を乗り越え、この地点まできた方の多くは、どうして今まではこんな風に生きてくることができなかったんだろうと過去を振り返って愕然とするかもしれません。肩の荷が下りたような、これまでの人生は幻想や悪い夢だったような感覚があるかもしれません。

最初は、この新しい感覚を信頼することがとても難しく感じられ、自分が脆いように思えたり、あるいは、開け放たれたような新しさを感じたりします。どうして周囲の人は自分と同じように感じないのだろうかと疑問に思ったりします。最初は、自分の新しい感情を守ろうと頑張りすぎて、周囲の人を批判的に見たり、自分を正当化してしまうこともあります。腹を立てたり、せっかちになったり、昔の癖に戻ることもあるでしょう。時には、新しい境地をすっかり忘れてしまう時もあります。でも、安心してください。これらは、ホールネスになるための道のりにはつきものの道しるべのようなものだからです。大切なことは、その時点で旅を中断するのではなく、前へ前へと進んでいくこと。つまり、実践の継続が鍵となります。そうすることで、私たちは確実に成長していきます。真実をより深く把握するために自分自身や世界を深く見つめるようになり、自分や周囲に対してより一層深い思いやりをもつようになるでしょう。最終的には、ホールネスの存在になろうとすることは、完璧を求めることではないと分かり、美しいことも恐ろしいことも含めて、世界をありのままに見つめるようになります。苦しみからさえも、驚きや感動からも目を背けなくなり、自分の天性を素直に認識し、それを高めていくことに努めます。世界の苦しみを無くしていきたいと切実に願いつつ、自分に与えられている天性をより一層平和のために使ってもらいたいという心の状態になっていくのです。

壁の向こうにある生活においての練習

日々の奇跡を見つける

毎日、〈その日の奇跡〉を見つけながら一週間過ごしてみましょう。それは大きなものかもしれませんし、ささやかな時もあるでしょう。自分のこころを開きましょう。一日の終わりに、見つけた奇跡について書き出しましょう。

あなたの天性を見つけ力をあたえる

あなたの精神性の良い面について書き出しリストを作りましょう。

あなたの友人にあなたについて同様にリストを作ってもらいます。可能な場合は、友人と向かい合わせに立って、友人が気づいているあなたの天性について声に出して言ってもらいます。友人が言ったことを謙遜せずに受け取りましょう。または、どのようにあなたは謙遜するのかを見つめることもできます。友人が気づいているあなたの天性について言い終わった後は、ただ「ありがとう」と言うだけでいいのです。友人も興味があれば、役割を交代して続けましょう。

あなたのリスト（あるいは友人のもの）からあなたの天性を一つ選びましょう。その天性とあなたの関係を絵に描いてみましょう。

あなたのリスト（あるいは友人のもの）からあなたの天性を一つ選びましょう。その天性が話せるとします。あなたの人生においてのその天性の役割やあなたとの関係についてどのようなことをあなたに伝えているでしょうか？（それはどのような内容の手紙をあなたに宛てて書くでしょうか？）また、あなたから何を欲しているかをも伝えてもらいましょう。それがどのようなものであってもかまいません。

天性に寄り添いながら行動した場合、次の要素では何が起こっているのでしょうか？

身体上
感情面
こころの側面
精神面

天性に沿ってあなたが生きることを何が邪魔しているのでしょうか？

全ては役にたっている

〈全ては役にたつ〉という姿勢で一日を過ごしてみましょう。何が起こるのかに気づいてみましょう。

トランスフォーメーションの道のり

まとまった時間を取り、精神性の高まるプロセスについて考えてみましょう。あなたにとって、精神性の高まるプロセスとは一体どういうものでしょう？　今より若かった頃と比べ、何か変わった点はありますか？　どのように変化していますか？　昨年の自分と比べてみてどうでしょう？　先月とはどうでしょう？　本書を読み始める前とはどうでしょう？

あなたの精神性の過程を絵に描いて表現してみましょう。

精神の旅で何があなたのやる気を減退させますか？　やる気がなくなった時、あなたはどう対処しますか？　落ち込んでいる時に、味方やリソースを呼び出す練習をしてみましょう。

完璧を求めてしまう時にあなたのすることを少なくとも十項目挙げてみましょう。

あなたが他者に対して批判的になったり、自分の方が優れていると感じているありようを書き出してみましょう。

自分の天性をどのように世界に提供しているのかを書き出してみましょう。

この世界があなたに与えているギフトをあなたはどのように受け取っていますか?

あなたがどのように精神的に成長してきたかを書き出してみましょう。

アルター（聖なるスピリットに捧げる空間）

あなたが育もうとしている天性の中から一つを選び、専用の場を創ってみましょう。

クリエイティビティー

あなたの天性を伸ばすため、また、壁を乗り越えた後の人生を継続して支えていくための、自分だけのオリジナルエクササイズを設けてみましょう。

第11章◉つながり

本書の大半は、本来の自己とのつながりを深めてもらうためのものです。これまでに自分の諸要素を認識し、それらを包含できる在り方について学んできました。同時に、確固たるホールネスの一部である本来の自分になっていくための変容についてもみてきました。次に課題となることは、周囲、コミュニティー、世界などの外界とのつながりを意識することです。この章では、このつながりをしっかりと理解し実践していきます。

私たちと外界とのつながり（人間関係における態度や思い込み、感情）のほとんどが、個人的な体験を通して学んできたもの、子ども時代に家族や生まれ育った文化から学習したものです。生後数ヶ月間、乳児は全てとつながっていて、区別のない存在です。やがて幼少期に入ると、自分が個として存在していることや、個別の存在として人とつながる在り方を学んでいきます。

ホールネスの中では全てがつながっている。これが全ての基盤となる真実です。その連帯感について認識し実践を積んでいくことが大切です。外界とのつながりは、過去の経験から学ばれたものです。誤った考え方やこころの傷を基に制約してしまっていることが多いものです。事実、私のクライアントや生徒の精神的心理的な痛みの大半は、人間関係において過去に何かしらの虐待や放置のあったことが原因となっています。虐待や放置の原因は、本来の自己や自分のホールネス、周囲や全てのものとのつながりから断絶されているために起こります。自分のホールネスや天性と分離していると、無知な振る舞いをしてしまい、結果として周囲や自分自身を苦しめることになります。〈警告ゾーン〉をつくり、本当の幸せを得るためにそれを乗り越えようとしないまま凍りついた状態に陥ることもあります。つまり、まだ自分が体験していないことや分からないことを恐れるあまりに、馴染みのある小さな世界に住み続けて、感動や驚きをもたらしてくれる、人とのつながりを見逃してしまうのです。その結果、虐待や放置のパターンが次の世代に受け継がれ、新たな人間関係にもそのパターンが持ち込まれる悪循環が起こります。過去の傷を癒し、異なる種類のつながりを意識的に持てるように取り組まないかぎり、このパターンは続いていくでしょう。ですから、このような傷を癒すために、つながりを高める練習を意識的にしていきましょう。自分がどのように周囲から傷つけられたか、また、周囲をどのように傷つけてきたかは、巧みに奥深く隠されていることが多く、誰かと実際に関係をもって初めて表面化してくるものです。

人とのつながりの実践は奥深いものです。人とのつながりを強め、深く理解できるようになるために、同時に、ホールネスが本来の性質を発揮できるために、意識的に実践を行っていきましょう。ホールネスの性質自体が〈つながり〉ですので、つながることによって傷つけられた私たちは癒されていきます。そして、自分自身や他人の諸要素をありのままに受け止める自分へと成長させ、思いやりをもって接することができるようになります。また、自分の天性を人間関係に活かすことができるようになるので、相手もまた、その人本来の天性を出しやすくなっていきます。

つながりの種類

様々な種類のつながりがありますが、ここでは四種類（自分自身とのつながり、周囲とのつながり、コミュニティーとのつながり、大宇宙とのつながり）について順次説明します。それぞれのつながりのタイプはお互いの基礎となっていることを覚えておきましょう。

自分自身とのつながり

本書の大半は、自分とのつながりについて書かれていますので、ここでは数点だけ付け加えたいと思います。自分自身との関係のあり方は、とても重要だということをしっかりと胸に留めておきましょう。自分の外界との関係を含む人生全般に影響するからです。そして、自分を深く知り、思いやりをもって自分に接し、本来の自分で在ることができるようになるにつれ、他の関係においても同じように接することができるでしょう。つまり、自分と深くつながることで、周囲とも深くつながるようになるのです。

一方で、自分自身との関係がどんなに良好でも、それだけでは十分ではないことも覚えておきましょう。私の場合、生後間もない娘と二人だけで暮らしながら、精神性の学びと実践に没頭した時期がありました。その結果、自分を深く知るようになり、自分との平和な関係をしっかりと築きました。心の底から自分で在ることが幸せでしたが、一緒に日々を過ごせる大人のパートナーとも出会いたいと願うようになりました。自分と向き合う時間をもつことで、自分が一体どのような恋愛関係を望んでいるのかや、誠実さ、責任、ユーモア、喜び、愛、優しさ、強さと意欲に溢れた関係を持ちたいということが明確になりました。寂しいという理由だけで、これらの要素のない恋愛関係はしたくないと思いました。

相手と交際中には、自分の中の平静さや落ち着きが試される機会があまりに多いので驚かされました。そんな時も、自分とつながる実践を長らく続けていたので、それがとても役立ちました。最悪のシナリオでも、私はシングルに戻るだけで、また一人でいる時間が楽しめると知っていたからです。それでも、自分一人でいるだけではどうしても学べないことや、周囲とのつながりからしか学べないことがあることを留めながら、交際中にはつきものの荒波の時期も耐えることができました。

自分自身としっかりとした関係をもつ実践の一部は、〈関係〉について自分はどのような感情やこころのあり方（思い込み、態度、姿勢）を持っているのだろうと意識することです。感情やこころのあり方は育った環境にあった周囲のお手本を基にしているからです。例えば、誰も私を決して愛してくれないだろう、良い男性（あるいは女性）はいない、誰かと真剣な交際をすると息が詰まってしまう、誰も信じることはできないなどです。もしこのように信じながら行動をすると、私たちの外界との関係はどのようなものになるでしょうか？　きっと思い込みのために、目の前の現実やその人のありのままの姿を見ることができないのではないでしょうか。

まず、ありのままの自分自身と向き合いましょう。そして自分は対人関係において何を望んでいるのかをハッキリとさせます。また、人との関係に役に立つ自分の天性とつながり、それに力を与えるように心がけましょう。そうすることで、人と接している時に、自分の天性を容易に活かせるようになっていくからです。

もし、周囲と誠実な（committed）関係を築きたいと願っているなら、まずは、自分自身に対して誠実になりましょう。それは、困惑した時や傷ついた時に、自分を見捨てるのではなく常に自分であり続けるということです。自分が望む対人関係をしっかりと心に描くこと。そのような想いがすべて実現可能だと今はまだ信じることのできない自分、傷ついた自分の部分を労わるようにしましょう。自分自身に誠実である練習を続けることで、誠実な関係とは一体どのようなものか、そのような関係の中では自分はどのように感じるのかが分かるようになります。そして、周囲からそのような関係を提供された時に、そのことに気づくことができるようになります。また、本来の自分の在り方で人と接するようになるでしょう。

周囲とのつながり

次に、周囲とのつながりについて学びを深めていきましょう。これはより複雑なものです。自分と自分の脇に立っている木に住むフクロウなど、あらゆる存在とのつながりを含めるものですが、ここでは最も葛藤の多くなりがちな対人関係に焦点を当てます。

私たちの原初の人とのつながりは、母親の子宮の中にはじまります。文字通り、へその緒でつながっています。母親と血液を共有していて、母親の栄養素が私たちの栄養となります。母親という〈海〉――彼女の身体、感情、エネルギー（気）――の中をたゆたっています。この時点では、まだ自己という感覚はなく、ただあるがままに全てを体感します。

次に、生まれると、家族やベビーシッターなど、自分を世話してくれる人へとつながりの輪は広がっていきます。遊び相手や友達として兄弟がいる人もいるでしょう。また、ごく幼い時期から、精神的な味方（人、動植物、鉱石など）とつながり、こころが満たされ、それが精神的な成長を応援している場合もあります。成長するにつれて人との関係の輪はますます広がり、恋愛関係など様々な対人関係について学び始めます。どのような場合でも、私たちはほとんどの場合、無意識レベルで対人関係について学ぶものですが、その影響は大きいです。

誰もが何かしらのかたちで人とつながっています。例えば、出先でのちょっとした出会い、知人、友人、パートナーとの親密な関係、自分のこころの中だけで起こる関係などがあるでしょう。いずれにせよ、人との関係のあり方は、私たちの生活の質だけでなく周囲に影響しています。例えば、デパートでのお客様コーナーでの対応が、ボーイフレンドとの夕食のデートに影を落としたり、仕事での人間関係が家族との時間に影響したような経験は誰にでもあるのではないでしょうか。人間関係に悩みセラピーを受けに来る人も少なくありません。例えば、自分の望むことが得られない、ちゃんとコミュニケーションができない、相手に自分が必要としていることを邪魔されているように感じるなどといった気持ちを抱えて来るです。

次に、人と良い関係を培うための四つの秘訣（自分のありのままで在る能力、ありのままの相手を尊重する能力、相手のために自分を変えようとする意欲、相手が変わることへの容認）の学びを深めていきましょう。対人関係にまつわる問題はだいたいその四点のどこかができてないために起こりがちだからです。

ありのままの自分で在るための実践

ありのままの自分で在るための実践は、本書ですでに勉強してきたことですが、ここで私が強調したいことは、本来の自分で在ることが良好な関係の秘訣だということです。過去の苦い体験やあなたの思い込みとは違っても、人とつながる時に、本来の自分で在ることを諦める必要はないのです。

人間関係で悩んでいる私のクライアントは、人との関係のためにと、自分の中の大切な要素を否定したり、押さえつけていることが多いです。どんなに深いレベルで人とつながることを切望していても、孤独を恐れるあまり表面的な付き合いだけに留めておいて「これで満足」と自分に言い聞かせていることがあります。誠実な関係を軽視したような自論を持っていたりしますが、何かこころが満たされていないように感じるために、次から次へと問題が生じてしまいます。

一方で、親子、結婚生活、親友などの長期的な関係において、自分に大切なことを育む余地のない人もいます。そういう人は、自分の大切なことを相手に与えて貰いたいと切望していたり、どのように自分が望むことを相手にお願いすればいいのかが分からずに、自分のニーズを人任せにしている状態です。そのような状態のままでは、相手は自分が必要なことを与えてくれない、自分を満たしてくれない、自分のありのままでいさせてくれないと相手を責めては恨みつらみを募らせることになるでしょう。

自分や、自分の必要としていることを意識し、尊重すればするほど、さらに本来の自分に忠実になることができ、自分らしく生きることができるにつれて、人との関係はずっと良好なものになっていきます。なぜなら、自分らしくいることを自分に許して、自分の力を感じ、自分を信頼できるようになるにつれて、自分の望むことを相手にお願いすることが自然とできるようになるからです。また、自分自身で在るための空間を人との関係の中にしっかりと保てるようにもなるでしょう。自分の限界を分かっているので、相手のせいにしなくなり、どの関係が自分にとって良いものかを識別できるようになっていきます。

本来の自分と深くつながり、自分の力を感じるようになるほど、人との関係でリソースが豊富になっていきます。苦々しく感じることなく、自分の天性を存分に人間関係に活かしていくようになります。そして、相手を傷つけてしまった時には素直に謝れる自分へと成長していきます。また、ありのままの相手を尊重することがより自然になっていくでしょう。

相手のありのままの存在を尊重する実践

相手のありのままの存在を尊重することの大切さを教えてくれた一番の先生は、私の娘リサです。彼女が彼女らしく成長していく過程を見ていくことは本当に楽しいものでした。たとえ大変な時期でさえも、好奇心をもって彼女の発育段階を見守るようにこころがけました。そんな私がそれを怠った時には、リサからすぐにそのことについて何かしらのかたちで知らされました。何か問題が生じた時でさえも、彼女の行動に不純な動機があると捉えることはほとんどありませんでした。娘を深く愛していたので、ありのままの彼女を認めることが他の誰に対してよりも容易にできたのだと思います。

一方で、私の夫への期待は違ったものでした。ジョンと付き合い始めたころ、ありのままの彼を尊重するための練習が必要でした。長い間、自分らしくいる実践は培ってきていたので、彼との関係でも容易に自分らしくあることはできたし、生徒やクライアントにありのままの自分でいてもらうやり方も心得ていたにもかかわらず、私には、ありのままの彼を尊重することが難しく感じられました。自分にはそれができる可能性があると知っていましたが、この実践には当初苦労しました。ジョンが彼の感情を把握していなくて、私が重要だと思っていることから目を背けているように感じたためにひどい喧嘩になったこともありました。私は自分にとって必要なことを彼に伝えるかわりに、彼が自分と違ったことをするたびに腹を立てていたのです。

時間をかけながら、夫は私たちの関係に対して誠実であるということ。そして、彼の対応の方法や仕方、タイミングが自分とは異なるのだということを私は学んでいきました。例えば、二人の間に何か問題が生じて私がくよくよ考えていると、ジョンはちょっと散歩してきたらとよく言いました。あなたは問題解決から逃げているのよと彼を責めたい衝動を抑えて散歩してみると、実際気分が良くなり、一体何が私を悩ませているのかがより明確になるではありませんか！　時間をかけながら、ジョンの価値観を信頼し、彼が良い人だと認識できるようになり、私が人生で大切だと思っていることの多くが彼にとっても大切であり、人生の良きパートナーだと心から信じるようになりました。

人とつながりながら、ありのままの自分でいて、同時に人とも違った存在で在る能力はある意味、パラドックス（逆説）のようですが、それは素晴らしく自由な空間です。対人関係で相手と同じでいなければならないと思い込んでいる人は多いものですが、そのような思い込みは人間関係に制約をかけてしまいます。人はそれぞれユニークな存在で、同じ人など一人もいないからです。

恋愛関係の喧嘩の多くは、それぞれが自分自身でいるための葛藤に原因があり、喧嘩の最中にまるで相手を敵のように感じることがあります。お互いに同じ事を切望していながら、それを実現するための方法が違うために大きく衝突してしまうことが多いのです。私の場合には、ジョンが彼自身の感情に気づく空間を尊重することが私の課題でした。私の感情はさっと湧き上がるものですが、彼の感情は時間をかけてしんみりと意識されるものだったからです。私が、彼の優しさと、そのどっしりとした安定感を学ぶにつれ、彼も私の過敏な反応に圧倒されにくくなっていきました。そのような彼の変化は私を落ち着かせ、お互いのリソースがより取り入れやすくなりました。ジョンは私の情熱に感謝し、私は彼の忍耐強さに感謝するようになっていきました。

出会ったばかりの時や恋に落ちたばかりの頃は、相手がありのままでいることを尊重しやすいです。相手のことに興味があり、もっと知りたいと思っているからです。惹かれるところばかりなので、仮に相手の中の制限に気づいたとしても気にならないのです。

しかし、関係が深まるにつれ、相手の欠点が自分を傷つけるものであるように感じとり、批判的になりがちです。実際に、相手の欠点が自分の害になる場合もあります。しかし、ここで私が注意したいのは、私たちが相手の欠点に降伏し、自分のみじめさを相手の原因にしてしまうケースです。自分が幸せになるために相手が変わることを期待していては喧嘩の原因となります。そして、相手が変わることができなかったり、変わろうとしない場合には、相手を敵対視してしまうのです。思いやりのこころで接しない限り、人が変わるように促すことはなかなか難しいものです。

では、私たちには何ができるのでしょうか？　相手の制約が気になった時には、まず最初に、怒りではなく、思いやりのこころを持って接しましょう。相手を明確に見ることができれば、その方と自分はどのような人間関係をもちたいのかといったことまで見通せ、賢く選べるようになっていきます。もし過去の私が、自分の人生に関わってきた周囲の人々に対して、彼等が彼等らしくあることを常に尊重するやり方を知っていたなら、恐らく、胸が張り裂けるような辛い経験を防ぐことができたかもしれません。きっと、過去のパートナーたちの振る舞いは「ぼくには君が望んでいることを与えられないんだ」と訴えていたのでしょう。自分の恋愛の理想ばかりに目がいき、目の前の現実を見過ごしていたのです。もし私が、パートナーをありのままに見つめることができたなら、その人ができない事を求める気には決してならなかったと思います。

対人関係で問題が生じた時、習慣的に相手を敵対視してしまうと、実際に起こっている事や、お互いの違いからくる利点を見逃します。相手をありのままに尊重することができると、相手の長所も欠点も見えてくることでしょう。本来の自分でいながら、相手がありのままでいることを尊重することで、思いやりのこころと誠の愛が溢れた自分へと成長していきます。

相手のために意欲的に自分を変える練習

私がクラスや講義でこのことを伝えると「それは共依存症のように感じますが」、「相手の言いなりになれということですか?」と必ず一人は疑問に思うようです。まるで他人のために自分を諦めてはいけないという考え方に洗脳されているかのように、この実践に対して不安に感じるようです。

ここで大切なことは、まずは、ありのままの自分でいる練習をしていくことです。これができてから、次に、誰かのために自分を変えていくということです。

この練習とは、相手が必要としていることを意欲的に提供するということです。それが自分にとって自然にできる行為でなくても、相手が大切であり、相手にとって必要なことが分かっているからです。相手の必要に応じて、普段はあまり使わない自分の部分を開いていくのだと思ってみてもいいでしょう。私とジョンの場合、私が過敏に反応しがちな時に、あえてジョンのために忍耐強く接しようと意欲的になることです。ジョンにはそれが必要であり、彼のサポートになると私が知っているからです。

この点についても、私の一番の先生は娘でした。何度も何度も、娘のために、自分の信念、感情、行動を変えてきました。例えば、妊娠中に、お酒やカフェインをきっぱりとやめ、平和な気持ちに満ちた母親であるために、刺激が強い映画など、私を動揺させることを避けました。出産後も、仕事のスケジュールを調整したり、忍耐強く、また寛容になれるように練習をしたり、好奇心をもって彼女に接するようにこころがけましたが、これも全て彼女のためになると思ってしてきたことです。

主人のためよりも、娘のために自分を変えることの方がずっと簡単でしたが、お互いのために自分を変えていこうという意欲と実践が私たちの結婚生活の重要な鍵だったと感じます。そして、主人のために私が変わろうとする姿勢が自分自身の成長にもつながり、本来の自分を育む助けにもなってきたように感じます。

誰かのために自分を変えようとする実践は、自分の制限と向き合うことになります。この点の学びを深めるために私のクライアント、ティムさんのケースを見ていきましょう。もしティムさんに奥さんのために変わろうとする意欲さえあれば、彼の結婚生活は今もまだ続いていたでしょう。飲酒が諸悪の根源となっていることに気づいた奥さんは、禁酒を彼に勧めました。ところがティムさんは奥さんによって自分の自由を束縛されているように感じました。最終的に、結婚生活かお酒を選ばなくてはならなくなり、彼はお酒を選びました。飲酒のための破壊的な行動がエスカレートし、彼自身や、奥さん、子どもたちへの被害が悪化し、彼自身しか彼を変えることができないと分かっていた奥さんは、彼と別れる決心をしました。

離婚当初は、奥さんとの別離を言い訳にして、家族や友人からも見捨てられるまでお酒を飲み続けました。今、彼は飲酒を止め、自分の行動のために奥さんが出ていったことに気づき後悔しています。奥さんを深く愛していたのに、奥さんのために変わる気にならなかったのです。ティムさんは現在、ありのままの自分でいる練習をし、彼の天性や制限（長所や欠点）を理解できるようになっています。そして、彼の選んだ道の結果と現状をしっかりと見つめています。彼は自分は変わることができると思っています。そして、いつか誰かのために自分を変えることができるようになりたいと強く願い、私もそうなって欲しいとこころから願っています。

誰かのために自分が変わることとは、自分が強く、自分をしっかりと保てているからこそできる行いです。相手が愛しくて大切だからこそ、その人のために自分の行動や見方などを変え、また、相手が幸せで健康な状態にあれるように自分にできることをやりたいという姿勢です。自分の中のパワーとつながるからこそできるものであり、決して簡単な実践ではありません。相手に好かれるために、自分の一部を諦めてしまうこととは全く違う次元の行いだということを覚えておきましょう。

相手が変わることを容認する

この点の学びを深めていくために、私の友人のケースを見ていきましょう。彼女はずいぶん長い間、「主人は鈍感で、彼自身のことさえ分かっていない。コミュニケーションをとってくれない。仕事中毒だ」と愚痴をこぼしていました。私も彼女の旦那さんを知っていたので、彼女の言い分は確かに一理あると思ってはいましたが、一方、彼はとても素敵な人で、良い父親であり、経済的な支援など彼なりに家族のために貢献していたのも事実でした。しかしそのうちに、彼の欠点を我慢しつづけた友人は、ストレスが度重なり離婚を真剣に考え始めました。カップルセラピーを通して彼女の夫は、自分の非に気づき自分を変える決心をしました。ところが彼女はそれを喜ぶどころか、結婚生活を守るためにとずっと溜め込んでいた怒りを爆発させました。こみ上げてくる怒りを一気に放出させたのです。憤怒を思いっきり感じることを自分に許したことで、彼女の気持ちは和らぎ、次に、怒りの下に隠されていた不安に気づきました。彼女の夫は彼女が願っていたように変化し始めていました。つまり、妻の感情にもっと気づき、彼女に愛情を意識的に注ぐようになり、彼は自分自身の感情も意識することができるようになっていったのです。今度は、二人の幸せのために何かをするのは彼女の番でした。健全な夫婦関係になるためにちゃんと努力できるのか、彼女には不安があったようです。

相手が変わることを許せないことはよくあることです。それは、相手がそのままでいることが都合のいい場合があるからです。例えば、相手よりも優越に感じたり、自分のほうが正当であると感じたりすることがあります。また、あまり良くない行動を自分も取ってもよく、自分が不幸であればそれを相手のせいにすることができるといったことがその一例です。

相手が変わることを許すということは、自分も変わらなくてはいけないということです。つまり、相手に対する私たちのこころの在り様（思い込み、態度、感情など）を現実に沿うよう更新していくということです。長期的な人間関係では特にこの点が重要になります。時間とともに、人は変わるものです。年齢を重ねるにつれて柔和になったり、過去のやり方を後悔したり、自分の天性とつながったりすることはよくあります。相手の変化をしっかりと認識することで、希望に満ちていくことができ、そこでは絶望感すらも癒されてしまいます。ですから、相手が変わり始めた時には、まず、そのことをしっかりと認識しましょう。相手のちょっとした変化に気づき、その現状に沿った新しい見方を自分の内側へ取り入れていきましょう。そうすることで、ますます相手が活き活きと成長していくのが分かるはずです。

さあ復習です。良好な人間関係の秘訣とは、ありのままの自分で在る能力、相手のあるがままを受けとめる能力、相手のために自分を変えようとする意欲、相手が変わることへの容認の四つです。練習を重ねるにつれて、もっと深くより親密に相手とつながることのできる自分へと成長していきます。頭で考えるだけでなく、実際に周囲の人々と関わりながら実践していくことが鍵ですので、その意味ではハードルが高いと感じるかもしれません。つながるためには、相手に向けてこころを開きましょう。そして、いつ人とのつながり感を深めればよいのか、また、どのような時にちょっとした距離をおけばよいのかといった人間関係でのバランス取りを学びましょう。また、問題が生じた場合、どのように対応すればよいのか、いかに問題解決をしてお互いを許しあえばよいのかについて実践を通して学習していきましょう。

相手の天性に力を与える

つながり感を高める練習をしていくうえで大切なことは、相手の天性に力を与えることです。相手とのつながりの中でどこか上手くいっていないところはないだろうか。相手の欠点ばかりに気をとられてしまうと、相手も本来ホールネスな存在なのだということを忘れてしまい、相手の天性や相手に備わるリソースを見落としてしまいます。私の夫婦関係の場合には、欠けている部分にお互いの目を向けるのではなく、夫の寛大さ、深い知恵、忍耐強さ、軽やかさ、ユーモア、愛情など、彼ならではの長所に注意を向ける実践を続けてみました。それによって、夫婦関係にはつきものの嵐の時期を乗り越えていくためのリソースを得られたと思っています。お互いが激しくぶつかった時も、彼が良い人で、モンスターではなく、限界も天賦の才能も両方持ち合わせていることを思い出せれば、問題は楽に解決していきます。さらに、彼が彼自身のよい精神面を見出していけるようになるでしょう。そこに力を与えるように私が支援することで、状況はますます良くなり、私もその成果の恩恵を楽しめるようになるということです。

親密さ

私にとっての親密さとは、自分のハートの真髄、本来の自分へと内側の広がりが増し、同時にそこから外界へも広がっていく波紋のようなイメージです。波紋が広がるにつれて、人間関係においても親密さが深まっていきます。また、一つ一つの波紋には門があると思ってください。葛藤、乱れ、ストレス、困難、疎遠など、対人関係の障害物を象徴する門です。長期的かつ親密な人間関係において、これらのチャレンジは避けがたいものです。自分にとって大事な人と一緒に、門のひとつの前に立てるのも、自分がその門が存在する、と認識しているからこそです。そして、門と向き合った時に、お互いの人間関係への誓いをもう一度見直しましょう。大切な人に「より親密になるためのゲートだから一緒に通り抜けられるよね?」と聞くようなものです。相手が先に門に着いていてあなたを待っている場合もあるでしょう。またある時は、あなたが先に門に着いているかもしれません。あなたが一足早く門にいるなら、大切な人や二人にとって役立つリソースをたっぷりと用意しておけるように、あなたの中の精神性を発動しながら相手を待つのもいいかもしれません。

コミュニティーとのつながり

私たちは多種多様なコミュニティーに属しています。近所、市町村、都道府県、国といった住まう場所に関するものから、仕事、学校、宗教団体、友人関係、何か共通の目的のために集まったグループなどがあります。最近では、メディアの発展につれて、グローバルコミュニティーとしての感覚も育ちやすくなっています。一方で、それとは裏腹に、孤独を感じている人々が増加しているのも事実です。近所でもお互いに面識がないことも多いです。様々なコミュニティーに属していながら、実際にはどのようにその中で人とつながればいいのかが分からず、世界中の人々とコミュニケーションができる時代でありながら、孤独に生きているのです。

社会福祉団体から頼まれて、職場環境改善のためのコンサルタントとして働くことがあります。課題として挙がるのは、大抵の場合、職員のバーンアウトをどうやって防ぐか、職場内のもめ事解決、チームビルディング、内部コミュニケーションの向上、リーダーシップの育成などです。これまで経験してきて感じることは、職場を一つのコミュニティーとして捉え、働いてきた経験を持つ人は実にわずかだということです。ほとんどの人は、自分の家族（両親や兄弟）をモデルとして学んだ基本ルールを用いて働いているのです。これではトラブルは避けられないでしょう。グローバルな気づきがますます重要になっている今、私たちが必要としているのは、それぞれの違いが認められ、お互いが自分らしくあることのできる、幅の広い大きな器（家族、仕事場、近所、町、国、世界）づくりです。

グループダイナミクス（集団力学）、チームビルディング、コミュニティーの立ち上げなどについて様々な実践方法がありますが、それらのアイデアは、グループ全体を想う気持ち、意識レベル、実践行動が、正しい方向を向いていると効果的に働きます。つまり、グループ全体の中核となっている人々の自分自身との関係のあり方が、グループ全体に大きく影響します。自分自身と深くつながり、個人レベルで人と親密につながることができるほど、グループ全体の連帯感が向上していくことになります。

一方、コミュニティーにはそれぞれ独自のエネルギーがあります。自分自身との関係や対人関係を個人レベルで培うよりも、一層複雑で時間を要するものがコミュニティーです。個人レベルとは異なるものの考え方、見方や接し方が必要となってきます。同時に、メンバー間の動きのなかでも、特に、力（power）と協力（corporation）が課題となります。つまり、私たち個人が、自分自身のなかで、パワーとどのような関係を築いているかが大切になってくるのです。

グループに加わると、私たちはたちまちお互いの違いに気づきます。例えば、「あの人は右翼だけど、私は左翼だ」とか、「彼は私たちより年上だ」と意識したり、「あの人たちは××を持っているけど、私たちにはない」とか、「彼女たちはゲイで、私たちはストレートだ」などといったことが絶えず湧き上がってくるでしょう。でも、お互いの違いを相反するものとして捉えた時、共通点や目標は見失われやすく、問題も生じがちです。私たちは〈コミュニティーマインド〉という概念にまだあまり馴染みがありませんが、お互いの違いを〈悪いもの〉と見てしまうと、コミュニティーの中にある大切なリソースは見えなくなってしまいます。夫婦関係の場合、二人の違いは、同じ目標への道順の違いにもかかわらず、価値観が根本的に違うのではないかと疑ってしまうことです。グループ内で起こる事象は、個人に向けて起きているのではなく、グループの全体的な視点からの学びとして、大乗的に物事を受け止めるように心がけましょう。そのようにして得られる〈コミュニティーマインド〉について、セラピスト仲間の友人が体験した例をみてみましょう。彼女がセラピストとして働いているカウンセリングセンターで、最近、組織内の立て直しがありました。それによって、それぞれの役割がハッキリしない状態では、権力争いが起きているのを感じたそうです。仕事場で自分がどのような役割を担いたいのか、彼女にはしっかりとした自覚がありました。でも、転換期だったために、組織自体が混乱の渦中にあったのです。彼女は、どうして上司に自分の能力を証明しなければならないのかと悔しく感じることがありました。しかし実際には、彼女が経験していたことは、グループ全体の現象として起きていたものでした。転換期のグループでは、混乱する不安定な状態が一時的に起こりがちで、メンバーにとってこれはとてもストレスの大きなものです。そのために、個々のメンバーがストレスを自分へのあてつけと解釈し、習慣的な守りの体制に入ってしまうことがあります。これではますます組織が混乱するという悪循環に陥ってしまいます。

彼女の場合、コミュニティーレベルの大きな視点を持ったことで、組織を安定させるためのいい案が浮かんできました。そして、彼女の鋭い洞察力をグループのための長所として活かせるようになりました。組織レベルで起こることを個人に対して起きていると見なさなくなるだけで、悔しさが消え、一人ひとりが自分の長所をグループのために活かしていきたいと願うようになっていきます。

内側にコミュニティーマインドが培われていないと、私たちは自分たちの違いがすんなりと尊重されない時、実はそれがグループ全体の課題として起きているにもかかわらず、自分個人への当てつけだと誤解しがちなものです。そして、感謝されていないように感じ、悔しくなって、自分の才能や能力をグループ全体へ貢献しなくなってしまうことがよくあります。例えば、各メンバーがお互いに疑い合うということは、グループが発展していくうえでの避けられない一過程です。コミュニティーとは、ホールネスの縮図なのだと思いましょう。グループのメンバー一人ひとりが、ホールネスの大切な一部であり、それぞれに重要な役割があります。リーダー、仲裁人、権威、調停者、目撃者、世話人、反抗者、民衆扇動家、ヴィジョンを描く人、行動を起こす人、スピーカー、年配の人など様々な役割があります。

あなた自身はどのような役割をグループ内で担っていますか？　自分の役割を理解しましょう。そして、その役割は自分がこころから望んでいるものかを見極めてみましょう。もしあなたが望んでいるものだとしたら、周囲からその役割を認識され、感謝されるのを待って、自分の才能でグループ全体に貢献しはじめるのではなく、積極的に自分の役割に力を与え、活かしていくように努めていきましょう。私がコンサルタントをしたある団体でのことです。いつもグループの世話役をさせられている自分に嫌気がさしていると愚痴をこぼす方がいました。その人は、スタッフ全員の誕生日を記憶しておいたり、誰かが病気をした後にその人の予後を気遣ったり、スタッフの勤労意欲をチェックしたりといつも忙しくしていました。また、同僚のためにおやつを用意したり、仕事場が心地よいように常にこころがけていました。これは要求されている業務外のもので、人を大切に思う彼女自身が自発的に行っているものでした。ですが、彼女は自分だけが他人を気遣っているようで、腹立たしく感じていました。「人を気遣うことは、あなたのパワーですね。労わりに満ちた職場環境を築くことは、あなたの大切な仕事なのですね」と私が伝えると、自分の行動をそのように受け止めたことは今までになかったと彼女は驚き、しばらくの間黙りこんでしまいました。

そして、「その通りだと思います。人を労わることは、自分の大切な才能であり、こころから楽しいからこそしているものです」と言いました。ただ、仕事場をより心地よいものにして、人と人とがつながっている環境を築こうとしている自分の努力を少しでも周囲に気づいてもらいたい、そして、多少は感謝してもらいたいと言いました。この時点で、他のメンバーたちの多くが声をあげ始め、彼女の才能をしっかりと認識し、感謝していることを彼女に伝え始めました。

コミュニティーでは、人と人とのつながりが重要です。人生、すべてはつながりというネットワークの中に存在しているものなのです。

コミュニティーとはホールネスです。コミュニティーの中での自分の在り方を学んでいくことで、より深くホールネスになっていくのです。コミュニティーの中であなたはどのように存在していますか？　どのように他者との相違といったチャレンジの数々に耐えていますか？　自分が成長するために、あなたの所属するコミュニティーはどのような支援をあなたに与えてくれているのでしょうか？　また、あなたはどのようにコミュニティーに貢献できているのでしょうか？　私たちの誰しもが、何かしらの形でコミュニティーとつながっている。存在させてもらっているという事実をしっかりと受けとめましょう。コミュニティーとのつながりをこころから尊重していれば、コミュニティーは自分にとってダメージを与えるものではなくなり、あなたのリソースとなります。そのつながりから学びを得ながら、他者と共存できるように努める自分へと成長していきましょう。

コミュニティーとのつながりは私たちにとって重要なリソースです。私が師とあおぐ先生方は皆、精神性を高める実践は、スピリチュアルコミュニティーの存在なしに継続するのは難しいと言います。一人で実践していると、数週間や数ヶ月後には気持ちがなえがちで、やる気とエネルギーとを失ってしまいがちなものだからです。同じ価値観をもって目標に向かっているコミュニティーは、各メンバーがお互いにサポートし合って力を与えます。

歴史を振り返る時、ある一つの目標のために力を合わせた大きな団体のコミュニティーパワーの功績を感じることがあります。現代はまだ、そのコネクションの力、つながる力を利用し始めたばかりで、今ようやく少しずつコミュニティーダイナミクスなどの有効的な活用法が認識され始めているように感じます。コミュニティーの力をどのように扱っていけばよいのかをしっかりと学んでいきましょう。地球規模で起こっている様々な問題に対応していくには、一人や二人ではあまりにも微力ですが、それぞれのコミュニティーが協力し、一体となった時の力は計り知れないものです。

大宇宙とのつながり

昨日、ランチを一緒にしていた友人デニスさんが、私たちの住むコミュニティーの土地のために行った儀式について話していました。限られた水を分かち合いながら、野生動物（コヨーテ、鷹、ボブキャット、アメリカライオン、蛇、トカゲ、ウサギ、鳥など）や美しい植物が生息している砂漠の繊細な生態系が残っているこの地域は、近年、人口が増え開発が盛んです。そのことを思うと私たちの胸は苦しくなります。デニスさんは、この環境を共有している命あるものすべてとつながりたい。そしてそこから叡智をいただこうという願いをもって今まで瞑想を行ってきました。

全てのものとつながる瞑想は素晴らしい実践のひとつだと私も思います。現在コミュニティー内で起こっていることや、美しい土地に住めて本当に幸せだという感謝の気持ち、この土地の環境に自分が深くつながっていられるように、そのことを意識的に感じることについて、私たちは話し合いました。どうしたらこのコミュニティーに共存している動物、植物や鉱物を守ることができるのだろうか？　抗議の手紙も書いたし、自治会や抗議集会にも参加したり、果ては弁護士にも相談し、地元の新聞に記事を書いてきました。もちろんこの活動はこれからも継続していきます。そして、私たちは決して孤独でないということを思い出すために、また、追い詰められた気持ちにならないようにするには、私たちが愛してやまないこのコミュニティーの様々な存在とのつながりをしっかりと私たちが意識的に持ち、その強さと叡智から逆に私たちが力をいただいて、前進していこうと話し合いました。

辞書には、英語の単語（universe）は〈存在しているものの総合、創造、宇宙〉と書かれています。壮大な宇宙のなかで、宇宙的な結びつき（ユニバーサルコネクション）は様々な形で私たちの日々の生活に認められます。私たちが、何か大きな存在の一部分であると意識でき、深い結びつきを得られる実践をしていきましょう。地球に存在するあらゆる物と、今この瞬間に、人生を共有しているのだということを意識できるようになっていきます。遠い国のことであっても、彼らの生活は、私たちの生活にも響くものであり、自分以外の存在のＱＯＬ（生活の質）と、自分のＱＯＬは、お互いに影響を与え合っているのだと自覚しましょう。

この項を執筆している今も、メキシコ南部と中南米で山火事が猛威を振るっています。何千マイルも離れた我が家も、火事の煙のために大気が濁り、数マイル先の山ですら見えない状態です。ここよりも南にあるテキサス州では、健康被害への注意警報が出ているほどです。空気、海など、地球に存在するありとあらゆるものの健康状態は繋がっていて、私たちに影響を与え合っています。この地球と、存在するあらゆるものとの深い結びつきを育むことによって、つながりを尊重した生活の在り方を見つけていくことができるでしょう。

宇宙との結びつきを深めていくと、〈私たち〉や〈彼ら〉は実際には存在しないことが分かるでしょう。私の激怒の感情の中には、愛する友人、ダーシーを殺害した若い男が見えます。私の貪欲の中には、コミュニティーを犠牲にする麻薬販売者を見ることができます。そして、自分のネグレクト（放置）の中に、この地球に蔓延しているネグレクトのために生じる悪が見えます。そして一方で、自分を労わるこころの中に、この地球にたくさん存在している、何かを労わろうと頑張っている多くの人たちとの結びつきを見るのです。

移ろいゆく時の流れの中で、自分の存在を意識することも大切です。私たちの前に生きてきた人々（先祖）、そして、私たちの後にこの地球を歩んでいく人々（子孫）と、今の瞬間につながっています。いつも私はこのことをこころにとめながら、クライアントと接するようにこころがけています。例えば、あるクライアントが、自分のなかに深く根付いた、ある偏った在り方を変えようと取り組んでいるとします。そんな時、私たちの中の思い込みの一部は、何世代にも渡って受け継がれてきたものなので、その方の内に私はその方の先祖のエネルギーを感じるのです。だからこそ、深いレベルで精神の変容を遂げた時、私たちだけでなく、私たちの先祖や子孫も、すべてが一緒に変わり解放されるのを感じるのです。どんなに目を背けたくても、先祖の延長線にいて、分かちがたくつながっているのが私たちです。彼らは、今、私たちの中に生き続けています。同様に、私たちの選ぶ道が、次世代へと影響していくのです。

時空間を越えたつながりを意識する実践を重ねていくにつれて、私たちは自分たちが思っている以上に実はとても大きな存在であるということが見えてくるでしょう。私たちは、あらゆるものとつながっていて、意識もこの地球に存在するもの全ての意識層とつながっているのです。しっかりとこのことを見据え、その感覚を自分の体内に保つ練習をすることで、自分のホールネスにもそれが根付いていきます。

私たちはこの宇宙に存在する確固たるホールネスと常につながっています。これまでの章でみてきた〈ミステリー〉を通して、ホールネスは垣間見ることができます。だからこそ、自分のなかの〈ミステリー〉とつながるようにこころがけて、そこで得られる感動や畏敬の念をしっかりと受け止めるのです。広大な大宇宙を、その小宇宙である私たちの身体の内に感じましょう。

神、大いなる存在、キリスト、仏陀、ヤハウェ、アラー、エホバ、大いなる精霊、天使、創造主、あるいは菩薩など、呼び名は違っても、自分よりも大きな存在を通して宇宙との結びつきを感じる人は多いです。これらそれぞれの存在への帰依の形態はさておいて、誰にとっても日々の生活の中で、神聖な何かと直接つながる経験を育むことは大切です。すでに学んできた様々な種類の結びつきと同様に、何か大いなる存在とのつながりも、日々の実践を通して深まっていくものです。結びつきを実感すればするほど、私たちは無限の可能性を秘めている存在だという事実をありがたく、またしっかりと受け止めていくことができます。歩むべき方向が示され、人生が変わっていくでしょう。また、他者への共感がより深まり、それによって叡智を得て、自分の中の限界や死に対する恐れすら消えていくのです。

つながりとはかなさ

ここで私の友人のデニスさんのケースに戻りますが、命ある全ての存在とつながる想いをもって瞑想をしていると、一輪の花からも人生のはかなさを学んだそうです。人間以外のこの地上に存在するありとあらゆるものがそうであるように、花は、変化や死を恐れることなく、短いその一生の中で、美やその天性をあるがままに外界に提供しています。人間の場合、人生は限りがあることを漠然と意識しながらも、その事実から目を背けたり無視をして、無意識のうちの不安に苛まされて生きている人はあまりにも多いと思います。

つながりとはかなさは表裏一体のものです。それは盛者必衰の理です。ティク・ナット・ハン先生は、「人生がはかないものだから人が苦しむのではなく、はかない人生をそうではないフリをして生きるために、人は苦しむのです」と説いています。私の住むこの美しい田舎町もいつか消えてしまい、違った町に変化していくかもしれないでしょう。悲しい事実ですが、だからこそ、しっかりと覚醒しながら、〈今〉という瞬間のあるがままを深く体験したいという気持ちになります。一つ一つをしっかりと見つめながら、感謝し、目の前にある事象を理解していきたいと思っています。主人、娘、家族、友人など愛しい人たちとの時間も、本当にほんの一瞬の、かけがえのないものではありませんか？　全てに限りがあることを感じられると、全てが限りなく愛しく、豊かなものに見えてきます。

確固たるホールネスの中で、一つ一つのつながり（縁）こそがミステリーな経験だと私は思っています。度重なる出来事が歯車のように噛み合いながら主人と出会いました。その多くは、私のコントロールの及ばないものばかりでした。偶然であったり、私たちが生まれる前の出来事に影響されていたものもありました。そして、ある時点で出会い、お互いにパートナーが欲しいことも自覚していて、恋に落ち、二人の関係を一緒に深めていきたいという願いは最初からはっきりしていました。多くのカップルは、この人と一緒に人生を歩むべきかどうかを見極めることに多大なエネルギーを費やします。ですが私たちの場合、お互いのエネルギーを、自分たちが望んでいる関係を築くために投資したのです。

時が流れる中、ジョンとの関係は成長していき、より深まっていきました。自分の予想をはるかに超えた人間関係の可能性の奥深さを体験させてくれました。どんなに長生きをしても、いつか命のはかなさと対峙することになり、私たちは離れることになるでしょう。そのことを意識するからこそ、もっと深くつながりたい。今の自分にできる最上の愛を捧げたい。あるがままの彼を見つめ深く理解したいと願っています。

人生はおもしろいものです。つながりの実践をすることで、限りある人生に気づき、それが同時に、確固たるホールネスにおける〈ミステリー〉な体験となっていくのです。死を迎えるとき、私たちの肉体は土に帰り、大地の一部となります。その時、私たちの精神性（スピリット）はどうなるのでしょう？　多くのスピリチュアルな教えは、私たちの精神性は今生の肉体や人生にとどまらず、違う次元へと変容していくと説いています。いずれにせよ、死後に何が起こるのかは、なぞ（ミステリー）な体験と言えます。

若くして悲惨な死を遂げたダーシーが私を含め彼女を愛した人々の中で生き続けていることは確信しています。また、彼女を殺害した人物の中でもそうであることでしょう。私と関係している全ての人々がそうであるように、ダーシーもまた私の一部になっています。同時に、私の先祖や精神性の先輩たちも私を通して今も生き続けていることを感じていますし、私の人生そのものは、彼らの存在の証だと言ってもいいでしょう。そのことを私の内面にしっかりと感じています。

確固たるホールネスの領域は、私たちの人生に、また、それを遥かに超えたところにも存在しています。人生には限りがあるものだということをしっかりと認識し、だからこそ、自分の天性に力を与えるように努めることで、ホールネスに触れることができます。自分自身、周囲、コミュニティー、そして大宇宙とつながるための実践を積み重ねることは、ホールネスの実践のための安定した土台となることでしょう。

壁の向こうにある生活においての練習

チェックイン（立ち止まる）

一日を通して、あなたの人生においての自分自身（あるいは、周囲、コミュニティー、そして大宇宙）とのつながりの在り方をみつめてみましょう。

つながりとのあなたの関係

あなたが自分自身（あるいは、周囲、コミュニティー、そして大宇宙）とつながっている時は、次の要素でどのようなことが起こっているでしょうか？

あなたの身体の中
あなたの感情
あなたのこころ
あなたの精神性

あなたがつながっている時にすることを十項目挙げましょう。

あなたが自分自身（あるいは、周囲、コミュニティー、そして大宇宙）とつながってない時、次の要素でどのようなことが起こっていますか？

あなたの身体の中
あなたの感情
あなたのこころ
あなたの精神性

あなたがつながっていない時にすることを十項目挙げましょう。

自分自身（あるいは、周囲、コミュニティー、そして大宇宙）とのつながりについてのルールを十項目挙げましょう。育った環境で観察して学んだものかもしれませんし、または直接体験して学んだことかもしれません。

あなたは過去に周囲の人にどのように傷つけられましたか？　書き出しましょう。

あなたは過去に周囲の人をどのように傷つけてしまったでしょうか？　書き出しましょう。

人間関係についての思い込みを書き出しましょう。

自分への誓い

自分自身としっかりと関係を持つと誓いを立てましょう。自分の全ての部分とつながるように自分に約束し、実践しましょう。その誓いを書き出して、目につくところに張っておきましょう。

自分への誓いを絵に描いてみましょう。その絵の中で、あなたは何をしているのでしょうか？　何を言っているのでしょうか？　何を望んでいますか？　何を必要としていますか？　何を自分に与えていますか？

関係についてのあなたのビジョン（想い）をしっかりと定める

あなたの人生においての、対人関係についてのあなたのビジョン（想い）をしっかりと定めましょう。この関係にはどのような要素があるでしょうか？　問題が生じた時に、どのように相手や自分に接するでしょうか？　この関係においての、平凡な一週間はどのようなものでしょうか？　このビジョンについてあなたはどのように感じていますか？　この関係についてどのような言葉がけを自分にしているのでしょうか？　あなたの対人関係についてのビジョンを紙に書いて、目につきやすいところに貼りましょう。

あなたの対人関係についてのビジョンを絵に描いてみましょう。その絵の中で、あなたは何をしているのでしょうか？　何を言っているのでしょうか？　何を望んでいますか？　何を必要としていますか？　何を自分に与えていますか？

現時点でのあなたの対人関係はあなたの想いに沿ったものですか？　どのようにあなたの想いに沿っていますか？　また、どのように沿っていないのでしょうか？　あなたの思いに沿うためには何をすればいいのでしょうか？

あなたの関係があなたのビジョンに沿ったものになるように、簡単に出来ることを一日一つ行いましょう。

友人、パートナー、愛しい人と一緒に、二人の関係についてのビジョンをしっかりと定めましょう。あなたたちのビジョンに近づくために一緒に取り組めることは何かを話し合いましょう。そして、それを実践しましょう。

自分らしくいるための実践

人とつながっている時に、あなたはどのように自分を見捨ててしまうのでしょうか？　あなたのどの部分が置き去りにされてしまうのでしょうか？　人とつながっている時に、その部分を保つあり方を見つけましょう。

ありのままの相手を尊重する実践

ありのままの相手を尊重しながら一日か一週間過ごしてみましょう。「この人は私ではない。私の感じ方や考え方、行動の仕方とは違っているかもしれない。その方の思い、感情、行動はその人についてのものであり、私についてのものではない」と自分に言うのです。このような姿勢で一日を過ごした場合、どのようにあなたの対人関係は変わるかを寝る前に書き出しましょう。

あなたの人生で大切な人間関係を一つ選んでください。相手にみる、あなたとは違うあり方を書き出してみましょう。相手のよい面を書き出しましょう。また、その方の限界を書き出しましょう。

相手がありのままでいられるように、あなたは何をしていますか？　また、どのようにして相手がありのままでいることをあなたは止めているのでしょうか？

相手を自分の敵としてみなしたことがありますか？　どのようであったか書き出してみましょう。

思いやりと理解力をもって相手に接するように心がけてみましょう。特に、相手が自分を苛立たせるようなことをした場合に、そのように接する練習をしていきましょう。

もしある対人関係があなたにとって本当にダメージを与えるものでしたら、助けを求めましょう。

相手のために自分が変わろうとする意欲の実践

あなたの人生で大切な人間関係を一つ選んでください。相手が幸せや平和感を得るためにあなたがしてあげたいと思うことは何でしょう？　あなたが今はまだ実践していないもので、簡単にできることを選びましょう。そして、それを実践する練習をしていきましょう。この実践をする際に、あなたの内面に何が起こるでしょうか？

相手が変わることを容認する練習

あなたの人生で大切な人間関係を一つ選んで下さい。相手の限界は何でしょうか？　その方の限度に対して、あなたはどのように思っていますか？　どのような態度や思い込みを持っているか書き出してみましょう。そのような考えや態度、思い込みがある時に、あなたはどのように相手に接しているでしょうか？　各項目の横に書き出してみましょう。

「相手も精神性の道の途上にいます。その方独自のペースで変化し成長している」という態度を持って、一日を過ごしてみましょう。そうすることで何が起きるかに気づきましょう。

あなたの人生で大切な、長期的な人間関係を一つ選んで下さい。時間と共にその方がどのようにいい方向へと変わってきたのかを書き出しましょう。

相手の天性に力を与える

あなたの人生で大切な人間関係を一つ選んでください。その方の天性を書き出しましょう。その天性を認識し感謝するやり方を書き出しましょう。

コミュニティーとつながる

日々の生活であなたがつながっている様々なコミュニティーを書き出してみましょう。そのコミュニティーとのあなたの関係を書き出しましょう。各コミュニティーでのあなたの役割を書き出しましょう。他のメンバーが担っている役割の例を書き出しましょう。

あなたにとって、最も大切なコミュニティーを選んでください。そのコミュニティーとのつながりを深めるためにあなたができることを書き出しましょう。

どのような天性を持ってあなたはそのコミュニティーに貢献したいでしょうか？

そのコミュニティーとより深くつながることや、あなたの天性をコミュニティーに提供することを阻んでいるものは何でしょうか？　書き出してみましょう。そのリストの各項目についてのあなたの思い、感情、態度を各項目の横に書き出しましょう。

コミュニティーについてのあなたのビジョンを絵に描きましょう。このビジョンについて自分にどのような言葉がけをしていますか？

食事の際に、その食事を可能にしてくれた全ての人を認識する練習をしましょう。その人たちとしっかりとつながっている楔として自分を捉えてみましょう。全ての人に感謝をし、その方たちの幸せを祈りながら、この食事への感謝を捧げましょう。

あなたが今の住居にいることを可能にしてくれた全ての人とのつながりを認識する練習をしましょう。この方たちとのつながりの一部としての自分を感じる練習をしましょう。

大宇宙（大自然）とのつながり

外にいる時、この世界で共存する人、動植物、鉱物をしっかりと意識する練習をしましょう。星、惑星、私たちの世界を超えた世界を認識しましょう。確固たるホールネスという織物の一糸としての自分を感じるようにこころがけましょう。このようなつながりをどのように感じているのかに気づいてみましょう。

つながりのための瞑想

心地よいあり方で、鏡の前に座ったり、立ってください。まず、鏡の中の自分をふんわりと見つめてみましょう。そして、あなたという人を構成している人々に意識を向けましょう。あなたの家族、友人、知人、先生、先祖、愛しい人、敵対心を感じている人かもしれません。その人々はあなたというホールネスの一部なのです。その方たちの限度と天性の両方を見ることを自分に許しましょう。その方たちからすでにいただいているギフトをしっかりと意識しましょう。その方たちの幸せのために祈りを捧げましょう。

心地よいあり方で座るか、床にうつ伏せになって横になりましょう。代々の家系上の点として自分を置いてみましょう。あなたは先祖の延長線上にあり、天性も限度も共に受け継いでいると分かってください。あなたの家族から受け継いだ痛みや制約を、確固たるホールネスという大きな器の中に溶かしていきましょう。そして、あなたの家族が持っている痛みや制約も共に溶けていっているとイメージしましょう。あなたが精神性のトランスフォーメーションのために取り組んでいることは、あなたの家系の全ての人も変容させています。家族全員の幸せのために祈りを捧げましょう。

あなたのスピリチュアルな家族（家系）のためにも同じようにしてみましょう。

あなたを傷つけた、ある特定の人に対して同じようにしてみましょう。

この地上の様々な場所にあなたを同時に在るように意識してみましょう。喜びがあるところ、苦しみがあるところなど全ての場所にあなたは存在していると感じるのです。この地上にある、命ある全ての存在の喜びや苦しみはあなたの喜びや苦しみでもあると分かりましょう。苦しみの加害者と被害者と自分をつなげるのです。この地上に遍満する虐待や放置がどのように、あなたの中に存在する虐待や放置と関係しているのか自分に問いかけてみましょう。この地上にある全てのものの幸せのために祈りを捧げましょう。精神性のトランスフォーメーションへの営み、行動やライフスタイルの変化全ては、この世に存在する全てのもののためにもなっているのです。

つながりとはかなさ

全てのもののはかなさを意識しているとき、次の要素でどのようなことが起こっていますか？

あなたの身体の中
あなたの感情
あなたのこころ
あなたの精神性

一日を通して、はかなさをしっかりと意識しながら、周囲の人と今あるこの瞬間にしっかりと向き合いましょう。

誰かに立腹している時、あなたとその相手が今から二百年後にいる姿を想像してみましょう。

あなたの大切な人がもう亡くなっていたとしたら、この人と関係を保ち続けましょう。あなたの行動や思いの中でその人とつながりながら、その関係を今も生き続かせるのです。時間が立つにつれて、関係を再更新するのもいいでしょう。

アルター（聖なるスピリットに捧げる空間）

次の要素のためにアルターを作りましょう。

- 自分自身へのつながり
- 相手へのつながり
- コミュニティーへのつながり
- 大宇宙へのつながり
- はかなさへのつながり

クリエイティビティー

あなたのつながりがより一層深まっていくための、自分だけのオリジナルエクササイズを設けてみましょう。そして実行しましょう。

第12章◉ホールネスの実践

〈今〉という時、地球（ここ）で私たちはどうして生きているのでしょうか？　ここにどのようにして存在するようになったのか、誰も知る由もありません。いつかは死を迎える時がくると漠然とは分かっていても、〈死〉についてハッキリとは知りません。生死について様々な理論や考え方、意識、信念、感情がありますが、本来、生と死に関することはなぞ（ミステリー）に包まれています。人生とは、体験していく中でのみ開示されていくものです。どんなにいいことを聞いても、実際に自分が体験しない限りは、それはまだ誰かのアイデアに過ぎません。本書に書かれていることも同じです。あなたが実践しない限りは、ただの私のアイデアで終わってしまいます。

ホールネスの実践は、日々の生活の中で行っていくものです。練習を積み重ねる中で、自分には確かに選択肢があることを知るようになります。苦しみに満ちた人生を送るのか、それとも喜びに満ちた人生を送るかは私たち次第なのです。

人生は無意味なものと思い続けて生きるのも一つの道ならば、毎日が本来の自分を顕現させるための貴重な機会として生活するのも、また一つの道です。ホールネスとつながった日々を送りはじめると、自分自身の中にも、また周囲にも、多くのリソースが実は存在し、それらが自分の手に届く範囲にあることに気づくでしょう。

ティク・ナット・ハン先生は、「悟りへの道はありません。悟りとは、そのものが道だからです」と説いていますが、ホールネスについても同じ事が言えると思います。ホールネスな存在に将来なるために毎日練習をするのではなく、日々の生活の中で、より一層ホールネスな在り方を許容し、体現し、活用するために、ホールネスな在り方を日々練習するのです。

練習の成果をあなたは生活の中で受け取っていくでしょう。自分の天性を楽しむようになり、それを周囲と共有できるようになります。また、周囲の人々の天性をも受け入れられる自分へと成長していきます。まるでトランスフォーメーション（変容）の魔法にかかったように、お互いの天性が活かされる世界で生きられるようになるのです。その点について、私の友人のサリー・クロッカーさんは次のように説明しています。

ホールネスを経験している時、私は何も怖くなく、散漫な気持ちにもならず、行き詰まりも感じません。全身が満たされ、軽やかであるとともに、自分が自分であるという感覚をはっきり感じます。ホールネスの自分として、動いたり感じたり話したりしている限り、自分の内面で起こっていることと外界とのコミュニケーション、からだとこころ、動機と行動、感情と外観など、自分の中に分断を感じることはありません。これらの事々すべてを丸ごと受け止められるくらい、自分が〈より〉大きな存在であると感じるのです。

この〈より〉という感覚により、自分の周りの空間や周囲の人との深いつながりを感じるようになります。また、今意識している自分よりも、私たちは実は遥かに多くを包容する、何か大きな存在の一部であると強く感じるようにもなるでしょう。この大いなる存在については、様々な言葉で表現され、多くの信念がこの世に存在します。いずれにせよ、共通して言われていることは、ホールネスの経験は、非常に根源的なものであるということです。究極の安心感であり、啓発的であり、こころの奥底で腑に落ちるものです。天と地のすべてを含むほどに広大無辺で、深淵なる豊かな悟りの境地とでも表現されるべきものです。

日々のホールネスの実践は、二元論（全体性と分離、〈より多く〉と〈より少なく〉、私たちと彼ら、生と死）から私たちを解き放ち、それを遥かに超えた領域へと私たちを誘ってくれます。ホールネスの実践とは、大宇宙の全ての人、物とつながり、生きる在り方の練習です。はじめのうちは、周囲とつながっている感覚を自分のなかで保つことすら難しいものですが、次第に万物とのつながりをしっかりと身体の中でつかみ、保つことができるようになります。そして、人生を通して、私たちの人生にその感覚が深く浸透していくなかで、私たちは成長していくことができるのです。

実践による収獲で最も顕著なもののひとつは、喜びをより深く実感することができるようになることです。常に喜びを感じ、周囲にもそれが放射されるようになることです。喜びといっても、それはゲラゲラと笑ったり一過性の喜びとは全く次元を超えた喜びです。それは、苦しみの中にもしっかりと存在するような喜びです。言い換えると、今この瞬間をしっかりと生きることによって、自分の中の深い叡智が喚起され、本来の自分として、目の前の物事と向き合うようになれるということです。そして、人生における荒波の時期やチャレンジに際しても、自分の内面や外の世界からのリソースを取り入れて生きていけるようになります。自分の存在をしっかりと感じながらも、自由気ままになり、愛情に溢れ、世界にそれを分け与えたいと望むようになります。

スピリチュアルな人生を歩むために世俗的なことから離れなくてもいいのです。今まで通りに仕事へ行き、買い物をし、運転をし、洗濯をして、誰かと恋愛関係に陥ったり、病気になったり、幸運に感じられる日があったり、最悪に思える日があったりするごく普通の日常の中で実践していけばいいのです。一点だけ違う事を挙げるとすれば、ホールネスの実践を始めると、日々の生活のすべてがより大きな視野の中で行われるようになるということです。ホールネスとつながり、拡張的な自分と親密になると、そこからの声を自分の内面やまわりに感じ、実際に見聞きするようになります。ホールネスに在ると、自分にとって必要な情報を与えてもらえ、どのように歩んでいけばよいのかがおのずとわかってきます。また、自分や周囲に対してどのような想いをもって接すればいいのかを教えてもらうようになるでしょう。たとえ、そのようなつながり感を失ってしまった場合にも、数分後、あるいは数時間や数日後、数週間後に、何かがおかしいと自分で気づき、立ち止まり、再びつながっていけるようになります。

ホールネスは私たちのために、いつでも〈今〉の〈ここ〉にあります。行き詰まっても、忘れてしまってもいいのです。何度も何度も実践に立ち戻ることを意識するだけで、この世界の素晴らしいことや、ミステリー、人生の神秘さはそのたびに照らし出され、ホールネスとのつながりは確実に深まっていきます。

さあ、あなたの実践です。練習による実りを存分に味わってください！

リソース

今の時代、心理的、精神的な変容を導くリソースが満ち溢れていることは、私たちにとっての恩恵です。下記に、私たち（著者、翻訳者）お勧めのリソースを挙げました。

ティク・ナット・ハン

ベトナム出身の禅僧。平和運動家。詩人。フランス南部でプラム・ヴィレッジ（Plum Village Practice Center）を設立する。世界各国で瞑想の指導を行っている。

多数の本が日本語にも翻訳されています。その一部の例

『微笑みを生きる――〝気づき〟の瞑想と実践』
『マインドフルの奇跡――今ここにほほえむ（からだの冒険こころの冒険）』
『ウォーキング・メディテーション――歩く瞑想の本』
『生けるブッダ、生けるキリスト』
『仏の教え ビーイング・ピース――ほほえみが人を生かす』
『あなたに平和が訪れる禅的生活のすすめ――心が安らかになる「気づき」の呼吸法・歩行法・瞑想法』

『小説ブッダ―いにしえの道、白い雲』
〈講義テープ、マインドフルネスの練習場、プラム・ヴィレッジに関する情報〉
Parallax Press　PO BOX 7355　Berkeley, CA
www.paralax.org
www.plumvillage.org

イボンヌ・アガザリアン
個人、グループ、家族、団体のための画期的な心理セラピー、システム・センタード・セラピー（Systems Centered Therapy）の創始者で国際的にトレーニングを行っている。
システム・センタード・セラピーの公式ホームページ　www.sct_institute.org

ガブリエル・ロス
ダンスセラピスト、音楽家、思想家。一九六〇年代、演劇の要素とゲシュタルト療法とシャーマニズムとを取り入れた動く瞑想（ダンス）による自己統合、動き（ムーブメント）のメソッドである「ファイブリズム」などを考案。
〈CD、DVD、ワークショップ、トレーニングに関する情報〉
www.ravenrecording.com

ravenrec@panix.com

ハコミセラピー

身体、こころ、精神性のつながりを尊重し、マインドフルネスをとり入れた心理セラピー。東洋の思想がベースでありながら西洋の心理学の最新研究にも裏づけられた心理セラピー。世界各国でトレーニングが行われている。

〈書籍〉

『ハコミセラピー　カウンセリングの基礎から上級まで』ロン・クルツ著

『ハコミセラピー　タオイズムと心理セラピー』グレッグ・ヨハンソン、ロン・クルツ著

ハコミ学院に関する情報　www.hakomiinstitute.com

日本ハコミ研究所　http://www.hakomijapan.org/home

MOA　東京療院

身体、心、霊性（スピリチュアリティ）を見つめ、心身の健康づくりをサポートすることを基本理念として統合療法を世界各国で行っている。人間に内在する自然治癒力に気づき、高め、活かすことによって、自然に順応した包括的なケアを受けられる。

〈書籍〉

『自然治癒力をグンと高めるライフスタイル―人と環境にやさしい岡田式健康法のすすめ』山本なつ著
公式ホームページ　http://tokyo.moa-natural.jp/

相よるいのちの会
吉村医院の元院長、吉村正医師を中心に自然なお産を支えるＮＰＯ団体。吉村医院の哲学を基盤に、「人と共に、自然と共に、相よりながら幸せに生きる」生き方を世の中に広める。
〈書籍〉
『母になるまでに大切にしたい33のこと』吉村正、島袋伸子著
『しあわせなお産をしよう―自然出産のすすめ』吉村正著
『お産！このいのちの神秘』吉村正、きくちさかえ著
公式ホームページ　http://www.aiyoru.com/pp.htm

訳者のあとがき

今でこそ元気な三児の母として、日米で様々な心理セラピーや癒しのワークショップに携わり、日々臨床の現場で心理セラピーを通して多くの人のこころの悩みが癒されるお手伝いをしていますが、約三十年前の私は重度のうつ病とＰＴＳＤ（心的外傷後ストレス障害）に悩まされ、学校に行けず自殺を真剣に考えていたほど辛い日々を送った時期が長くありました。カウンセリングとＭＯＡの健康法を通して薄紙をはぐように元気になり、ハコミセラピーと出会ってからは飛躍的に元気になりました。こころと身体を尊重して、統合的に人の癒しに携わりたいと願い、一九九九年から臨床の現場で働いています。本書の著者のロレーナ先生は私のハコミセラピーの先生であり、本書を通して数多くのクライアントや生徒が深いレベルで変容し、心の悩みを解決し、自分らしく生きていく姿を見てきました。また、心理セラピストや癒し手にとってはセラピーのプロセス（過程）のためのバイブルのような存在です。変容の過程を分かりやすく説明し練習課題を教えてくれる本書を、日本の皆様とも共有したいと願い翻訳をさせていただきました。

どうぞ噛み締めながら、楽しんで本書を読み、変容のための実践に取り組んでください。今、どんなに辛い状況にあっても、本書に挙げられている知識やリソースを取り入れ実践すれば、必ず好転していきます。心の悩みがよくなるだけでなく、自分の天性も発揮できるようになるでしょう。そして、多くの人が癒されるにつれ、私たちの世界も大きく変わっていくでしょう。

本書の出版にあたって協力してくださった日米ハコミセラピーの先生方、勇気をもって変容の実践に取り組まれた方々、ＭＯＡのボランティアの皆様に深く感謝いたします。特に、翻訳のパートナーの木村章鼓さん、編集の近藤達哉さんにはお世話になりました。ありがとうございました。

二〇一四年六月

ウィリングヘム広美

◇

おかあさんたち、妊婦さん、産むかもしれない女性、産めない女性、産まない女性、さまざまなステージの女性と関わることの多いドゥーラとして、いのちについて深く考える機会を与えられていることに感謝しながら日々活動をしています。

壮大な宇宙にあるすべてが、全体として、部分として、お互いに分かち難く繋がっている以上、起こるすべてと自分は関わっている……そんな気持ちでこの本の出産にも立ち会いました。

昨日の自分より少しでも心地よく生きていくためのリソースのひとつとして本書を参考にしていただけたら幸いです。

二〇一四年六月

木村章鼓

●訳者紹介

ウィリングヘム 広美　M.S.W., L.C.S.W.

ジョージア大学心理学学士。イリノイ大学大学院臨床ソーシャルワーク修士。テキサス州ライセンス心理セラピスト。米国ハコミ学院、認定ティーチャー。赤ちゃんマッサージ認定講師。MOA 岡田式浄化療法士。

Center for Wellness and Healing を開業。1999 年より自然治癒力を高めながらの心理セラピー、ワークショップを行っている。ボランティアで MOA 岡田式健康法を教えている。3 児の母。米国テキサス州在住。

木村 章鼓《あきこ》

在英国のドゥーラ＆バースティーチャー。エジンバラ大学大学院医療人類学修士。

65 カ国以上を訪問し、世界のお産に興味を持つ 2 児の母。

2012 ～ 15 年にかけて周産期医療に携わる助産師・看護師・医師のための専門誌「PERiNATAL CARE」（ペリネイタル ケア）（メディカ出版）に長期連載中。

ノマドゥーラウェルネスのサイト：http://nomadoula.wordpress.com/

●著者紹介

ロレーナ・モンダ, M.S., D.O.M., L.P.C.C.

フロリダ州立大学心理学学士。カリフォルニア州立大学大学院コミュニティー・臨床心理学修士。サウスウエスト針大学東洋医学士。米国ハコミ学院、認定トレーナー。ハコミセラピーを日米で教える。1977年より心理セラピスト。1984年より東洋医学医師。気功の講師。テキサス州、オースティンにあるAOMA統合療法大学院の教授。

著書 *The Clinical Guide to Commonly Used Chinese Herbal Formulas* (with John Scott & John Heuertz); *The Clinical Handbook of Chinese Veterinary Herbal Medicine* (with Signe Beebe, Michael Salewski & John Scott).

編集書 *Hakomi: Mindfulness-Centered, Somatic Psychotherapy*; *I Have Arrived, I Am Home: Celebrating 20 Years of Plum Village Life.*

米国ニューメキシコ州に在住。

自己変容をもたらすホールネスの実践

2014年10月20日　初版第1刷発行

著　者　ロレーナ・モンダ
訳　者　ウィリングヘム 広美　木村章鼓
発行者　石　澤　雄　司
発行所　株式会社 星　和　書　店
〒168-0074　東京都杉並区上高井戸1-2-5
電話　03 (3329) 0031（営業部）／(3329) 0033（編集部）
FAX　03 (5374) 7186
URL　http://www.seiwa-pb.co.jp

Printed in Japan　ISBN978-4-7911-0886-2